ANATOMIE

DESCRIPTIVE.

PARIS, IMPRIMERIE DE COSSON,
RUE SAINT-GERMAIN-DES-PRÉS, Nº 9

ANATOMIE

DESCRIPTIVE

DE Xavier BICHAT.

NOUVELLE ÉDITION, REVUE ET CORRIGÉE.

TOME CINQUIÈME.

———————◦———————

PARIS,

J. S. CHAUDÉ, LIBRAIRE, RUE DE LA HARPE, Nᵒ 56.

GABON, LIBRAIRE, RUE DE L'ÉCOLE-DE-MÉDECINE, Nᵒ 10.

A MONTPELLIER, CHEZ GABON, ET CHEZ SÉVALLE.

A BRUXELLES, AU DÉPÔT DE LIBRAIRIE MÉDICALE FRANÇAISE.

1829.

APPAREIL

DES

SÉCRÉTIONS.

CONSIDÉRATIONS GÉNÉRALES.

Nous touchons à l'examen du dernier des appareils de la vie organique. Il résulte lui-même de la réunion de plusieurs appareils isolés, différens les uns des autres par leur conformation extérieure, probablement aussi par la structure intime de quelques-unes de leurs parties, mais réunis par la nature de leurs fonctions. Ainsi, dans les appareils de la vie animale, celui des sensations extérieures est-il composé de membres épars, que leur destination commune, qui est d'établir nos rapports avec les objets qui nous environnent, a permis de réunir sous un même point de vue. Cependant il y a encore plus de différence entre les organes des sensations, sous quelque rapport qu'on les envisage, qu'il n'en existe entre ceux des sécrétions. L'Anatomie générale montre même la possibilité de soumettre ceux-ci à des considérations communes, puisqu'ils y sont envisagés d'une manière générale sous le titre de *Système glanduleux*.

Cependant il faut remarquer que, dans chaque appareil sécréteur, on n'appelle *glande* que l'organe qui sépare immédiatement du sang le fluide plus ou moins composé pour la préparation et le trajet duquel la nature a disposé ce même appareil. Cette idée d'une glande nous permet de rappeler ici qu'il est un grand nombre d'organes auxquels les anatomistes anciens ont donné improprement ce nom : tels sont déjà ces pelotons rougeâtres qui coupent de distance en distance le trajet des vaisseaux lymphatiques, et qui sont généralement désignés sous le nom de *glandes conglobées*. De la classe des *conglomérées*, dans laquelle étaient placés les véritables organes sécréteurs, il faut encore excepter certains corps qui, quoiqu'on leur ait donné le nom de *glandes*, ne le méritent ni par leur organisation ni par la nature de leurs fonctions, qui sont complétement ignorées : telles sont les granulations cérébrales appelées *glandes de Pacchioni*, *la glande pinéale*, *la pituitaire*, *la thyroïde*, *les glandes surrénales*, etc. Il est digne de remarque que le titre de *glande* a été prodigué à presque tous les organes sur les usages desquels a régné de tout temps et règne encore la plus grande obscurité.

Quoique les testicules et les mamelles soient de véritables glandes, ils ne seront cependant pas décrits ici; leur exposition appartient à l'étude des appareils générateurs, dont ils font partie essentielle. Leur destination est, en effet, bien différente de celle des autres glandes. Des fluides qu'ils séparent, l'un est indispensable à la reproduction : il a en partage la faculté d'animer, de vivifier les germes qui doivent propager l'espèce; l'autre contient les principes nécessaires à la nourriture de l'enfant qui naît :

il est l'unique aliment que la nature lui ait préparé. Au contraire, les fluides séparés par les autres appareils glanduleux sont vraiment excrémentitiels, composés de principes devenus, par l'ancienneté de leur séjour dans nos parties, étrangers à l'organisation.

Telle est, en effet, la loi immuable à laquelle sont soumis tous les corps organisés vivans : ils ne peuvent rester constamment dans le même état; il est indispensable qu'ils se réparent. Cette réparation, à laquelle est nécessairement liée l'introduction au-dedans d'eux de nouveaux élémens propres à les nourrir, suppose une suite de mouvemens par lesquels se fait l'élaboration des substances étrangères qui deviennent propres à l'assimilation. Pour l'homme et le plus grand nombre des animaux, ce travail est l'objet de la digestion, de la respiration; la substance qui en est le produit, mêlée au sang, faisant partie de lui-même, est portée à tous nos organes et y replace les principes constitutifs anciens. C'est dans cette succession non interrompue de composition et de décomposition que consiste le grand acte de la nutrition. Toutes nos parties en sont le siège; chacune se développe, s'entretient et décroît. Mais chaque organe ne doit pas seulement exister; il a une tâche à remplir dans les phénomènes de la vie; c'est pour elle, si je puis m'exprimer ainsi, qu'il existe. L'œil se nourrit et reçoit l'impression de la lumière; l'estomac, auquel a été confiée la digestion, s'approprie aussi une partie des substances qu'il a précédemment élaborées; les poumons se nourrissent et servent à la respiration, etc. De même, cer-

tains organes préparent les fluides qui sont les
émonctoires des substances qui ont servi à l'entre-
tien général; la peau, comme siége de la transpiration, et les membranes muqueuses, dont quelques-
unes, sinon toutes, sont, indépendamment de la sécrétion qui s'y opère, le siége d'une exhalation habituelle, partagent avec les organes glanduleux la
fonction d'éliminer les substances qui sont le produit de la décomposition générale.

Cependant, presque tous les fluides séparés par
les glandes servent encore à quelques usages avant
d'être définitivement rejetés : les larmes lubrifient
le globe de l'œil, et tiennent lieu de la sécrétion muqueuse qui ne se fait pas sur toute la conjonctive ;
la salive pénètre les alimens pendant la mastication,
et leur imprime un premier degré d'animalisation;
la bile et le fluide pancréatique versés dans le duodénum décomposent la masse alimentaire, et sont
indispensables à l'accomplissement de la digestion.
Aussi chaque appareil glanduleux est-il placé au
voisinage des organes dont il seconde les fonctions.
On ne sera pas non plus étonné après cela de la diversité de nature et de composition dans les fluides sécrétés, puisque chacun d'eux a une destination particulière.

Je n'ai point fait mention jusqu'ici des glandes
muqueuses qui entrent dans l'organisation des membranes du même nom. Ce n'est pas qu'elles n'aient
la même destination que les autres glandes, puisqu'elles séparent un fluide qui enduit la surface des
membranes auxquelles elles appartiennent, membranes qui sont habituellement en contact avec des

corps étrangers; mais ces glandes, appelées encore *cryptes muqueux*, sont si multipliées, et, dans le plus grand nombre des parties, si petites qu'elles se dérobent à une description exacte. On ne peut que donner une idée de leur disposition générale dans chacune des parties sur lesquelles se déploient les membranes muqueuses : c'est ce qui a déjà été fait pour quelques-uns des organes décrits jusqu'à présent; c'est aussi la marche que nous suivrons encore par la suite.

Les divers appareils sécréteurs dont nous avons à traiter n'étant liés entre eux que par l'analogie de leurs fonctions, il importe assez peu dans quel ordre ils soient présentés : c'est pourquoi, en les considérant seulement d'après leur situation, nous exposerons d'abord les voies lacrymales et salivaires, qui sont placées à la tête, puis les voies biliaires, pancréatiques et urinaires qui sont situées dans l'abdomen.

DES VOIES LACRYMALES.

CONSIDÉRATIONS GÉNÉRALES.

Si, dès que les connaissances anatomiques sont devenues un peu certaines, le trajet des larmes depuis le globe de l'œil, sur lequel elles sont déposées, jusque dans les cavités nasales, où elles sont transmises, par une suite d'organes continus les uns aux autres, n'a pas été contesté, il n'en a pas été ainsi de la source de ce fluide : les uns l'ont placé dans le corps arrondi et rougeâtre nommé *caroncule lacrymale* et placé à l'angle interne des paupières, mais qui paraît n'être, comme nous le verrons, qu'un groupe de petites glandes muqueuses. D'autres ont pensé que l'humeur aqueuse de l'œil transsudait à travers la cornée transparente et fournissait ainsi les larmes; mais le phénomène qui a donné l'idée de cette hypothèse, c'est-à-dire, l'affaissement de la cornée sur le cadavre, dépend de la perméabilité qu'acquièrent toutes nos parties après la mort, et n'a pas lieu pendant la vie. Haller, en accordant à la glande connue sous le nom de *lacrymale* de séparer les larmes, pense en outre que la conjonctive est le siège d'une exhalation habituelle dont le produit est ajouté au fluide séparé par la glande: c'est une seconde source des larmes qu'il a admise; mais avant lui on connaissait déjà la principale.

La glande *lacrymale*, appelée encore anciennement *innominée*, fait donc partie essentielle des voies lacrymales. Ces voies sont doubles et parfaitement symétriques. Cette disposition se retrouve encore dans d'autres appareils sécréteurs ; par exemple aux glandes salivaires, aux voies urinaires. On pourrait croire qu'elle déroge au caractère d'irrégularité qui fait l'apanage des organes de la vie intérieure. Mais remarquez, à l'égard de l'appareil lacrymal, qu'accessoire aux fonctions de l'œil il devait être accommodé à l'existence de cet organe et à sa conformation symétrique. Quant aux salivaires, sans parler des variétés qu'elles offrent fréquemment, la destruction ou l'affaissement possible de l'une d'entre elles sans qu'il en résulte aucun trouble dans la sécrétion générale de la salive, parce qu'alors les autres suppléent à l'action de celle qui manque, prouve bien qu'on ne doit pas attacher une importance trop grande à leur symétrie. Car, dans les caractères généraux de la vie animale, c'est encore moins à la régularité des organes qu'on doit faire attention qu'à leur harmonie constante d'action, harmonie qu'on ne trouve pas dans ceux des appareils de la vie organique qui paraissent réguliers. Ce que je viens de dire des salivaires peut s'entendre aussi des reins, qui d'ailleurs, par leur position, leur volume, ne sont pas toujours exactement symétriques. Ne voit-on pas souvent un de ces organes détruit par la suppuration, par des hydatides, converti, pour ainsi dire, en une masse calculeuse, et cependant la sécrétion urinaire ne pas être notablement diminuée ? l'autre rein jouit alors d'une activité plus grande. Qu'au contraire un des organes pairs, ou bien que la moitié d'un organe unique destiné à l'une des fonctions animales, soit interrompu dans son action particulière, bientôt la fonction commune en souffre et s'exerce avec plus ou moins de désordre.

Cette réflexion n'était pas inutile ici ; elle peut dissiper l'erreur de ceux qui prendraient quelques exceptions de peu d'importance pour des défauts essentiels de la distinction des deux vies, établie sur des bases aussi solides que dignes d'admiration.

Les voies lacrymales présentent une conformation particulière qui leur est même exclusive. Dans les autres appareils sécréteurs, que le fluide soit versé sur les membranes muqueuses par des canaux excréteurs directs, ou bien qu'il séjourne un certain temps dans un réservoir, toujours il y a continuité des diverses parties qui forment l'appareil. Dans celui des larmes, au contraire, le trajet de communication de la glande au réservoir est interrompu par la surface de la conjonctive ; le fluide séparé est en contact avec l'air extérieur avant d'avoir parcouru toutes les voies qui lui sont destinées ; une partie même est absorbée et évaporé à la manière des fluides exhalés sur la peau.

Les voies que nous avons à décrire se composent de la glande lacrymale, des conduits lacrymaux, du réservoir et du canal nasal. Après avoir décrit chacune de ces parties, je m'arrêterai un moment sur leur développement, et je jetterai ensuite un coup-d'œil sur les principaux phénomènes du trajet des larmes.

§ Ier. De la Glande lacrymale.

a. Conformation extérieure.

La glande lacrymale occupe la partie antérieure et externe de l'orbite, cachée dans la fossette de l'apophyse orbitaire du frontal. Elle s'offre sous l'apparence d'un corps granulé de couleur grisâtre ; sa forme aplatie et le plus souvent ovalaire est sujette à quelques variétés qui dépendent surtout de la division de cette glande en plusieurs lobes distincts unis entre eux par du tissu cellulaire. Son volume, qui approche de celui d'une petite amande, est en général plus constant. Au simple aspect, la glande lacrymale se rapproche beaucoup des salivaires, dont elle partage, en effet, quelques-uns des caractères généraux qui seront exposés plus bas.

Convexe en dehors, cette glande tient au périoste de l'orbite d'une manière assez serrée par des filamens très-déliés, sans doute de texture fibreuse. Légèrement concave en dedans, elle est séparée du globe de l'œil et des muscles voisins par beaucoup de tissu cellulaire graisseux. Elle est protégée en devant par le rebord de l'orbite, auquel elle touche, et n'a dans le reste de sa circonférence que des rapports indifférens à connaître.

b. Organisation et conduits excréteurs.

La glande lacrymale admet dans sa structure, 1° une artère, branche de l'ophthalmique, qui y porte les matériaux de sa nutrition et de la sécrétion qui s'y opère; 2° une veine, qui se charge du résidu du sang apporté par l'artère; 3° un nerf, rameau de l'ophthalmique ou de la branche orbitaire des trijumeaux. Les ramifications de ces vaisseaux et du nerf pénètrent la glande par la surface concave; mais leur ténuité ne permet pas de les suivre beaucoup au-delà.

Ces divers élémens réunis sans doute à quelque partie propre qui nous est inconnue, associés par un tissu cellulaire dense et serré, composent le tissu de la glande lacrymale. Il est dépourvu d'enveloppe extérieure; cependant on peut regarder comme en tenant lieu, d'une part, le périoste de l'orbite, qui même, comme nous l'avons dit, envoie quelques filamens à la glande, d'autre part, une couche celluleuse blanchâtre et serrée qui, lorsqu'elle existe, car on ne la trouve pas toujours, sépare la glande de la graisse voisine. Ce tissu dont nous parlons, en général assez ferme, l'est cependant plus au centre de la glande qu'à l'extérieur, où sa mollesse et sa laxité dépendent probablement de sa disposition granulée.

On présume que de la glande lacrymale sortent sept ou huit conduits excréteurs extrêmement fins, qui, après un court trajet, viennent s'ouvrir sur la surface de la conjonctive au-dessus de la commissure externe des paupières. J'ai dit on présume; car après la découverte qui fut faite par Sténon de ces conduits sur des animaux, sur le bœuf, par exemple, plusieurs anatomistes, Morgagni, Zinn, Duverney, Haller, les cherchèrent en vain chez l'homme. Wins-

low et Lieutaud crurent les avoir trouvés; mais on
attribue généralement à Monro d'en avoir constaté
l'existence, et même de les avoir injectés en plon-
geant l'œil dans un fluide coloré susceptible d'être
absorbé par eux. Malgré cette autorité, il est douteux que des conduits excréteurs aient la faculté
d'absorber, surtout après la mort. Un phénomène
analogue à celui que beaucoup d'anatomistes ont
observé dans les autres glandes, et qui serait bien
propre à lever toute incertitude, c'est le passage des
injections de l'artère lacrymale dans les conduits :
soit délicatesse extrême des parties, soit difficulté de
conduire avec assez de soin une telle expérience et
de pousser avec assez de force ce liquide, j'ai plusieurs fois tenté sans succès d'obtenir ce phénomène
en portant l'injection fine dans l'artère ophthalmique. Au reste, puisque la glande lacrymale, dont
nous venons de traiter, est bien décidément la source
des larmes, on doit, sans crainte d'une fausse induction, supposer l'existence des conduits excréteurs :
car, comment les larmes seraient-elles versées sur
la conjonctive? Il reste seulement à déterminer
leur nombre et leur disposition.

§. II. *Des Points et des Conduits lacrymaux.*

A chaque paupière et sur le sommet de l'angle
saillant qui résulte, à quelque distance de la commissure interne, du changement de direction du
bord libre, se voit un petit point noirâtre, plus ou
moins sensible suivant les individus : ce sont les
points lacrymaux distingués en supérieur et infé-

rieur. Circonscrits tous deux par un petit bourrelet
muqueux ordinairement blanchâtre, rapprochés
l'un de l'autre et se touchant même lors de l'occlusion de l'œil, ils sont distans plus ou moins et beaucoup plus sensibles pendant l'ouverture des paupières. Chacun est l'orifice toujours béant d'un conduit un peu plus évasé qui va se terminer au sac
lacrymal ou réservoir des larmes.

Ces *conduits*, considérés dans leur trajet, se portent d'abord verticalement, le supérieur en haut,
l'inférieur en bas; mais presque aussitôt l'un et l'autre se coudent à angle à peu près droit, et règnent
de dehors en dedans à la surface interne du bord
libre des paupières, immédiatement au-dessous de
la conjonctive. Tous deux arrivent à la commissure,
où ils se comportent comme nous allons bientôt le
décrire; mais jusque là, et au milieu de la disposition commune qui vient d'être tracée, chacun présente quelques particularités de conformation importantes à saisir. Les yeux sont-ils fermés, ces deux
conduits ont une direction horizontale et sont parallèles l'un à l'autre: mais quand les paupières s'ouvrent, le supérieur s'éloigne presque seul et devient
oblique en bas et en dedans; de là la faculté plus
grande d'y engager les instrumens propres à sonder
le canal nasal. L'inférieur conserve sa direction horizontale; au moins son obliquité en haut et en dedans est presque insensible : il faut ajouter que ce
dernier est un peu plus court que l'autre.

Comment se comportent les deux conduits lacrymaux parvenus à la commissure? Se réunissent-ils
en un seul, ou bien marchent-ils simplement ac-

colés l'un à l'autre, pour s'ouvrir isolément dans le réservoir? Presque tous les anatomistes ont décrit la première disposition; c'est-à-dire, un conduit lacrymal commun qui, formé par la réunion des deux précédens à leur rencontre vers la commissure interne, règne transversalement derrière le tendon du palpébral, et vient s'ouvrir à la partie voisine du sac lacrymal. Haller et, après lui, un petit nombre d'anatomistes jetèrent seulement des doutes sur cette disposition; mais ne cherchèrent pas à les dissiper. Une inspection attentive m'a confirmé la réalité du soupçon de Haller : en effet, les deux conduits lacrymaux ne se confondent pas en un seul; ils marchent simplement adossés depuis la commissure jusqu'au sac, séparés seulement par une cloison très-mince, sans doute celluleuse, mais cependant assez résistante, et viennent s'ouvrir, à une très-petite distance l'un de l'autre, mais isolément, dans le sac lacrymal. Je n'oserais néanmoins pas assurer que cette disposition a toujours lieu, mais je l'ai rencontrée de suite un assez grand nombre de fois pour croire que, si elle n'est pas invariable, elle est au moins plus fréquente qu'on ne l'a pensé. En l'admettant et en la confirmant par des recherches ultérieures, elle peut éclairer quelques parties des maladies des voies lacrymales. J'emploie pour la démontrer, le moyen suivant : on introduit un stylet d'Anel dans chaque conduit; on ouvre la paroi antérieure du sac lacrymal, et on voit d'abord les extrémités des stylets isolés; puis, en renversant en dehors le tendon du palpébral, on peut inciser sur l'un des deux stylets qu'on découvre, et qu'on voit très-facilement séparé de l'autre par une cloison.

Les conduits lacrymaux, dont l'extrême délicatesse ne permet guère de suivre rigoureusement la structure, ne sont sans doute formés que par un prolongement de la conjonctive qui se réfléchit à leur orifice, et de cette manière communique avec la membrane muqueuse du sac. Il est inutile, en effet, de leur supposer une texture particulière pour expliquer leur force absorbante.

Entre les conduits que nous venons de décrire et dans l'angle même des paupières, se voit un tubercule rougeâtre appelé *caroncule lacrymale*, plus ou moins volumineux suivant les sujets, que les anatomistes ont coutume d'indiquer à l'occasion des voies lacrymales. La caroncule représente un petit cône dont le sommet arrondi est dirigé en devant et en dehors. Elle doit sa couleur à la conjonctive, qui de la commissure des paupières se réfléchit sur elle pour former ensuite la membrane clignotante dont il a été parlé ailleurs. Ce corps n'est autre chose qu'un groupe de petites glandes muqueuses, dont le nombre n'est pas toujours aussi facile à déterminer qu'il le semblerait, d'après ce qu'ont indiqué quelques anatomistes qui en admettent sept, rangées deux à deux, la septième formant le sommet du cône. Quoi qu'il en soit, ces cryptes muqueux ont leurs orifices garnis de poils infiniment petits dans l'état naturel, mais susceptibles de croître au point d'irriter d'une manière permanente la conjonctive, circonstance néanmoins assez rare. La caroncule paraît destinée à retenir les larmes près des points lacrymaux, en même temps que les petites glandes dont elle résulte séparent habituellement un fluide muqueux versé sur la conjonctive.

§ III. Du Sac lacrymal.

a. Conformation extérieure.

C'est une petite cavité en partie osseuse, en partie membraneuse, allongée de haut en bas, placée en devant et au côté interne de l'orbite, très-distincte par sa structure et sa capacité plus grande du canal nasal, avec lequel quelques anatomistes ont voulu la décrire. On peut la considérer comme réellement placée dans l'épaisseur même de la paroi orbitaire, et bornée en devant par l'apophyse nasale du maxillaire. Son côté interne, osseux, fait partie du méat moyen des cavités nasales. L'externe, membraneux, donne attache, au-dessus et au-dessous du tendon du palpébral, à quelques fibres de ce muscle, et de plus, inférieurement, au petit rotateur de l'œil. Le sac lacrymal, plus dilaté en haut, n'a pas d'issue de ce côté et surmonte plus ou moins le tendon du palpébral, qui à l'extérieur, le partage transversalement en deux parties inégales, dont l'inférieure, un peu plus longue mais moins évasée que l'autre, est limitée en bas par le plancher de l'orbite et se continue avec le canal nasal.

Cette manière d'être du sac lacrymal fait que, dans les cas où il est distendu par la rétention des larmes, la tumeur fait saillie presque uniquement au-dessous du tendon, quoiqu'il ne soit pas sans exemple qu'on l'ait vue proéminer davantage au-dessus, sans doute par une conformation un peu différente de ce sac ou réservoir des larmes.

b. *Organisation.*

La cavité qui vient d'être décrite est formée par des os et une portion fibreuse : son intérieur est revêtu d'une membrane muqueuse.

Portion osseuse. Formée par une partie de l'os unguis en arrière, par l'apophyse nasale du maxillaire en devant, elle a déjà été indiquée ailleurs sous le nom de *gouttière lacrymale* : il est inutile de nous y arrêter.

Portion fibreuse. Elle forme la paroi externe du sac; les anatomistes l'ont presque toujours considérée comme une dépendance spéciale du muscle palpébral, et l'ont appelée son *tendon réfléchi.* En effet, fixée de toutes parts au rebord osseux qui circonscrit la gouttière lacrymale, elle est intimement unie dans sa partie antérieure au tendon véritable de ce muscle, et quelquefois même n'a pas d'autres adhérences dans ce sens; ce qui, pour le dire en passant, me fait croire que cette membrane fibreuse ne concourt peut être pas à la distension du sac dans le cas de rétention des larmes, et que peut-être la muqueuse, qui fréquemment forme seule la paroi du sac au-dessous du tendon, pourrait fort bien être alors la seule distendue.

Quoi qu'il en soit, sans qualifier cette portion fibreuse d'aponévrose réfléchie de l'orbiculaire, et tout en la regardant avec quelques modernes comme étrangère aux usages de ce muscle, et spécialement

destinée à la formation du sac, telle est néanmoins
la manière dont elle se continue avec le tendon véritable, que je serais encore tenté de la regarder
comme lui appartenant, plutôt que de croire qu'elle
en est indépendante, et que son adhérence avec lui
n'est qu'une circonstance de position.

Membrane muqueuse. Tout l'intérieur du sac est
revêtu par cette membrane, qui se continue avec celle
des conduits lacrymaux et du canal nasal. Elle adhère assez peu à la paroi fibreuse, plus au contraire
au périoste de la gouttière osseuse. Elle est rougeâtre, fongueuse; sa grande ténuité ne permet pas d'y
reconnaître des cryptes glanduleux : Haller dit, cependant y en avoir observé. Au reste, ces glandes,
que leur petitesse nous dérobe sans doute, mais que
la nature de la membrane nous autorise à admettre,
sont la source du mucus qui enduit habituellement
l'intérieur du sac, outre les larmes qui le traversent.
On a même trouvé ce fluide dans des cas d'oblitération des conduits lacrymaux.

C'est aussi la membrane dont nous parlons qui
est le siége du catarrhe auquel le sac lacrymal est
exposé; maladie différente de la rétention des larmes,
et que Scarpa me semble avoir mal conçue. Il place
la source du fluide comme purulent, mais simplement muqueux, qui remplit le sac, dans la membrane conjonctive, et le suppose absorbé par les
conduits lacrymaux; tandis que la membrane du sac
paraît essentiellement affectée.

§ IV. Du Canal nasal.

Le conduit osseux qui a déjà été décrit sous ce nom dans l'exposition générale de la face n'est que le réceptacle d'un autre conduit membraneux qui fait partie essentielle de l'appareil lacrymal. Ce dernier conduit, simplement muqueux, adhère lâchement au périoste du premier; il fait suite au sac lacrymal en se continuant avec la membrane interne de ce réservoir; une ouverture étroite, sans valvule, établit leur communication. Dirigé un peu en arrière et en dedans, quelquefois rétréci dans le milieu de son trajet, ce conduit vient s'ouvrir dans la cavité nasale correspondante, au-dessous du cornet inférieur et à peu près au niveau de la seconde ou de la troisième dent molaire. Son orifice est garni d'un petit repli circulaire en manière de diaphragme.

Il est naturel de penser que, libre jusqu'à un certain point dans le canal osseux qui le renferme, le conduit dont il vient d'être parlé peut agir sur les larmes à la manière des autres conduits excréteurs sur leurs fluides respectifs. Cette disposition explique encore la tendance qu'il a à se rétrécir, et même à s'oblitérer complétement quelquefois.

§ V. Développement de l'appareil lacrymal.

A l'époque de la naissance, si l'on excepte le canal nasal, qui est proportionnellement plus court qu'il ne le sera par la suite, toutes les autres parties de l'appareil lacrymal sont très-développées : cet état précoce s'accorde assez avec l'abondante sécrétion des larmes pendant les premières années de la vie.

La glande est plus libre dans l'orbite, moins fixément unie au périoste ; son tissu, moins granulé au dehors, a une couleur brune qui indique qu'une grande quantité de sang le pénètre. Les points lacrymaux ne s'aperçoivent pas aisément ; au moins n'ont-ils pas la teinte noirâtre qui les distingue dans un âge plus avancé. La membrane muqueuse du sac est plus rouge ; d'ailleurs, la fréquence plus grande, dans la jeunesse, de l'affection catarrhale dont j'ai eu occasion de parler, et qui succède le plus souvent à la petite-vérole, dépend sans doute de l'activité plus grande alors de cette membrane. Je remarquerai ici que, dans beaucoup de cas, cette affection se dissipe avec l'âge. Enfin, la brièveté du canal nasal dépend du peu de développement de l'os maxillaire, dans lequel il est logé.

Pendant les premières années de la vie, les diverses parties de l'appareil lacrymal se maintiennent dans l'état que nous venons d'indiquer : le seul changement remarquable est l'allongement du canal, que détermine l'ampliation du sinus maxillaire. Cet appareil d'organes participe à l'accroissement général ; arrive à l'état dans lequel nous l'avons décrit, et ne reçoit aucune influence notable de la vieillesse ; à moins qu'on ne veuille y rapporter certains cas d'oblitération des conduits lacrymaux dans un âge avancé, sans affection réelle des paupières : encore se pourrait-il qu'on eût pris pour telle la simple atonie de ces conduits, que suit un défaut d'absorption des larmes, comme dans le cas d'oblitération véritable.

§ VI. *Remarques sur les phénomènes généraux du trajet des larmes.*

Sécrétées par la glande lacrymale, par un mécanisme analogue à celui des autres sécrétions, les larmes sont continuellement déposées sur le globe de l'œil. Ordinairement elles forment une simple rosée qu'étendent sur la surface de l'organe les mouvemens continuels des paupières. Rien n'étonne sans doute dans les variations auxquelles est exposée la sécrétion des larmes, puisque toutes les autres sécrétions présentent la même disposition; mais ce qui frappe et ce qui constitue même un caractère de celle dont nous parlons, c'est la promptitude avec laquelle la glande répond aux impressions diverses qu'elle reçoit: l'irritation portée sur elle et l'écoulement abondant des larmes se succèdent presque à l'instant même. Plusieurs causes variées peuvent provoquer cette sécrétion abondante:

1°. Une irritation mécanique ou bien le contact de quelques vapeurs âcres sur la conjonctive; mais remarquez qu'alors la glande n'est irritée que consécutivement à cette membrane, qui quelquefois rougit momentanément; aussi éprouvons-nous presque toujours dans ce cas un sentiment de cuisson très-incommode.

2°. Certaines maladies de langueur sont accompagnées d'un écoulement involontaire et continuel des larmes; on voit le même phénomène dans la phrénésie.

3°. Dans presque tous les grands mouvemens de la respiration dont les effets se dirigent vers la tête, comme dans la toux, le rire, l'éternument, le bâillement, il y a augmentation passagère de la sécrétion des larmes.

4°. Les pleurs accompagnent si constamment les émotions vives de l'âme, qu'on peut les regarder comme un grand moyen par lequel l'homme et même la plupart des animaux expriment leurs affections pénibles, et souvent aussi les grands transports de joie. Mais remarquez que les larmes sont, en général, l'expression sincère des sentimens agréables, tandis qu'elles ne sont pas un indice certain des peines profondes : aussi ceux qui pleurent aisément, que le moindre revers fait fondre en larmes, sont rarement dévorés par ces tourmens intérieurs qui, sous l'apparence du calme et de la tranquillité de l'âme, minent sourdement le corps et le conduisent à une perte assurée. En un mot, de grands événemens imprévus nous accablent profondément; nous pleurons, au contraire, pour des peines légères dont nous devons bientôt être consolés. Il y a long-temps qu'on a dit, avec raison, que les larmes allègent le poids de la douleur.

Ce que je viens de dire des peines morales, il faut l'entendre de la douleur physique. Les cris et les pleurs n'en sont pas l'indice le moins équivoque; et tel qui a le courage de supporter une opération longue et cruelle sans jeter un cri ni verser une larme, souffre souvent beaucoup plus que celui qui semble se soustraire à la douleur qu'il éprouve par le témoignage qu'il en donne.

Quand les larmes ne sont versées sur l'œil que dans des proportions convenables aux usages qu'elles y remplissent, une partie est enlevée par l'air extérieur, l'autre s'introduit dans les conduits lacrymaux en vertu de la force absorbante dont ils sont doués. Mais quand elles sont séparées abondamment, elles tombent sur les joues, quoiqu'alors les conduits lacrymaux en absorbent davantage que de coutume. Quelquefois, quand la sécrétion n'est pas augmentée trop précipitamment, nous faisons effort pour prévenir leur écoulement en tenant l'œil ouvert le plus long-temps possible : c'est l'état d'une personne qui tâche de cacher ses pleurs, et de laquelle on dit que *les larmes lui roulent dans les yeux*.

Au reste, tout le trajet des larmes depuis le globe de l'œil jusque dans la cavité nasale se fait par l'influence des propriétés vitales, et non par le mécanisme de celui des fluides inertes dans les siphons, comme J.-L. Petit et beaucoup d'autres après lui l'ont prétendu, en comparant les conduits lacrymaux, le réservoir et le canal nasal, à un siphon dont la longue branche était représentée par ce dernier. Je crois que l'absorption des larmes, que favorise beaucoup le clignotement habituel des paupières, a lieu surtout au moment où le bord libre de celles-ci se renversant un peu en arrière quand elles se rapprochent, les points lacrymaux s'appliquent sur la surface de l'œil : car pendant que celui-ci est ouvert, les points sont plus sensibles et ne paraissent pas dirigés sur lui. Ce que je viens de dire me paraît encore mieux établi par l'écoulement des larmes lorsque nous tenons pendant quelques minutes l'œil ouvert sans rapprocher les paupières (1).

Enfin, après avoir circulé dans les conduits, les larmes sont versées dans le sac lacrymal, où elles séjournent sans doute un certain temps avant de traverser le canal. Ce dernier agit probablement sur elles à la manière de tous les conduits excréteurs sur leurs fluides respectifs.

---

(1) La plupart des anatomistes ont admis depuis Ferrein que, du rapprochement des bords des paupières, résulte un canal triangulaire dans lequel le clignement de ces voiles membraneux ramasse les larmes ; que ce canal de plus en plus large à mesure qu'il approche de l'angle interne les conduit vers cet angle ; que les contractions du muscle orbiculaire concourent à les diriger dans ce sens, et que l'humeur des follicules de Meibomius les empêche de couler hors du canal qui doit les diriger. Mais dès 1797 Rosenmuller avait nié l'existence de ce canal, et M. Magendie pense, comme lui, que les bords libres des paupières se répondent exactement par toute leur épaisseur et sans laisser d'intervalle entre eux. (*Note ajoutée.*)

DES VOIES SALIVAIRES.

CONSIDÉRATIONS GÉNÉRALES.

Cet appareil se compose de plusieurs glandes placées sur chacun des côtés et aux environs de la
bouche. Leur nombre, la quantité du fluide qu'elles
séparent, attestent assez l'importance des usages
qu'elles remplissent à l'égard de la digestion. Chacune de ces glandes diffère bien des autres par sa
situation précise, ses rapports, ses formes extérieures, etc. ; mais il est possible de retrouver dans
toutes des caractères communs qu'il est bon d'exposer d'abord. En outre, elles ont toutes la même organisation ; on peut conséquemment en dessiner
les traits généraux, réservant les particularités pour
la description de chacune d'elles.

Si l'analogie que presque tous les anatomistes ont
aperçue entre les glandes salivaires et le pancréas
était bien confirmée, on pourrait réunir l'exposition de celui-ci à celle de l'appareil salivaire : c'est
même ce qu'a fait Siebold dans son Histoire du système salivaire. Cependant comme les rapprochemens
qu'ils présentent, quoique assez multipliés, ne sont
point encore incontestables, et que d'ailleurs le seul
ordre de situation des organes sécréteurs place naturellement l'appareil pancréatique après le salivaire,
il est inutile de faire ici une réunion que pourraient
infirmer de nouveaux faits. J'en suis encore éloigné
par le plan que Bichat a tracé, puisque la simulta-

néité de leur action dans les phénomènes digestifs lui fait ranger le pancréas à côté des voies biliaires.

ARTICLE PREMIER.

CARACTÈRES GÉNÉRAUX DES GLANDES SALIVAIRES.

§ Ier. *Caractères de conformation.*

I. J'ai déjà, dans les considérations générales sur l'appareil lacrymal, indiqué la disposition symétrique des salivaires, comme un de leurs caractères essentiels, symétrie que j'ai dit ne devoir pas être assimilée exactement à celle des organes de la vie extérieure. J'ajouterai ici aux raisons déjà données pour combattre l'importance trop grande qu'on pourrait y attacher, 1° que Haller a vu la parotide ne pas exister d'un côté; 2° que chaque glande salivaire n'a pas une forme constante et invariable : bientôt même je vais donner cette dernière disposition comme un caractère général; 3° enfin, que la symétrie imparfaite de l'appareil que je décris est déterminée sans doute par la conformation extérieure de la bouche, qu'il environne, puisque le pancréas, placé dans l'abdomen, et que nous avons déjà dit avoir beaucoup d'analogie avec les salivaires, n'est nullement symétrique.

II. Toutes les glandes salivaires sont situées au voisinage de parties extrêmement mobiles dont elles ne peuvent manquer de recevoir l'influence. Les pressions réitérées qu'elles éprouvent pendant l'acte de la mastication ou dans les autres mouvemens de

la mâchoire, de la part de cet os et des muscles
voisins, peuvent sans doute solliciter l'excrétion de
la salive, surtout dans les cas où aucun aliment
dans la bouche ne provoque cette émission ; mais il
se pourrait aussi que la circulation, devenue plus
active par les contractions répétées des muscles,
fournît aux glandes salivaires les matériaux d'une
plus grande quantité de salive à séparer. Quel que
soit, au reste, l'avantage qui en résulte pour la sécrétion salivaire, il n'en est pas moins vrai que cette
position des glandes qui y sont destinées présente
un second caractère frappant de leur conformation
extérieure.

III. Un troisième est l'irrégularité de leur forme.
Ces glandes n'ont point, en effet, une étendue bien
déterminée, des limites bien tracées ; chacune d'elles
s'étend plus ou moins loin dans les divers individus :
tantôt elles sont bien exactement isolées les unes
des autres ; tantôt, au contraire, toutes les trois
glandes d'un côté communiquent par leurs extrémités voisines, et forment ainsi une chaîne continue.
Cette disposition générale paraît tenir à l'absence
d'une enveloppe extérieure, dense et serrée, telle
qu'en ont beaucoup d'autres glandes, les reins, les
testicules, le foie, etc. Au moins voit-on que ces
derniers organes, au milieu des variations de volume
qu'ils peuvent éprouver, conservent toujours leurs
formes extérieures.

§ II. *Caractères d'organisation.*

L'organisation des glandes salivaires offre un plus
grand nombre de caractères communs.

I. Toutes reçoivent leurs vaisseaux par beaucoup
de ramifications, tandis que la plupart des autres
glandes ont un ou plusieurs troncs principaux qui y
apportent les matériaux de la sécrétion et de la nutrition. Cependant remarquons que chaque salivaire
a dans son voisinage des branches artérielles principales qui lui communiquent l'excitement continuel
que les autres organes importans reçoivent des
branches principales qui s'introduisent dans leur
substance. Au reste, les ramifications des vaisseaux
destinés aux salivaires rampent d'abord dans les interstices lobulaires, puis pénètrent le tissu même
de la glande par des divisions plus déliées. Je ne
chercherai point à déterminer comment elles s'y
terminent, ce serait m'engager dans la recherche
de la structure intime des salivaires, qui, comme
celle des autres glandes, est et sera probablement
toujours ignorée.

II. Beaucoup de filets de nerfs cérébraux péné-
trent les glandes salivaires et s'y terminent. Il est
vrai que pendant un temps on a douté que ces nerfs
leur fussent destinés; on croyait qu'ils les traver-
saient seulement pour se rendre à des organes voisins : cela a lieu, en effet, pour quelques rameaux;
mais on ne peut douter néanmoins qu'un grand
nombre de filets qu'on voit traverser les glandes ne
s'y arrêtent, et ne leur soient destinés. Au reste, ce

caractère d'organisation n'est point exclusif aux salivaires : nous l'avons déjà trouvé dans la glande
lacrymale; le foie nous l'offrira encore, puisque
quelques rameaux du nerf vague vont s'y rendre.
Mais quel est le but de la distribution d'une aussi
grande quantité de nerfs provenant du cerveau
dans les salivaires ? sont-ils de quelque utilité pour
la sécrétion qui s'y opère? On sait que Bordeu,
de l'aveu de presque tous les physiologistes modernes, a beaucoup trop accordé à cette influence
des nerfs.

III. Toutes les salivaires ont une couleur grisâtre;
leur tissu est assez ferme et résistant. Chacune d'elles
est composée d'un certain nombre de lobes très-
apparens réunis par du tissu cellulaire. Ces lobes
dépendent eux-mêmes de l'agglomération de lobules
plus petits, dans lesquels on peut encore apercevoir
ou reconnaître un nombre considérable de petits
corps dont on ne peut plus suivre les divisions ni
indiquer la structure intime. Ce mode apparent de
structure ne s'observe pas dans les autres glandes,
à l'exception du pancréas; et si la nature nous dé-
voilait la structure des glandes, en supposant au
moins qu'elles aient toutes une organisation iden-
que, c'est peut-être dans les salivaires plus que dans
les autres qu'on pourrait lui ravir son secret.

Une couche extrêmement mince de tissu cellulaire
enveloppe immédiatement chacune des glandes que
nous décrivons, fait, pour ainsi dire, partie de
son tissu, et se continue avec celui qui sépare les
lobules.

IV. Indépendamment de cette première enve-

loppe, chaque glande salivaire est véritablement
renfermée dans une petite poche membraneuse
très-distincte, par sa densité, du tissu cellulaire
voisin, et dont la surface interne n'est que lâchement unie à la glande. La sublinguale n'offre point
cette disposition, qui n'appartient donc qu'à la parotide et à la sous-maxillaire. Ces deux glandes,
quand elles ne communiquent pas l'une avec l'autre,
sont séparées par une sorte de cloison résultant de
l'adossement de leurs membranes. L'existence de
ces dernières n'est pas contradictoire à ce que nous
disions plus haut touchant l'irrégularité des glandes
salivaires. Remarquez, en effet, qu'elles n'ont
qu'un rapport très-indirect avec l'organisation de
ces glandes; elles n'en déterminent pas les formes,
ne pénètrent pas dans leur substance. Ces membranes, que le simple aspect pourrait faire présumer
fibreuses, paraissent évidemment n'être que celluleuses : car, 1° une dissection attentive n'y découvre aucun trait appartenant au système fibreux;
2° elles n'ont pas les formes exactes, les limites
précises qui caractérisent les diverses parties de ce
système, qui l'isolent de celles qui l'entourent; au
contraire, elles s'étendent plus ou moins, se continuent évidemment avec le tissu cellulaire voisin;
3° enfin, la macération les gonfle et les réduit en une
pulpe évidemment celluleuse. J'observerai, au reste,
que ces membranes, quoiqu'environnant de toutes
parts chacune des glandes qui en sont munies, sont
cependant plus prononcées du côté qui regarde
l'extérieur du corps.

V. Des conduits excréteurs sortent des glandes

salivaires et vont tous s'ouvrir dans l'intérieur de la bouche. Nous verrons plus bas quel est le nombre que chacune fournit. L'appareil salivaire et le pancréatique sont les deux seuls, parmi ceux que nous décrivons maintenant, qui n'aient pas de réservoir : la salive est donc immédiatement versée de la glande dans la bouche.

Par les injections de ces conduits eux-mêmes, on ne peut en découvrir les premières racines ; mais on voit très-distinctement les branches qui règnent entre les lobes de la glande et qui se réunissent pour former les canaux excréteurs définitifs, qui parcourent encore un trajet assez considérable avant de s'ouvrir dans la bouche.

Ces conduits ont cela de commun dans leur structure, qu'une membrane muqueuse continue avec celle de la bouche en revêt l'intérieur. De quelle nature est la couche extérieure qui les forme spécialement ? on l'ignore. Elle a quelque apparence fibreuse dans le conduit de la parotide : peut-être n'en existe t-il pas dans ceux de la sous-maxillaire et de la sublinguale ; au moins ont-ils, comme je le dirai à leur occasion, une transparence et une extensibilité qui contrastent avec la force et la résistance du premier, et semblent indiquer qu'ils ne sont que des canaux muqueux.

ARTICLE DEUXIÈME.

DES GLANDES SALIVAIRES EN PARTICULIER.

Ces glandes, disposées par paires, sont d'abord de chaque côté au nombre de trois bien généralement reconnues, la *parotide*, la *sous-maxillaire*, et la *sublinguale*; en outre, quelques anatomistes en ont décrit un quatrième ordre sous le nom de *molaires*. Nous verrons ce qu'on doit penser de ces dernières.

Haller, et plus récemment encore Siebold, ont regardé les glandes buccales et labiales comme faisant partie de l'appareil salivaire; mais les notions acquises dans ces derniers temps sur la structure et l'action des membranes muqueuses m'autorisent à ne pas ranger ici ces glandes, qui d'ailleurs ont été décrites à l'occasion de la bouche (tom. ii.).

§ Iᵉʳ. *De la Parotide.*

La parotide emprunte son nom de sa situation au-devant de l'oreille. C'est la plus considérable de toutes les salivaires ; elle est même plus étendue qu'elle ne le paraît au premier coup d'œil. Telle est, en effet, sa disposition, qu'une partie large et mince, irrégulièrement ovalaire, se voit immédiatement au-dessus de la peau; tandis qu'une seconde, allongée et plus considérable, occupe l'excavation profonde formée sur les côtés de la face par la mâchoire inférieure et l'apophyse mastoïde du temporal. Ces deux portions ne sont pas autrement séparées que par le lieu qu'elles occupent, mais néanmoins elles doivent être examinées isolément pour en avoir une plus juste idée et mieux en assigner les rapports.

1° Conformation extérieure de la Parotide.

La première portion de la parotide, large et aplatie, comme je l'ai déjà dit, s'étend plus ou moins sur la face. Légèrement convexe en dehors, elle est recouverte par quelques fibres du peaucier, mais principalement par la peau, qui est lâchement unie à l'enveloppe extérieure de la glande, et au-dessous de laquelle rampent quelques filets nerveux. En dedans elle est appliquée sur une grande partie du masseter, dont la séparent les branches principales du nerf facial, quelquefois sur l'articulation de la mâchoire et la partie voisine de l'arcade zygomatique. De sa circonférence, mince et très-irrégulière, on voit sortir, en devant et à un travers de doigt à peu près de cette arcade, le conduit parotidien, qui souvent est précédé d'une petite appendice de la glande.

La seconde portion de la parotide a des rapports infiniment multipliés. Elle se moule sur les diverses parties qui forment et qui avoisinent l'excavation dans laquelle elle est reçue, s'enfonce dans les intervalles qui les séparent, et n'a, en un mot, aucune limite précise. En la considérant dans ses divers sens, elle est disposée de la manière suivante : 1° elle correspond en haut à l'articulation de la

mâchoire; 2° en bas, elle se continue souvent avec
la sous-maxillaire, dont elle est d'autres fois séparée
par une sorte de cloison formée par l'enveloppe
dense et celluleuse des deux glandes, cloison dont
il a déjà été parlé; 3° en devant, elle embrasse le
bord voisin de la mâchoire, et touche au ptérygoïdien interne; 4° en arrière, elle correspond au conduit auditif et à l'apophyse mastoïde, et avoisine
l'extrémité supérieure du sterno-mastoïdien; 5° confondue en dehors avec la première portion, elle
recouvre en dedans l'apophyse styloïde, les muscles
qui en naissent, la jugulaire interne, la carotide
cérébrale, la fin de la carotide faciale, surtout
l'artère temporale, qui même la traverse de bas en
haut, tandis que le nerf facial règne transversalement
dans le centre de cette portion de la glande. Bichat
a déjà remarqué, dans l'*Anatomie générale*, que la
compression de cette glande pour en obtenir l'affaissement dans le cas de fistules salivaires, a quelquefois produit des douleurs si vives, qu'on a été
obligé d'y renoncer. J'ajouterai ici que le grand
nombre de nerfs qui traversent la parotide, et à la
présence desquels sont dues ces douleurs insuppor-
tables, la situation très-profonde de cette glande et
le voisinage des troncs vasculaires principaux, font
naître des difficultés extraordinaires pour son extir-
pation, qui paraît cependant avoir été tentée quelquefois (1).

---

(1) L'ablation complète d'une parotide squirrheuse a été faite
par Béclard; mais le malade a succombé à des accidens résultant
évidemment de l'opération, qui cependant avait été pratiquée

2°. *Particularités d'organisation de la Parotide.*

L'examen de l'organisation de cette glande se
compose de l'indication des vaisseaux et nerfs qui
entrent dans sa structure, puis de la description du
conduit excréteur qui naît de son tissu.

Vaisseaux et nerfs. Les artères sont fournies
à la parotide par le tronc même de la carotide
faciale, par la temporale et la transversale de la
face : les veines qui en sortent vont s'ouvrir dans la
jugulaire externe et dans les branches qui forment
celle-ci.

Les nerfs qui s'y distribuent proviennent principalement du facial et d'un des rameaux ascendans
du plexus cervical.

Le tissu de la parotide n'offre rien qui le distingue
de celui des autres salivaires. Les ramuscules excréteurs auxquels il donne naissance se réunissent pour
former un conduit unique, le plus considérable de
tous ceux des glandes salivaires.

Conduit parotidien. Appelé aussi *conduit* ou *canal*
de Stenon, il naît de la circonférence de la glande,
un peu au-dessus du milieu de la hauteur du masseter ; de là, il marche horizontalement, appliqué
sur la portion tendineuse de ce muscle, en contourne
légèrement le bord antérieur, se plonge ensuite au

---

avec une rare habileté et une admirable précision. Toute tenta-
tive semblable serait sans doute suivie du même résultat.

(*Note ajoutée.*)

milieu du tissu cellulaire de la joue, et traverse bientôt une ouverture du buccinateur qui lui est destinée, pour s'ouvrir dans la bouche au niveau de la seconde dent molaire supérieure. Son orifice est garni d'un petit repli de la membrane buccale, lequel, joint à la déviation légère que ce conduit éprouve en traversant le buccinateur, oppose une grande difficulté à l'introduction des sondes ou stylets par cet orifice, surtout pendant la vie.

Le conduit parotidien, lâchement uni aux parties voisines, plus long que ne le serait une ligne tirée directement de son origine à sa terminaison, accompagné de beaucoup de rameaux vasculaires et nerveux qui lui fournissent des ramifications, avoisiné par quelques glandes lymphatiques, est superficiellement placé au-dessous de la peau pendant qu'il croise le masseter. Au-devant de ce muscle, plus voisin du buccinateur que des tégumens, il est séparé de ceux-ci par beaucoup de tissu cellulaire graisseux, par quelques fibres du palpébral et le grand zygomatique.

La densité et l'épaisseur de ses parois le distinguent des autres conduits salivaires. Il est bien évidemment formé de deux couches membraneuses réunies. L'extérieure, blanchâtre, résistante, d'apparence fibreuse, et plus prononcée vers la fin du conduit (ce qui même le fait paraître conique dans cet endroit, quoiqu'il n'ait réellement pas augmenté de diamètre), se termine au buccinateur de la manière suivante : d'abord elle dégénère en une sorte d'aponévrose mince appliquée sur le milieu de la surface externe du muscle, elle s'introduit ensuite

dans l'ouverture de ce dernier, et donne attache
aux fibres charnues, qui ne sont pas simplement
écartées pour permettre le passage du conduit, mais
bien véritablement interrompues dans cet endroit
et fixées à cette première tunique, sinon fibreuse,
au moins d'apparence telle. L'autre membrane,
essentiellement muqueuse, est un prolongement de
celle de la bouche, dont elle ne paraît différer que
par sa blancheur.

Cette structure du conduit parotidien fait qu'il
jouit de très-peu d'extensibilité, ce dont on peut
surtout juger d'après les affections auxquelles il est
exposé, mais je remets à faire quelques réflexions
à ce sujet après avoir décrit le conduit de la glande
sous-maxillaire, afin de faire mieux sentir l'influence de l'organisation de ces deux conduits sur
les affections de l'un et de l'autre.

Il arrive quelquefois que le conduit parotidien
reçoit, dans le commencement de son trajet, de
petits excréteurs très-fins, qui viennent de la glande
même; mais ils ne sont rien moins que constans.
Une disposition plus commune, c'est de voir se
réunir à lui dans un point déterminé, mais le plus
souvent au milieu de sa longueur, le conduit excréteur d'un corps glanduleux placé dans son voisinage, et connu sous le nom de *glande accessoire
de la parotide.*

Glande accessoire. Si le conduit qui en émane ne
venait s'ouvrir dans celui que nous venons de décrire, peut-être douterait-on de la conformité de
cette glande avec les salivaires : en effet, elle est
plus lisse qu'elle à l'extérieur; son tissu paraît

aussi plus homogène que le leur. Quand on la rencontre, elle se trouve ordinairement au-devant
du masseter. Presque toujours simple, et alors
quelquefois au-dessus du conduit, mais plus souvent au-dessous, elle présente fréquemment deux
ou plusieurs lobules entre lesquels rampe le conduit parotidien. C'est Haller qui a plus particulièrement fixé l'attention des anatomistes sur cette
glande, connue cependant et indiquée avant lui:
Desault l'a vue très-volumineuse par suite de l'affaissement de la parotide correspondante.

§ II. De la glande Sous-Maxillaire.

1°. Conformation extérieure de la glande Sous-Maxillaire.

Elle est moins grosse que la parotide. Cependant,
pour juger exactement de ses dimensions, il ne
suffit pas de la découvrir, il faut la détacher complétement des parties qui l'entourent. Cette glande,
de forme oblongue, placée au niveau de la base de
la mâchoire, dont le tiers moyen mesure l'intervalle
qui la sépare de sa semblable, remplit, avec son
enveloppe celluleuse et les glandes lymphatiques
qui l'entourent, l'espace triangulaire borné latéralement par les deux portions du digastrique, et
antérieurement par la mâchoire. 1°. En dehors,
prolongée jusqu'à l'angle de celle-ci, elle est quelquefois continue avec la parotide; 2°. en dedans,
le faisceau antérieur du digastrique et le génio-
hyoïdien la séparent de celle du côté opposé;
3°. antérieurement, la mâchoire la protège; 4°. le

nerf lingual, les muscles stylo-glosse et hyo-glosse
établissent ses rapports en arrière, ainsi que l'artère
faciale qu'elle embrasse; 5° en bas, cette glande
est recouverte par le peaucier et les tégumens;
6° en haut, ses limites sont très-variables; elle se
prolonge plus ou moins entre le ptérygoïdien interne et le mylo-hyoïdien, auxquels elle correspond
dans ce sens, et envoie souvent un prolongement
au-dessus du dernier, qui semble alors la diviser en
en deux parties d'inégale grosseur.

2°. *Particularités d'organisation de la glande Sous-Maxillaire.*

Vaisseaux et nerfs. Les ramifications artérielles
multipliées qui abordent à la glande sous-maxillaire
lui viennent de la linguale et de la maxillaire externe. Les radicules veineux qui en sortent se rendent aux branches veineuses correspondantes. Les
filets nerveux qu'elle reçoit lui sont fournis par le
lingual et le rameau mylo-hyoïdien du dentaire
inférieur; un seul conduit excréteur en naît.

Conduit excréteur. On le nomme communément *conduit de Warthon.* Il paraît beaucoup plus
petit que le parotidien, en proportion même du volume de la glande qui l'envoie. Cependant il faut
remarquer que ce dernier n'est pas si considérable
qu'on pourrait d'abord le croire, sa cavité étant singulièrement diminuée par l'épaisseur de ses parois.
Au contraire, ce que paraît celui de la glande sous-
maxillaire, il l'est réellement, ses parois étant très-
minces et même transparentes. En injectant ce

conduit , on distingue aisément les principales
racines qui, placées dans les interstices lobulaires,
se réunissent pour le former. Il sort de la partie la
plus profonde de la glande, au voisinage du mylo-
hyoïdien ; de là il se porte presque horizontalement,
de dehors en dedans et un peu d'arrière en avant,
jusque sur le côté du frein de la langue ; endroit
où il se termine par un orifice rétréci et tuberculeux. Dans ce trajet, plus court que celui du parotidien, il se trouve d'abord entre le mylo-hyoïdien et l'hyo-glosse, puis entre le génio-glosse et la
glande sublinguale , et enfin au-dessous de la membrane buccale ; il est côtoyé dans toute son étendue
par le nerf lingual.

Le peu d'épaisseur des parois de ce conduit et
leur transparence ne permettent guère de penser
qu'il soit autrement formé que par un simple prolongement de la membrane buccale, tandis que
nous avons vu une tunique résistante concourir à
former le parotidien.

D'après cette différence dans la structure de ces
deux conduits, et sur laquelle il me semble que
les anatomistes n'ont pas insisté, on explique comment celui que nous venons de décrire, jouissant
d'une très-grande extensibilité, peut, à l'occasion
de quelque obstacle mécanique au trajet de la salive, se dilater au point que la tumeur qui en résulte et qu'on nomme *grenouillette*, acquiert le
volume d'un œuf, et plus même ; comment, au
contraire, le parotidien étant privé de cette grande
faculté extensible, il s'y établit des fistules salivaires,
lorsque sa dilatation a été portée au-delà du degré

dont il est susceptible. On explique aisément encore
pourquoi il est aussi difficile d'oblitérer les fistules
du conduit parotidien qu'il l'est d'en établir une
au conduit de Warthon, dans l'intention de guérir
une grenouillette : cette tumeur, en effet, reparaît
bientôt si on n'y fait qu'une simple incision pour
évacuer le fluide.

§ III. *De la glande Sublinguale.*

1°. *Conformation extérieure de la glande Sublinguale.*

Son nom indique sa position. Elle est étroite,
allongée et couchée horizontalement sur la surface
inférieure de la langue : c'est la plus petite des
trois salivaires. Presque parallèle à celle du côté
opposé, elle en est séparée par la base des deux
génio-glosses. En dehors, elle correspond à la membrane de la bouche; en haut, au corps charnu de
la langue; en bas, elle repose sur le mylo-hyoïdien, qui est placé entre elle et la maxillaire. Il
arrive quelquefois que ces deux glandes communiquent dans cet endroit par le prolongement que
la dernière envoie au-dessus du muscle. L'extrémité antérieure de la sublinguale touche à l'arc de
la mâchoire près la symphyse; la postérieure, un
peu plus grosse, est appliquée sur l'hyo-glosse.

2°. *Particularités d'organisation de la glande Sublinguale.*

Vaisseaux et nerfs. La glande sublinguale tire
des rameaux de l'artère du même nom; de la ranine

et de la sous-mentale. Ses ramifications veineuses vont se rendre dans les branches correspondant aux artères. Les nerfs lui viennent du lingual et de l'hypo-glosse.

Le tissu de cette glande ne diffère en rien de celui des autres salivaires.

Conduits excréteurs. Ils sont toujours multiples; leur disposition est si variable, que chaque auteur, pour ainsi dire, en a donné une description différente. Siebold, cependant, paraît avoir indiqué toutes les variétés dont ils sont susceptibles. Les deux dispositions suivantes sont les plus communes : ou bien plusieurs conduits très-déliés sortent de la glande et vont directement s'ouvrir, par un trajet très-court, sur les côtés du frein de la langue; ou bien, indépendamment de quelques-uns qui se comportent comme dans le cas précédent, un assez gros se réunit à angle aigu à celui de la sublinguale, dans le milieu environ de son trajet. Cette dernière disposition m'a paru plus fréquente qu'on ne l'indique ordinairement. J'ai vu aussi ce conduit presque aussi gros que celui auquel il se joint, et cependant le canal commun n'être pas notablement plus considérable que l'un d'eux.

Si l'on juge de la structure de tous les excréteurs de la sublinguale par celle du conduit apparent que je viens d'indiquer, elle est la même que dans le conduit de Warthon : comme lui, en effet, celui-là est mince, transparent, et n'est probablement qu'un conduit muqueux.

§ IV. *Des Glandes molaires.*

Si je fais de ces glandes une division particulière
de l'appareil salivaire, c'est moins pour en donner
la description, car elles ne lui appartiennent réellement pas, que pour indiquer l'idée que s'en sont
formée les anatomistes, et le rang qu'on doit leur
accorder.

Bordeu, en rendant hommage à Heister de leur
découverte, attache à ces glandes une grande importance, et les décrit comme partie essentielle du
système salivaire. Haller en fait à peine mention.
Sabatier les assimile, avec plus de raison, aux
autres glandes buccales. Siebold n'en parle pas d'une
manière spéciale ; mais j'ai déjà dit plus haut que,
rangeant les glandes palatines et quelques autres de
la bouche parmi les mucipares, il excepte les labiales et les buccales, qu'il rallie aux autres parties
de l'appareil salivaire : or, il est probable que les
molaires sont rapportées à celles-ci.

Quand, en enlevant le tissu graisseux de la joue,
le masseter avec l'arcade zygomatique, enfin l'apophyse coronoïde avec le temporal, on met à découvert la tubérosité maxillaire et le buccinateur,
on voit sur ce dernier une traînée de petits corps
arrondis, dont les uns, plus superficiels, plus voisins
du conduit parotidien, et rougeâtres, sont évidemment des glandes absorbantes ; les autres, souvent plus volumineux, rapprochés de la tubérosité
maxillaire, immédiatement sous-jacens à la membrane buccale, sont de véritables cryptes muqueux

qu'on ne doit point assimiler aux glandes salivaires.
Voilà ce que démontre l'inspection rigoureuse,
d'après laquelle on n'est nullement autorisé à admettre les glandes molaires dans le sens où Bordeu
les a décrites. On sait d'ailleurs qu'il fut un temps
où chaque ordre de glandes muqueuses reçut une
dénomination particulière, et qu'on y attacha même
l'idée d'une structure différente, jusqu'à l'important
travail de Bichat sur cet objet.

ARTICLE TROISIÈME.

DÉVELOPPEMENT DE L'APPAREIL SALIVAIRE, ET REMAR-QUES GÉNÉRALES SUR LA SÉCRÉTION DE LA SALIVE.

Je réunis dans un même article ces deux ordres
de considérations sur l'appareil salivaire, parce
qu'ils ne me conduisent qu'à des réflexions peu
étendues : en effet, dans l'exposé du développement, je n'ai à indiquer que l'état des glandes
salivaires dans les premières années de la vie,
puisque, parvenues à leur complet accroissement,
elles ne reçoivent aucune influence remarquable
de la vieillesse. D'un autre côté, la salive ne parcourant pas des voies aussi étendues que celles des
autres appareils sécréteurs, les phénomènes de
son excrétion sont plus simples, et ne fournissent matière qu'à des réflexions abrégées. Je
jette donc un coup d'œil rapide sur chacun de
ces deux points de vue de l'histoire de l'appareil
salivaire.

I. Il est facile de voir, dans le développement avancé de certains organes chez le fœtus et chez l'enfant nouveau-né, un rapport constant et nécessaire avec les fonctions qu'ils doivent remplir peu de temps après la naissance. Au contraire, toutes les parties qui n'entrent en grande activité qu'à une époque plus éloignée ne sont pour ainsi dire qu'ébauchées. De cette dernière classe sont les glandes salivaires. En effet, dans le fœtus parvenu à l'âge où l'on peut comparer les organes entre eux, ces glandes sont très-petites, rougeâtres, spongieuses; on ne peut nullement y distinguer les traces d'une structure prochaine. Il est vrai que la plupart des organes parenchymateux offrent alors, dans leur organisation, un état d'imperfection qui ne permet pas d'y reconnaître les différences réelles qu'ils doivent présenter à l'avenir, et dont ils sont déjà sans doute pénétrés intérieurement. La prodigieuse quantité de vaisseaux dont ils sont parsemés donne à presque tous une mollesse remarquable, et une même couleur, qui ne diffère dans chacun que par plus ou moins d'intensité.

A la naissance, les glandes salivaires se présentent dans un état qui dénote bien qu'elles ont participé à l'accroissement général : mais néanmoins elles sont peu développées en proportion du volume du corps. Ce retard dans l'accroissement de ces organes tient à ce que la salive ne doit être séparée qu'en très-petite quantité dans les premiers temps de la vie. L'enfant trouve, en effet, dans le lait de sa mère, une nourriture convenable ; la succion

seule s'opère chez lui, la mastication est nulle. A
dire vrai, l'impression sur la bouche d'un fluide
nouveau, l'acte même de la succion peuvent provoquer l'écoulement d'une certaine quantité de salive;
mais certainement elle n'est pas séparée aussi abondamment que lorsque l'enfant commence à manger
des alimens solides. Ainsi en comparant les différentes classes d'animaux, voit-on que le volume des
glandes salivaires et la sécrétion qu'elles opèrent
sont toujours en rapport direct avec l'énergie de la
mastication.

Au reste, en examinant les diverses parties de
l'appareil salivaire, on voit que son développement,
moindre que celui de beaucoup d'autres parties,
s'observe plus particulièrement encore à l'égard de
la parotide, dont le conduit excréteur est surtout
remarquable par sa grande ténuité. D'ailleurs, la
conformation de cette glande est différente de ce
qu'elle doit être par la suite, à cause de la disposition particulière de l'espace qu'elle remplit. Le peu
de saillie de l'apophyse mastoïde, la brièveté et
l'obliquité du bord correspondant de la mâchoire
limitent moins cet espace, qui est alors peu profond; dès lors la parotide est plus étendue en largeur, a, au contraire, moins d'épaisseur, dernière
disposition qui fait que le nerf facial, qui traverse
cette glande, est plus superficiel et plus facile à découvrir chez les enfans que dans l'adulte.

Enfin, une dernière circonstance qui frappe, en
examinant l'état de l'appareil salivaire dans l'enfance, c'est la teinte jaunâtre qui distingue la parotide surtout, et la ferait volontiers confondre avec

la graisse voisine, quoiqu'elle ne doive pas à cette substance la couleur dont nous parlons.

Sans doute qu'à l'époque où l'enfant change de nourriture, le développement des glandes salivaires se fait d'une manière plus rapide : peut-être que la fréquence, chez les enfans, de l'engorgement des parties voisines de la parotide, désigné sous le nom d'*oreillon*, serait un indice de l'énergie vitale plus grande dans cette région, quoique cette tuméfaction n'ait pas son siège dans la parotide elle-même, non plus que les dépôts critiques auxquels on a donné le nom de cette glande, parce qu'ils paraissent plus fréquemment dans son voisinage.

Dans la vieillesse, les salivaires n'éprouvent pas beaucoup de changemens appréciables : seulement elles paraissent s'affaisser un peu. Ceci ne dépend pas de la perte de la graisse, comme on pourrait peut-être le croire; car, ainsi que l'a remarqué Bichat dans l'*Anatomie générale*, le tissu cellulaire, qui fait partie de l'organisation de ces glandes, n'en contient pas dans l'état naturel, et ce n'est que dans des cas très-rares qu'on l'en a vu pénétré. Ce changement, imprimé par l'âge aux glandes salivaires, et qu'accompagne la lenteur des phénomènes de la sécrétion, coïncide avec la chute des dents, avec la faiblesse des muscles destinés à la mastication, et tient sans doute à une même intention prévue par la nature.

II. Quoique simplement destinée à pénétrer les alimens pendant la mastication, la salive coule habituellement dans la bouche sans aucun mouvement de la mâchoire et sans l'influence d'aucun excitant.

Cette seule considération suffirait même pour faire sentir qu'on a trop accordé à la pression des parties voisines pour l'excrétion de ce fluide. On ne peut donc pas se refuser à admettre que, séparée du sang en vertu de l'action propre des glandes, la salive ne soit versée dans la bouche par la tonicité des conduits excréteurs; et chez quelques sujets même, la contraction de ces conduits est assez énergique pour qu'on ait vu la salive lancée à une assez grande distance hors de la bouche. Un grand nombre de causes, en modifiant différemment l'action des glandes, peuvent diminuer ou augmenter la sécrétion. En appliquant ici les idées de Bichat sur la manière différente dont nos organes, et spécialement les glandes, peuvent être excités ou modérés dans leurs phénomènes vitaux, il est trois ordres de causes qui changent la sécrétion salivaire. Les unes sont directement appliquées sur l'organe, et d'autres agissent par le moyen de la circulation, quelques-unes enfin d'une manière sympathique.

1°. Parmi les causes directes qui excitent l'action des glandes salivaires, les unes encore agissent sur les orifices des conduits excréteurs : telles sont toutes les substances âcres, irritantes, portées dans la bouche, ou bien les seuls alimens naturels. D'autres portent leur immédiate influence sur les glandes : ce sont les mouvemens de la mâchoire; et sans admettre ici que, pendant la mastication, la parole précipitée, etc., les os et les muscles agissent mécaniquement sur les glandes, et que la salive s'en écoule comme l'eau d'une éponge exprimée, je vois dans l'espèce de secousse que les salivaires ne peuvent

manquer d'éprouver lors des mouvemens de la mâchoire, une excitation de la nature de celle que le
cerveau reçoit du soulèvement que lui impriment
les artères qui sont à sa base, et que les autres
viscères principaux éprouvent de l'action non
interrompue des parois de la cavité qui les renferme.

2°. Le mercure, par l'intermède de la circulation,
porte son influence sur les glandes salivaires, dont
il augmente la sécrétion ; peut-être aussi imprime-t-
il au fluide des caractères nouveaux, et cela en vertu
du rapport de sensibilité de ces glandes avec cette
substance, sous quelque forme et par quelque voie
qu'elle ait été introduite dans l'économie. Mais ce fait
n'est qu'un cas particulier d'un des plus étonnans
phénomènes de l'organisation, qui nous montre
presque toutes nos parties, par les lois inconnues
d'une sorte d'affinité vitale, en rapport exclusif avec
quelques-unes des substances dont l'homme peut
faire usage ; rapport dont il serait peut-être facile
d'entrevoir le but et l'intention, s'il était vrai que les
maladies fussent un partage naturel à l'homme.

3°. La vue d'un mets agréable ou d'un objet dé-
goûtant, plusieurs maladies, surtout l'hydrophobie,
un accès de fureur extrême ; voilà autant de causes
sympathiques qui provoquent une plus grande sécrétion de salive. Dans quelques affections, surtout
dans des maladies aiguës, l'état de sécheresse extrême de la bouche dénote que la sécrétion salivaire
est suspendue.

Avant de terminer ce coup d'œil rapide sur la
sécrétion salivaire, je remarquerai qu'ainsi que les

autres fluides sécrétés, la salive n'est jamais notablement augmentée par des causes extraordinaires
sans avoir perdu de ses qualités naturelles. Quelquefois elle paraît plus visqueuse, plus filante ; ce
qui est l'opposé des autres fluides, dont la consistance est toujours diminuée toutes les fois qu'ils
coulent plus abondamment que de coutume.

DES VOIES BILIAIRES

ET PANCRÉATIQUES.

CONSIDÉRATIONS GÉNÉRALES.

DISPENSÉS, par les détails dans lesquels nous sommes entrés sur les glandes salivaires, de nous étendre beaucoup sur le pancréas, dont la description montrera une grande analogie avec ces glandes, nous l'avons réuni aux voies biliaires, sans en faire une division particulière de l'appareil sécréteur. D'ailleurs, les usages du foie et du pancréas, accessoires à la digestion, correspondent à la même période de cette importante fonction ; c'est au moment où, réduits en une pulpe homogène par les sucs digestifs de l'estomac, les alimens passent dans le duodénum, que la bile et le suc pancréatique pleuvent simultanément dans cet intestin, se mêlent à la pâte alimentaire, et opèrent la séparation de la substance nutritive d'avec celle qui ne l'est pas. A cet effet, le chyme traverse lentement le duodénum. La situation fixe et profonde de cet intestin, privé par là de l'influence des contractions abdominales, les diverses courbures qu'il décrit, sa capacité plus grande que celle de l'intestin grêle, l'existence vers la fin d'un certain nombre de valvules, sont autant de circonstances réunies pour ralentir le cours des alimens et favoriser leur pénétration par les sucs biliaire et pancréatique. Cette imprégnation est en-

core favorisée par les pressions continuelles que le
duodénum éprouve de la part des troncs vasculaires
considérables qui l'environnent de toutes parts.

L'appareil biliaire, indépendamment des parties
qui le constituent essentiellement, renferme encore
dans son domaine ou sous sa dépendance plusieurs
objets dont l'exposition, nécessaire pour compléter
l'histoire anatomique de cet appareil, le rend, sans
contredit, le plus compliqué de tous ceux des sécrétions.

L'un de ces objets est la *rate*, organe aussi singulier dans sa structure qu'inconnu dans ses fonctions, mais qui a, quel que soit le sentiment qu'on
adopte sur ses usages, un rapport très-prochain avec
l'action du foie : c'est même par lui que nous commencerons la description de l'appareil biliaire, après
avoir exposé le pancréas.

Un autre objet, à l'examen duquel nous conduit
la manière dont sont considérés dans cet ouvrage
les organes, c'est-à-dire, suivant les fonctions qu'ils
ont en partage, c'est le *système veineux abdominal* :
en effet, s'il fait partie de l'appareil circulatoire, son
existence est pourtant tellement liée aux fonctions
du foie ou au moins à sa structure, que l'isoler en
partie ou en totalité des considérations sur cet organe, ce serait s'éloigner trop ouvertement de l'esprit dans lequel est disposé cet ouvrage; et c'est
pour cela que l'exposition complète de la veine
porte sera faite en parlant de la structure du foie.

L'article du développement de l'appareil biliaire
ne peut pas être traité ici aussi complétement qu'on
pourrait peut-être le désirer; en voici la raison :

jusqu'à l'époque de la naissance, le foie ne se distingue pas seulement de ce qu'il sera par la suite, par quelques différences dans les attributs extérieurs, par de légères modifications dans la structure, mais il est, en vertu d'une organisation particulière, le siége de phénomènes propres à la vie du fœtus, et en conséquence l'état dans lequel il se trouve alors doit évidemment appartenir à l'histoire anatomique de celui-ci.

CHAPITRE PREMIER.

DU PANCRÉAS.

Le *pancréas* est profondément situé dans l'abdomen, sur la colonne vertébrale, au milieu des courbures du duodénum. J'ai déjà dit que presque tous les anatomistes avaient été frappés de sa ressemblance avec les glandes salivaires; mais aucun cependant n'en avait joint l'histoire à celle de ces dernières; Siebold le premier l'a exposée avec elles sous le titre de *système salivaire abdominal.* Quoique la description détaillée de cet organe doive nécessairement renfermer tout ce qui peut servir à établir son exacte conformité avec les salivaires, il me paraît néanmoins avantageux de présenter avant, et d'une manière succincte, ses traits principaux de similitude.

1°. Sous le rapport de sa conformation extérieure, comme les glandes salivaires, il est placé au milieu de parties très-mobiles; car si, d'une part, sa situation profonde le dérobe à l'influence de l'action des parois abdominales, remarquez que, d'une autre part, plusieurs artères considérables, l'aorte, la mésentérique supérieure, la splénique, etc., se trouvent immédiatement autour de lui, et que leurs battemens non interrompus sont pour lui la cause d'une vive excitation; ajoutez que d'abord il n'est pas soustrait complétement à l'action du diaphragme, et qu'enfin la contraction du duodénum pendant le passage des alimens, et conséquemment à l'époque de la digestion, où le fluide pancréatique doit être plus abondant, n'est sans doute pas de nul effet pour la sécrétion qu'il opère.

La forme, l'étendue du pancréas sont extrêmement variables; autre trait de ressemblance de cet organe avec les salivaires. La non-symétrie ajoute encore à cette irrégularité, mais ne doit pas être regardée, d'après ce qui a été dit ailleurs sur la symétrie de quelques appareils glanduleux, comme pouvant infirmer la conformité que je cherche à établir ici.

2°. Les caractères apparens d'organisation qui rapprochent le pancréas des glandes salivaires sont ceux-ci : 1° les vaisseaux les pénètrent de tous côtés par un grand nombre de ramifications; 2° il reçoit aussi des nerfs : il est vrai que ceux qui s'y distribuent ne viennent pas du cerveau, comme dans les glandes salivaires, mais uniquement des ganglions; 3° son tissu, de couleur grisâtre et de même consistance que celui des salivaires, est manifestement composé, comme ce dernier, de granulations distinctes, réunies par un tissu cellulaire dense; et desquelles naissent les racines multipliées de son

conduit excréteur ; 4° un feuillet voisin du péritoine et beaucoup de tissu cellulaire environnant lui
tiennent lieu de l'enveloppe extérieure dont sont
pourvues les salivaires ; 5° comme ces glandes, il a
un conduit excréteur qui paraît, pour la résistance,
tenir le milieu entre le parotidien et ceux de la sous-
maxillaire et de la sublinguale, mais qui diffère de
l'un et des autres en ce qu'au lieu de parcourir un
certain trajet hors du pancréas, il règne dans son
épaisseur et n'en sort qu'à l'instant même où il va
percer les parois du duodénum.

3°. Enfin Fordice, un de ces hommes aux expériences desquels on peut ajouter foi, ayant obtenu
du fluide pancréatique, a trouvé entre lui et la salive la plus parfaite analogie.

§ Ier. *Conformation extérieure du Pancréas.*

Le pancréas, allongé transversalement, étroit et
aplati, est placé derrière l'estomac, dans la partie la
plus reculée de l'hypochondre gauche et au-devant
de la colonne vertébrale, au niveau à peu près de
la douzième vertèbre dorsale. Les variétés fréquentes dont ses dimensions sont susceptibles font qu'il
présente un volume bien différent suivant les sujets ;
ce que confirme bien encore le résultat obtenu par
quelques auteurs sur la pesanteur absolue de cet organe, laquelle peut varier, dans l'adulte, depuis
une once et demie jusqu'à six onces.

Sa division en corps, tête et queue, tirée de son
volume successivement croissant de gauche à droite,
est inutile pour se former une juste idée de la con-

formation extérieure de cet organe. Je préfère, pour mieux en déterminer les rapports, le diviser en deux portions, d'après sa double situation dans l'hypochondre et au-devant de l'épine.

La première est ce qu'on nomme ordinairement la *queue*, placée à gauche de la colonne vertébrale, communément étroite, et unie d'une manière lâche aux parties voisines, elle a des rapports qui ne sont rien moins que constans : le péritoine la recouvre en devant, et, par son intermède, l'extrémité inférieure de la rate lui est contigüe ; en haut, elle touche au diaphragme ; en arrière, elle répond au rein.

La seconde portion du pancréas, couchée sur la colonne vertébrale, se trouve sur un plan antérieur à celui de la première ; plus volumineuse que celle-ci, elle a aussi des connexions plus importantes. 1°. Sa face postérieure embrasse l'épine et l'aorte ; 2° l'antérieure, légèrement convexe, se voit dans l'arrière-cavité péritonéale, recouverte par le feuillet supérieur du méso-colon transverse ; 3° en bas, elle correspond à la troisième portion du duodénum ; 4° en haut, et de droite à gauche, le commencement du duodénum, l'artère cœliaque, enfin l'artère et la veine spléniques que loge même un sillon profond, et quelquefois un véritable canal pratiqué sur cette partie du pancréas, constituent ses principaux rapports ; 5° son extrémité libre, large et mince, anticipe un peu sur la portion verticale du duodénum. Fréquemment, dans le voisinage, et au-dessous de cette dernière partie du pancréas, se voit une portion détachée de cet organe, que beaucoup d'auteurs ont décrite sous le nom de *petit pancréas*, mais qui, aussi inconstante dans son existence que dans ses attributs extérieurs, ne mérite pas une description spéciale.

§ II. *Organisation intérieure du Pancréas.*

Vaisseaux et nerfs. Les artères gastro-épiploïque droite, splénique et mésentérique supérieure, sont les troncs principaux d'où le pancréas tire ses nombreuses ramifications. Les veines qui exportent le résidu du sang apporté par les artères pour la nutrition de cet organe et la sécrétion qu'il opère, font partie du système de la veine porte, et viennent s'ouvrir dans les veines spléniques et grande et petite mésaraïques, qui, comme je le dirai plus bas, se réunissent derrière le pancréas.

Les nerfs du pancréas accompagnent les artères : ils viennent du plexus solaire, et ne sauraient être suivis dans l'intérieur de l'organe, puisqu'ils sont répandus sur les petits vaisseaux qu'il reçoit de toutes parts.

Le pancréas n'a pas d'autre enveloppe extérieure que le péritoine en devant, à moins qu'on n'envisage comme tel le tissu cellulaire voisin, qui, par ses prolongemens, réunit les divers élémens de son organisation, et assemble les grains glanduleux qui le composent.

Conduit excréteur. C'est de ces derniers qu'il tire son origine par une multitude innombrable de canaux très-fins. Ce conduit, presque toujours unique, quelquefois cependant double ou triple, existe au centre même de l'organe et en suit la direction. Très-délié vers son extrémité splénique, endroit où sont ses premières racines, il s'avance de droite à gauche en serpentant un peu, ordinairement plus près du bord inférieur du pancréas que du supérieur, et plus rapproché de la surface postérieure; il grossit à mesure que de nouveaux petits excréteurs viennent s'y joindre obliquement et dans toute sa circonférence. Avant que de sortir de la glande, il reçoit le conduit du petit pancréas quand celui-ci existe; enfin, ayant à-peu-près vers son extrémité droite le diamètre d'une ligne, on le voit libre derrière la seconde portion du duodénum : bientôt il rencontre à angle aigu le conduit biliaire commun, et se joint à lui de manière que l'embouchure dans l'intestin se fait par un seul orifice; mais quelquefois ils marchent accolés l'un à l'autre, et s'ouvrent isolément dans le duodénum. Je reviendrai sur cette disposition à l'occasion de l'appareil excréteur de la bile.

J'ai déjà indiqué plus haut que la couleur blanchâtre du conduit pancréatique et son défaut de transparence, et en même temps le peu d'épaisseur de ses parois, semblaient annoncer qu'il participait de la structure du conduit parotidien, et qu'il tenait, pour la résistance, le milieu entre celui-ci et les canaux excréteurs des glandes sous-maxillaire et sublinguale.

§ III. *Remarques sur les fonctions du Pancréas.*

L'époque différente de la digestion à laquelle les glandes salivaires, d'une part, et le pancréas, de l'autre, versent le fluide qu'ils séparent ; l'influence qu'a sans doute celui de ce dernier organe, en se mêlant avec la bile dans le duodénum, sur la séparation qui s'y opère de la matière nutritive d'avec celle qui doit être rejetée ; ces deux choses expliquent un contraste frappant à l'égard du développement de ces deux classes d'organes. Dans le fœtus, en effet, les salivaires, comme nous l'avons dit, sont peu développées et n'offrent aucune trace de leur organisation future : à la même époque, au contraire, le pancréas est déjà bien formé : il a une consistance remarquable, et sa couleur grisâtre ressort même à côté de la teinte obscure du foie, de la rate, des reins. Quoiqu'à un moindre degré, à la naissance le pancréas conserve sur les salivaires cet avantage de développement auquel est sans doute liée une prédominance d'action qui répond au rôle plus important que joue cet organe dans les phénomènes digestifs pendant les premiers temps de la vie. En effet, que les alimens, d'après leur nature, aient été soumis ou non à la mastication et à l'action salivaire, toujours après avoir été élaborés dans l'estomac, ils doivent recevoir dans le duodénum l'influence des fluides biliaire et pancréatique, en sorte que, par exemple, lors de l'allaitement, pendant lequel les salivaires n'ont presque aucune action, importante au moins, le pancréas est au contraire en grande activité.

Je passe sous silence toute autre considération relative au fluide pancréatique, à la manière précisé dont il agit avec la bile dans la seconde période de la digestion, etc. : toutes ces discussions appartiennent au rapport physiologique du pancréas, et sont en conséquence étrangères à mon objet.

CHAPITRE SECOND.

DE LA RATE.

La *rate*, organe spongieux, dont les usages précis sont jusqu'à présent ignorés, mais paraissent relatifs aux fonctions du foie, occupe l'hypochondre gauche. Profondément placée dans cette région de l'abdomen, la rate y est tantôt lâchement fixée au diaphragme et à l'extrémité gauche de l'estomac par divers replis du péritoine et un grand nombre de vaisseaux ; tantôt, au contraire, moins libre, elle est plus immédiatement appliquée sur les parties voisines, soit par le changement d'état de celles-ci, soit par son augmentation propre de volume. On a vu la rate affecter une autre situation que celle qui vient de lui être assignée, mais presque toujours par l'effet de changemens dans le rapport naturel des viscères abdominaux : cependant Haller dit l'avoir vue, chez un enfant, naturellement placée sur le côté de la vessie. Ces variétés de position sont, au reste, peu importantes à saisir.

Cet organe, qui est le plus constamment unique ;

a quelquefois pour accessoires un ou plusieurs corps de même apparence extérieure, de même structure et plus ou moins volumineux, placés dans l'épaisseur de l'épiploon.

Chez l'homme, la rate a une figure ovalaire; elle représente une portion d'ellipse dont le grand diamètre vertical, dans l'état de vacuité de l'estomac, tend à une direction horizontale quand cet organe se remplit; mais cette forme est singulièrement sujette à varier : elle est souvent triangulaire, presque carrée, etc. Dans les chiens, animaux qui servent le plus souvent aux expériences physiologiques, la rate est très-étroite et allongée.

Le *volume* de la rate est presque impossible à déterminer; il offre tant de variétés, qu'on doit plutôt s'attacher à la recherche des circonstances qui font naître ces différences nombreuses. Il résulte d'expériences et de recherches à ce sujet les principales données suivantes, qui toutes ne reposent cependant pas sur des faits également concluans, et n'ont pas dès lors le même degré de certitude.

I. On ne peut guère douter, qu'abstraction faite et des maladies et des circonstances naturelles qui peuvent faire varier l'état de la rate, le volume de cet organe ne présente des variétés individuelles, c'est-à-dire, qu'il ne diffère dans chaque sujet. D'abord l'observation des animaux est singulièrement favorable à cette idée; car, dans plusieurs de la même espèce, du même âge, et pris dans les mêmes dispositions, on observe de grandes différences. En outre, chez l'homme même, on trouve sur les cadavres des rates trop volumineuses et d'autres

trop petites, quoique saines, pour croire que le
seul genre de mort ait pu déterminer cette opposition si grande.

II. Depuis Lieutaud, presque tous les anatomistes, Haller, Sœmmering, Blumenbach, etc., ont
admis que, dans l'intervalle des digestions, c'est-à-
dire lors de la vacuité de l'estomac, la circulation
était ralentie dans cet organe par les flexuosités de
ses vaisseaux; et que la rate, au contraire, étant
plus libre alors dans la place qu'elle occupe, se lais-
sait pénétrer par le sang qui ne pouvait plus aborder à l'estomac, et prenait un volume considérable,
jusqu'à ce que, comprimée par une nouvelle distension de cet organe, elle versât dans le système de la
veine porte, et pour la sécrétion biliaire, le sang
qui en gonflait le tissu : d'où il résulterait que la
rate augmente de volume quand l'estomac est vide,
qu'elle diminue, au contraire, lors de son état de
plénitude. Ce sentiment, je le répète, a été univer-
sellement admis. Il avait en sa faveur quelques expériences, mais dont il paraît que les résultats avaient
été mal interprétés. Bichat, le premier, éleva des
doutes sur sa réalité; et voici par quels faits il dé-
montra qu'il n'avait aucun fondement.

D'abord, il n'est pas vrai que, lorsque l'estomac
est vide, ses vaisseaux soient plissés sur eux-mêmes
et que la circulation y soit ralentie. Une inspection
attentive montre que les principaux troncs artériels
qui côtoient les courbures de l'estomac en sont alors
éloignés, parce qu'ils n'ont pas abandonné le point
des épiploons qui avoisinait ces courbures au moment de la distension de l'estomac; en sorte que les

branches qui se répandent sur l'une et l'autre surfaces de ce dernier n'ont vraiment pas diminué
de longueur, et ne sont pas plus flexueuses qu'auparavant. Ce fait peut s'observer sur les animaux vivans, en comparant le rapport des artères gastro-
épiploïques avec l'estomac, dans l'état de plénitude
et de vacuité de cet organe. On le remarque encore
sur les cadavres, puisqu'on rencontre des sujets
morts subitement, l'estomac étant vide. On pourrait
ajouter que, la plicature des vaisseaux de l'estomac
pendant sa contraction fût-elle véritable, il est
inexact, d'après les lois connues du cours du sang
dans nos vaisseaux, de penser que la circulation en
éprouverait quelque retard.

En second lieu, des expériences multipliées,
faites comparativement aux différentes époques de
la digestion, pendant la plénitude de l'estomac et
lors de sa vacuité, sur des animaux de même grosseur et dans les mêmes circonstances, ont bien
montré des variations sensibles dans le volume de
la rate, mais non pas le rapport invariable indiqué,
savoir, une coïncidence exacte du resserrement de
l'estomac avec l'augmentation de volume de la rate,
de la diminution de celle-ci avec l'ampliation du
premier organe. Le rapport opposé s'observe souvent ; en sorte qu'il est impossible d'indiquer à ce
sujet d'autres résultats que les changemens inor-
donnés de l'organe que nous décrivons : et ne se
pourrait-il pas que les différences de volume qu'il
nous offre fussent indépendantes de la succession
des phénomènes digestifs, et qu'ils fussent constamment inhérens à son organisation dans chaque in-

dividu? Le foie, le rein, et tous les organes, en un mot, n'ont certainement pas des dimensions égales dans tous les sujets : eh bien! nous ne nous attachons cependant pas à rechercher les causes de cette différence.

Enfin, en admettant que, pendant la vie, la rate éprouve des variations de volume, que ces variations soient concordantes ou non avec certains états déterminés des voies digestives, il répugne à l'esprit dans lequel nous devons envisager les phénomènes de la vie, d'après les progrès de la physiologie, de voir dans la laxité plus grande de la rate pendant la vacuité de l'estomac une circonstance qui favorise la dérivation du sang, et dans sa compression mécanique par l'estomac distendu, la cause du passage plus rapide de ce fluide dans le système de la veine porte.

III. Il paraît démontré que, suivant le genre de mort auquel succombent l'homme et les animaux, le tissu de la rate peut être presque complétement privé de sang, ou bien devoir à l'accumulation de ce fluide une augmentation de volume quelquefois prodigieuse. Cependant il faut avouer que l'extrême petitesse de la rate se rencontre souvent sur le cadavre de personnes qui ont succombé à différens genres de mort; son augmentation de volume est, au contraire, plus constamment liée à quelque cause appréciable. Mais le plus ordinairement elle est très-petite sur les sujets morts d'hémorrhagies, tandis que dans les asphyxiés le sang dont elle est gorgée augmente beaucoup son volume. Ce dernier état coïncide encore quelquefois avec l'engorgement de tout le système veineux abdominal, lorsque de proche en proche le sang a stagné dans ce système, dans les morts qu'a précédées une longue agonie (1).

---

(1) Bien qu'on ne connaisse pas encore positivement les fonctions de la rate, il paraît hors de doute qu'elles sont relatives à la sécrétion de la bile. Cette opinion, émise d'abord par Malphighi et Keil, et adoptée aujourd'hui par la plupart des physiologistes, offre en effet beaucoup de vraisemblance, puisque, chez tous les animaux pourvus de la rate, la veine splénique concourt à former la veine par laquelle tout le sang provenant de cet organe est nécessairement distribué dans le foie. Ruisch pensait que le sang était élaboré par cet organe comme la lymphe par les lymphatiques, opinion analogue à celle de M. Chaussier qui regardait la rate comme un corps glandiforme. MM. Tiedemann et Gmelin pensent que la rate fait subir une élaboration au chyle par son mélange avec le sang. Ils se fondent sur ce que cet organe n'existe que chez les animaux pourvus de vaisseaux chylifères, et que son développement est toujours proportionné à celui de ces vaisseaux, que le chyle est d'autant plus rouge et coagulable qu'il a traversé plus de ganglions recevant du sang, que celui qui revient de la rate est très-rouge et par conséquent très-animalisé, qu'au contraire, chez les animaux auxquels on a enlevé la rate, le chyle est moins animalisé et les glandes lymphatiques augmentent de volume; de même que l'on voit un rein augmenter quand l'autre n'existe plus. Selon M. Broussais, cet organe n'a d'autre fonction que de recevoir après la digestion une partie du sang qui, pendant l'exercice de cette fonction, se porte au foie, à l'estomac, aux intestins et au pancréas, où il est appelé non par le redressement des vaisseaux, comme le pensaient les physiologistes anciens, mais seulement par le surcroît d'activité qu'ont alors ces organest Enfin, d'après M. Schmid, la rate présiderait à la préparation et à l'assimilation des élémens constituans de la masse du sang, et aurait, à l'égard du foie, la même utilité que le poumon par rapport au cœur. (*Note ajoutée.*)

La plupart des affections de la rate, en même temps qu'elles en altèrent la texture, en augmentent aussi plus ou moins le volume; mais il serait étranger à notre objet actuel d'aborder l'examen de cette influence des maladies.

On voit, d'après ce qui vient d'être dit, combien sont incertains les résultats indiqués par quelques anatomistes sur la pesanteur absolue ou relative de la rate. En général, ce genre de recherches, auquel paraissent s'être particulièrement livrés quelques anatomistes modernes, n'est rigoureusement applicable qu'aux organes qui présentent à peu près le même volume chez tous les individus, et auxquels la mort n'imprime aucun changement.

La *couleur* de la rate n'est autre que celle de son tissu, que permet de voir la double couche membraneuse qui l'enveloppe. Tantôt d'un brun obscur, tantôt d'une teinte bleuâtre foncée, la nuance principale est rarement uniforme : plus souvent la couleur de la rate se compose de teintes variées, et parmi lesquelles on doit surtout distinguer des plaques d'un rouge éclatant. On ignore jusqu'à présent si ces dernières sont permanentes ou passagères. Je les crois inhérentes au tissu de la rate, par plusieurs raisons : d'abord, elles sont bornées à la superficie de l'organe; en outre, l'explication qu'on en donne communément n'est point vraisemblable; car si, comme on le pense, elles étaient dues au sang artériel qui n'a point encore éprouvé la conversion veineuse dans la rate, elles ne devraient point être ainsi disséminées et aussi superficielles. Quelle que soit, au reste, la cause de ces taches, j'observerai que leur existence et leur disposition n'ont rien de constant.

§ Ier. *Conformation extérieure de la Rate.*

La rate est divisée en deux faces, l'une externe, l'autre interne, et en circonférence.

La face externe est convexe, contiguë au diaphragme, à moins de quelques adhérences contre nature; elle répond à peu près aux neuvième, dixième et onzième côtes, qui quelquefois même y laissent une impression plus ou moins marquée.

L'interne est concave et divisée en deux parties par un rebord saillant disposé en gouttière, appelé *scissure de la rate.* Des deux portions de cette surface, l'une, postérieure, est ordinairement appliquée sur le côté correspondant de la colonne vertébrale; l'autre, antérieure, un peu plus grande, répond au grand cul-de-sac de l'estomac, dans quelque état que soit ce dernier organe, mais plus exactement encore dans son état de plénitude. La scissure n'a jamais la longueur de la rate; elle est dépourvue de péritoine; une certaine quantité de graisse s'y trouve presque constamment; c'est par elle que pénètrent les premières divisions de l'artère splénique, et que sortent les branches qui concourent à la veine du même nom.

La circonférence de la rate est extrêmement irrégulière et détermine les formes variées de cet organe. Ordinairement plus épaisse en haut et en arrière que dans les deux sens opposés, elle présente un rebord lisse et quelquefois arrondi dans tous ses points, mais plus souvent coupé par des échancrures plus ou moins profondes et en nombre indéterminé. Ainsi conformée, la circonférence de la rate correspond en haut au centre phrénique, en bas au rein et à la capsule surrénale gauches, en avant aux parois thoraciques par l'intermède du diaphragme, en arrière au pancréas.

§ II. Organisation de la Rate.

La structure de la rate a été l'objet des recherches d'un grand nombre d'anatomistes; mais presque tous leurs travaux, ou portent l'empreinte de l'idée dont ils étoient préoccupés sur les usages de cet organe, ou bien se ressentent de la marche suivie naguère encore dans l'étude de l'anatomie. On sait, en effet, que jusque dans ces derniers temps peu d'hommes, combattant le goût de leur siècle, se sont maintenus dans les limites de la rigoureuse inspection. Bichat a beaucoup contribué (s'il n'a pas lui seul opéré cette heureuse révolution dans la science anatomique) à éloigner ceux qui la cultivent de rechercher la structure intime de nos parties. En tâchant de l'imiter, bornons-nous ici à l'exposition de ce que nos sens peuvent apercevoir.

La substance propre de la rate, à laquelle concourt un grand nombre de vaisseaux, est enveloppée d'un double feuillet membraneux que je décris d'abord, parce que l'interne, par la manière dont il est disposé, participe à la formation du parenchyme.

Membrane séreuse. Elle dépend du péritoine,

dont nous devons faire la description générale après avoir exposé tous les viscères renfermés dans l'abdomen, la connaissance exacte de chacun d'eux étant indispensable pour bien saisir la manière dont il se comporte à l'égard de tous. Cette première enveloppe de la rate en recouvre toute la superficie, excepté la scissure, sur les bords de laquelle elle se réfléchit pour continuer avec les feuillets du repli membraneux qui fixe la rate au diaphragme, à l'estomac, à l'épiploon gastro-splénique, repli au milieu duquel se trouvent les vaisseaux spléniques, et qui sera décrit ailleurs. La membrane séreuse de la rate n'est bien distincte de la suivante que vers la scissure : ailleurs elle lui est tellement unie qu'on ne saurait l'en isoler ; mais personne ne doute de son existence générale.

/ *Membrane fibreuse.* La présence d'un autre feuillet membraneux au-dessous du précédent paraît, au premier coup-d'œil, difficile à démontrer : mais, 1°. l'épaisseur de toute l'enveloppe extérieure de la rate, quoique peu considérable, surpasse de beaucoup celle du péritoine, dans quelque point de son étendue qu'on examine ce dernier ; et cette considération ferait déjà justement présumer qu'il ne forme pas seul cette enveloppe ; 2° vers la scissure, qui est dépourvue du péritoine, le tissu de la rate n'est pas immédiatement à nu ; une membrane mince, que les vaisseaux traversent, le recouvre ; 3° il est possible, avec un peu de soin, mais dans une petite étendue, il est vrai, de détacher la membrane séreuse dans le lieu de sa réflexion sans intéresser celle qui est sous-jacente. Cette seconde membrane,

très-mince, enveloppe toute la rate; sa continuité
n'est interrompue que dans la partie qui recouvre la
scissure, par diverses ouvertures pour le passage des
vaisseaux : encore doit-on la regarder comme continue avec les parois de ces vaisseaux. Au reste, le
nombre de ces ouvertures est indéterminé, tant est
variable celui des branches artérielles qui s'introduisent dans la rate, et des branches veineuses qui en
sortent.

La surface externe de cette membrane est intimement unie à la première ; de l'interne naît une multitude de filamens très-déliés qui concourent sans
doute à former le tissu propre de l'organe, de manière
qu'on intéresse toujours ce dernier quand on veut le
dépouiller de son enveloppe.

L'inspection seule ne suffit pas pour décider sa
nature, son peu d'épaisseur ne permettant pas d'observer le caractère et l'arrangement des fibres qui
la composent; mais les considérations suivantes tendent à établir sa structure fibreuse : 1° elle a une
grande disposition à se pénétrer de gélatine et même
de phosphate calcaire, en sorte qu'on la trouve fréquemment cartilagineuse ou osseuse, en totalité ou
en partie; 2° elle éprouve un racornissement subit et
une augmentation manifeste d'épaisseur quand on
soumet la rate à l'ébullition ; 3° partout ailleurs les
membranes réunies aux séreuses, soit pour former
une poche quelconque, soit pour servir de double
enveloppe à quelque organe parenchymateux, sont
de nature fibreuse.

D'un autre côté cependant, beaucoup moins
épaisse qu'aucune autre de même structure, cette

membrane jouit aussi d'une plus grande extensibilité, comme on peut en juger par les diverses aug-
mentations de volume dont la rate est susceptible.
En outre, la facilité avec laquelle on la déchire,
et la rupture de la rate pendant la vie, attestée par
beaucoup d'auteurs, par Haller entre autres, montrent qu'elle n'a pas toute la résistance qui est l'a-
panage essentiel des autres parties du système fibreux. Je suis loin de regarder ces dernières circonstances comme infirmant la structure admise de
cette membrane; mais on peut toujours en infé-
rer, ou que l'organisation de cette membrane n'est
peut-être pas aussi bien démontrée qu'on pourrait le croire, ou, qu'ainsi que chacun des autres
systèmes plus ou moins abondamment répandus,
le fibreux peut offrir dans certaines parties des particularités de structure ou de propriété qui ne dé-
rogent point aux grands caractères généraux de son
organisation.

Vaisseaux sanguins. Aucun organe, proportionnellement à son volume, n'a un plus grand
nombre de vaisseaux que la rate. Tous les anatomistes ont été frappés de cette disposition, d'autant plus que cet organe ne sépare aucun fluide
connu et proportionné à la quantité de sang qu'il
reçoit.

Les artères lui viennent de la splénique, branche
considérable du tronc cœliaque déjà décrit. En
outre, la rate reçoit de petites ramifications de la
diaphragmatique gauche et de la première lombaire.
Réunies à ces ramifications peu importantes, les divisions de la splénique s'introduisent dans l'organe

par le sillon de la surface interne sans aucune disposition régulière, puis se divisent à l'infini et forment dans la substance de la rate un système capillaire qui probablement s'anastomose d'une manière directe avec les capillaires des veines, à moins qu'il n'y ait dépôt du sang dans les cellules du tissu spongieux à la formation duquel, dans tous les cas, le système vasculaire dont il vient d'être parlé concourt.

Un autre ordre de vaisseaux destinés à verser dans le système de la veine porte le sang qui a été apporté par les artères, entre comme élément dans l'organisation de la rate; ce sont les veines multipliées qui se réunissent à leur sortie de la rate pour former, avec quelques autres des organes voisins, le tronc splénique dont il sera fait mention plus bas. Ces branches veineuses ont pour origine dans la substance de la rate, des veines capillaires dont on ignore précisément la manière d'être.

Nerfs et vaisseaux absorbans. Les nerfs destinés à la rate accompagnent les artères et leur forment un plexus ramifié comme elles, connu sous le nom de *splénique* : il provient, comme on sait, du plexus solaire et appartient uniquement au système des ganglions.

Les vaisseaux absorbans de la rate sont superficiels et appartiennent plus spécialement au péritoine, ou profonds; ceux-ci, que l'on suppose naître dans l'intérieur du parenchyme, sont peu connus.

Les vaisseaux et les nerfs que je viens d'indiquer sont, avec les nombreux filamens qui se détachent de la membrane fibreuse, les seules parties bien connues qui entrent dans la structure de la rate ; le tissu cellulaire, comme Haller le remarque, y paraît étranger ; depuis long-temps on n'y cherche plus de grains glanduleux ni de conduits excréteurs. Il se peut qu'un autre élément organique se joigne aux vaisseaux, aux nerfs et aux prolongemens fibreux, pour constituer le parenchyme de la rate ; mais son existence est encore un problème : à plus forte raison ne peut-on rien avancer de certain sur sa nature. Sans chercher à pénétrer la structure intime de la rate, j'indique de suite ce qu'apprend la seule observation.

Substance propre au parenchyme. Quand on divise une rate bien saine, son tissu n'oppose qu'une faible résistance et cède même avec facilité ; il a une couleur livide, plus foncée même que ne l'est celle de la rate au dehors, et s'offre sous l'apparence d'une substance molle, comme spongieuse, qui ne laisse pas d'abord écouler le sang dont elle paraît et dont elle est en effet pénétrée. Cette substance, dans quelques sujets, et plus particulièrement chez les enfans, se trouve parsemée de corpuscules ou de petites granulations d'un blanc grisâtre, demi-transparentes, assez petites quelquefois pour être à peine visibles, d'autres fois grosses comme la tête d'une épingle et même plus. Quelques anatomistes n'ont pas manqué de les prendre pour des grains glanduleux ; mais la vérité est qu'on ignore complètement la nature de ces granulations, dont le nombre ne peut pas être non plus déterminé.

Si, après ce premier examen du tissu de la rate

on racle avec un scalpel les surfaces divisées, on exprime aisément un sang livide, à demi coagulé, mais avec lequel on détache presque constamment une partie de la substance même de l'organe. On demande si ce sang, dont est pénétré le tissu de la rate, et qu'on peut regarder comme un véritable élément de son organisation, comme inhérent à sa structure, est contenu dans le système capillaire des vaisseaux de l'organe, ou bien s'il est déposé, et si, pendant la vie, il stagne momentanément dans les cellules ou les aréoles de la substance spongieuse. Cette dernière supposition, que quelques anatomistes modernes ont rejetée pour embrasser la première, me semble pourtant la mieux fondée. En effet, 1º dans le plus grand nombre de cadavres le système capillaire général ne contient plus de sang : pourquoi celui de la rate serait-il excepté? 2º en admettant que le sang de la rate soit déposé et séjourne dans le tissu de l'organe, on conçoit mieux les changemens de couleur et de consistance qu'il éprouve; 3º enfin nous voyons plusieurs autres organes dont la structure se rapproche de celle de la rate, et dans le tissu desquels le sang est véritablement déposé pour être ensuite repris par les veines : tels sont le placenta, la substance intérieure des corps caverneux, etc. Au reste, peu importe lequel des deux sentimens on adopte sur cet objet : ni l'un ni l'autre ne jettent un grand jour sur les fonctions de la rate.

Un moyen facile de bien examiner la substance solide de la rate, c'est de la priver complètement du sang qui la pénètre par des lotions répétées, à peu près comme on obtient la fibrine du sang en lavant plusieurs fois le caillot. Cette opération ne présente aucune difficulté; à mesure qu'elle se fait, la sub-stance de la rate s'affaisse, diminue beaucoup de volume, et se réduit enfin, même sur les plus grosses, en une petite masse spongieuse, blanchâtre, formée de filamens, de lames extrêmement minces, entrelacées de mille manières, et dont un grand nombre adhère à la surface interne de la membrane fibreuse (1).

---

(1) Le tissu de la rate présente en effet une très-grande analogie avec les tissus caverneux ou érectiles, comme le constatent les observations de M. Andral. Lorsqu'à l'aide de lavages réitérés on a vidé la rate du sang qu'elle contient, on trouve que cet organe est un assemblage d'un nombre infini de cellules qui, d'une part, communiquent les unes avec les autres, et qui, d'une autre part, communiquent directement avec les veines spléniques. Pour que cette communication ait lieu, voici comment se comportent ces dernières : examinées à leur surface interne, les grosses branches qui résultent immédiatement de la division de la veine splénique paraissent comme criblées d'un grand nombre d'orifices par lesquels un stylet introduit pénètre directement, et sans intermédiaire, dans les cellules qui forment le parenchyme de la rate. A mesure qu'on examine les veines plus loin de leur tronc, on voit s'agrandir les orifices dont leurs parois sont percées. Un peu plus loin encore, ces parois cessent de former un tout continu; elles se divisent en filamens qui ne diffèrent pas de ceux par lesquels sont formées les parois des cellules, et qui se continuent avec eux. Quant à l'artère, à peine est-elle entrée dans la rate qu'elle diminue rapidement de volume et se subdivise en petits rameaux qu'on cesse bientôt de pouvoir suivre, et qui paraissent se distribuer sur les parois des cellules. Nulle part on ne voit que l'artère soit percée de trous comme la veine. Enfin les cel-

§. III. *Développement de la Rate.*

L'état de la rate chez le fœtus s'accorde bien avec la nullité des fonctions digestives. À cet âge, en effet, appliqué immédiatement sur le grand cul-de-sac de l'estomac, elle est très-petite, proportionnellement au volume général du corps, et plus encore si on la compare aux organes voisins, aux reins, par exemple, qui sont très-développés, comme nous le verrons ailleurs, ou bien au foie, quoique cependant après la naissance l'action de la rate soit liée aux fonctions de ce dernier organe. Mais il est bon de faire remarquer que, dans le fœtus, le foie n'est si volumineux et ne joue un rôle si important que par rapport à la veine ombilicale;

---

lules sont formées de la manière suivante : de la surface interne de la membrane extérieure de la rate se détachent un grand nombre de filamens. fibreux comme cette membrane, et dont quelques-uns, s'élargissant, ressemblent à des lames; ce sont celles-ci qui paraissent particulièrement destinées à soutenir les divisions de l'artère. En s'entrecroisant, ces prolongemens fibreux laissent entre eux des intervalles qui sont les cellules de la rate; ils se terminent en s'insérant aux parois mêmes de la veine, ou en se continuant avec les filamens qui résultent de la division des parois de cette veine. Ces prolongemens jouissent d'une grande contractilité de tissu, et se rétractent assez fortement lorsqu'on les coupe. On les trouve quelquefois hypertrophiés; M. Andral les a vus tendre à l'ossification. Les granulations que l'on a dit constituer une partie du parenchyme de la rate ne paraissent être autre chose que les points de jonction de plusieurs de ces filamens. *(Note ajoutée.)*

la sécrétion de la bile est presque nulle : aussi l'appareil excréteur est-il très-peu développé. Dès-lors on ne doit pas être étonné si l'organisation de la rate, dont les usages sont relatifs à cette sécrétion, est alors à peine ébauchée : cependant vers la fin de la grossesse, le volume de cet organe augmente, et on distingue mieux les traces de son organisation future ; on peut même dire qu'à la naissance la rate est développée relativement à ce qu'elle doit être par la suite : elle est alors très-rouge. Toutefois, pour juger de ce développement, il ne faut pas la comparer au foie, qui conserve toujours, par la raison indiquée plus haut, une prédominance remarquable.

Après la naissance, la rate n'éprouve pas de grands changemens ; elle suit les progrès de la nutrition générale. On conçoit même qu'éprouvât elle quelque influence des âges, les variétés qu'elle présente dans les différens sujets, et surtout les changemens de volume auxquels elle est exposée, si toutefois ces changemens sont véritables, ne permettraient pas de distinguer ce qui est le résultat du développement naturel. Cependant, dans le plus grand nombre des vieillards, la rate paraît avoir manifestement diminué de volume, en même temps que sa membrane fibreuse est en partie ou en totalité cartilagineuse ; d'autres fois elle a conservé toute son intégrité apparente, et présente même un volume considérable, suivant le genre de mort auquel les vieillards ont succombé.

CHAPITRE TROISIÈME.

DU FOIE ET DE SES DÉPENDANCES.

Je rapporterai à quatre chefs principaux l'histoire anatomique des voies biliaires : 1º examen de la disposition générale et de la conformation du foie en particulier; 2º exposé de son organisation compliquée ; 3º description de l'appareil excréteur ; 4º enfin histoire de leur développement depuis la naissance : de là le sujet de quatre articles séparés ; un cinquième sera consacré à quelques remarques sur la source des matériaux de la bile et le trajet de ce fluide depuis la substance du foie jusque dans le duodénum.

ARTICLE PREMIER.

DISPOSITION GÉNÉRALE, ET CONFORMATION DU FOIE EN PARTICULIER.

§ Iᶜ. *Situation, rapports généraux, volume, etc.*

Le foie, organe unique, d'un volume considérable, irrégulier, comme tous les principaux de la vie organique, mais assez constant dans ses formes particulières, occupe la partie supérieure et droite de la cavité abdominale. Borné en haut par le diaphragme, en bas par l'estomac, le colon et le rein de son côté ; en arrière par la colonne vertébrale et le diaphragme encore; en avant par la base de la poitrine, fixé à quelques-unes de ces parties par des liens membraneux, le foie remplit complètement l'hypochondre droit, et s'étend plus ou moins dans la région épigastrique. Malgré son volume, cet organe ne proémine guère au-dessous de la base de la poitrine, qui le protège; cela dépend de ce qu'il est plus étendu transversalement que dans tout autre sens, à quoi il faut ajouter que le diaphragme est plus concave de ce côté. Aussi, toutes les fois qu'une hydropisie considérable a lieu dans la cavité correspondante de la poitrine, le liquide déprime le diaphragme, et le foie fait une saillie plus ou moins marquée au-dessous des fausses côtes; ce qui même a pu quelquefois en imposer pour une affection de cet organe, qui avait seulement changé de rapport. J'ai rapporté ailleurs que Bichat, pendant la courte durée de sa pratique à l'Hôtel-Dieu, avait vu fréquemment des circonstances de la sorte, où l'on aurait pu, faute d'attention, commettre une semblable méprise. En un mot, la situation plus ou moins profonde du foie est sujette à des variations individuelles dépendantes ou du volume différent de l'organe, ou de la plus ou moins grande concavité du diaphragme. En général aussi, chez les femmes, la base de la poitrine étant plus évasée et le diaphragme moins voûté, le foie et les autres viscères abdominaux proéminent davantage en devant.

L'organe que nous décrivons est à peu près quadrilatère, mais tellement disposé que ses côtés antérieur et gauche sont un peu plus élevés que les deux autres.

La couleur du foie est ordinairement d'un rouge

obscur, toutefois avec des nuances différentes, suivant les sujets. Au reste, la teinte particulière de chaque foie est parmanente, ou au moins elle ne varie qu'à l'occasion des changemens maladifs qui peuvent survenir dans toute la substance de l'organe.

§ II. *Conformation extérieure du Foie.*

On distingue au foie une face supérieure, une inférieure, et une circonférence.

1o. *Face supérieure.*

Elle est convexe dans toute son étendue; plus cependant à droite et en arrière que dans tout autre point; telle est même, en raison de cette inégale convexité et de la situation générale du foie, la disposition de cette surface, qu'à gauche elle regarde directement en haut, dans le milieu en arrière et en haut, et à droite tout-à-fait en dehors. Cette triple inclinaison de la face supérieure du foie est accommodée à la forme du diaphragme, auquel cette région ne tient que par un repli membraneux appelé *ligament suspenseur du foie.* Ce repli, falciforme, et que je décrirai plus spécialement à l'occasion du péritoine, est assez lâche et permet au foie de tirailler le diaphragme en s'éloignant de lui lors de la vacuité de l'estomac et des intestins : néanmoins, on a beaucoup trop accordé à cet effet, qui a servi de base à une théorie sur la cause de la faim; car, à mesure que les viscères diminuent de

volume, les parois de l'abdomen se resserrent, et
toutes les parties sont à peu près également soute-
nues. Au reste, le repli dont il s'agit, fixé au diaphragme presque sur la ligne médiane, tombe perpendiculairement sur la surface du foie, qu'il partage
en deux parties inégales, l'une et l'autre simplement
contiguës au diaphragme, la gauche plus petite à la
portion aponévrotique de ce muscle, la droite plus
étendue à sa portion charnue correspondante. Le
sillon de la veine ombilicale, dont il sera bientôt
parlé, divise de la même manière la face inférieure
du foie, en sorte que tous les anatomistes ont admis
à cet organe deux lobes principaux : l'un *droit* ou
grand lobe, l'autre *gauche* appelé *lobe moyen*, pour
le distinguer d'une éminence de la surface inférieure
du premier, connu sous le nom de *petit lobe* ou
lobe de Spigel.

2°. *Face inférieure.*

Elle est légèrement concave et un peu moins
étendue que la précédente ; mais elle présente un
plus grand nombre d'objets à considérer : on y remarque, en effet, une suite de saillies et de cavités
à la plupart desquelles le péritoine donne un poli
semblable à celui de la face supérieure. En considérant de gauche à droite cette seconde région du foie
on y voit :

1.° Une surface légèrement concave, appartenant
au *moyen lobe,* dont elle partage les dimensions et
les formes variables, et appliquée sur la face supérieure de l'estomac.

2°. *Le sillon longitudinal, horizontal*, ou mieux encore *de la veine ombilicale*, gouttière plus ou moins profonde, mesurant toute l'étendue d'avant en arrière de cette face inférieure, et quelquefois convertie, surtout dans sa moitié antérieure, en un vrai canal, par une portion de la substance du foie intermédiaire aux deux lobes. La veine ombilicale, transformée en un cordon fibreux, s'y trouve placée hors du péritoine, tantôt presque complétement enveloppée par ce dernier, tantôt simplement recouverte par lui et appliquée au fond de la gouttière, qui, dans tous les cas, est revêtue d'une couche de tissu cellulaire dense.

3°. *Le sillon transversal* ou *de la veine porte*, autre sinuosité profonde, moins longue que la précédente, réunie avec elle à angle droit, et conséquemment dirigée suivant le grand diamètre du foie, dont elle occupe à peu près le tiers moyen, à une distance égale du bord antérieur et du bord postérieur de l'organe. Ce sillon est occupé par le sinus de la veine porte, par les branches principales de l'artère hépatique et par les vaisseaux biliaires qui sortent du foie et se réunissent pour former le canal hépatique. Tous ces vaisseaux, dont nous étudierons plus bas la disposition particulière, et auxquels il faut joindre les lymphatiques et les nerfs du foie, sont liés ensemble par un tissu cellulaire très-serré qui se répand sur le sillon en forme de membrane.

4°. Deux saillies appelées *éminences portes*, qui bornent, l'une en devant, l'autre en arrière, le sillon transversal. La première, large et superficielle, sépare la moitié antérieure du sillon *ombilical* de la fossette destinée à la vésicule, dont il sera bientôt fait mention. La seconde, appelée encore *petit lobe ou lobe de Spigel*, plus considérable que la précédente, proémine dans l'arrière-cavité du péritoine, et se voit au travers de l'épiploon gastro-hépatique, qui lui est simplement contigu. Cette éminence, de forme variée suivant les sujets, mais le plus ordinairement quadrilatère, semble fixée au grand lobe par deux racines; l'une qui, née du milieu de la surface correspondante de ce lobe, sépare deux enfoncemens que nous indiquerons bientôt; l'autre qui tient à la partie la plus voisine de la circonférence du foie, soit immédiatement, soit par un petit repli du péritoine, et qui concourt à former un canal très-court ou une sorte de chemin couvert que traverse la veine cave inférieure. Ce canal est précédé d'une gouttière oblique et peu profonde qui reçoit d'abord cette veine, et qui, ainsi que lui, est dépourvue de péritoine.

5°. A droite de l'éminence porte antérieure, une fosse ovalaire superficielle, dépouillée de péritoine, tapissée par une couche de tissu cellulaire, et logeant la vésicule biliaire.

6°. Enfin deux autres enfoncemens qui terminent la face inférieure du foie, et dont la profondeur est déterminée par la saillie variable de la première racine du petit lobe. L'antérieure répond à l'angle de réunion du colon lombaire droit avec le transverse; la postérieure à l'extrémité voisine du rein droit et à la capsule atrabilaire.

Tels sont les objets nombreux existant sur la face inférieure du foie, et d'après l'exposé desquels on voit que, les uns, peu essentiels, existent par les rapports de l'organe avec les parties voisines, et les autres pour le trajet des vaisseaux, qui, ici comme dans tous les organes importans, se trouvent dans la partie la plus profonde et la moins accessible à l'action des corps extérieurs.

3°. Circonférence.

Elle est irégulièrement quadrilatère, d'une épaisseur inégale dans ses diverses parties, et embrassée partout, excepté en arrière, par le péritoine. On peut la considérer dans ses quatre sens principaux.

1°. En devant, elle présente un bord mince et convexe qui, dans la situation naturelle du foie, se trouve à peu près au niveau de la base de la poitrine, quelquefois un peu au-dessus, plus rarement au-dessous. Il est interrompu par deux échancrures; l'une étroite et profonde, qui commence le sillon de la veine ombilicale et reçoit en partie le repli membraneux dans la duplicature duquel cette veine est placée; l'autre, plus grande, mais superficielle, qui, placée à droite de la précédente, répond au fond de la vésicule : celle-ci n'existe quelquefois pas.

2°. En arrière se voit un autre bord moins long que celui dont il vient d'être parlé, mais beaucoup plus épais, surtout à droite. Ses extrémités tiennent au diaphragme par deux replis du péritoine appelés *ligamens triangulaires*, se regardant par leur sommet. Entre eux il est dépourvu de l'enveloppe séreuse du foie, et touche au centre phrénique, auquel un tissu cellulaire très-serré l'unit. Dans le milieu de ce bord, on remarque un enfoncement irrégulier, large et superficiel, formé par la fin du sillon longitudinal et par une courte gouttière qui fait suite au canal de la veine cave, et au fond de laquelle se voient les ouvertures des veines hépatiques.

3°. A droite, la circonférence n'offre rien de bien remarquable; embrassée par le péritoine, elle forme un rebord horizontal, mince en devant, très-épais en arrière, où, de sa réunion avec le précédent, résulte la partie la plus volumineuse du foie; du reste il est contigu au diaphragme.

4°. A gauche enfin, le foie est limité, tantôt par un bord mince et convexe qui décide la forme ovalaire du lobe moyen, tantôt par une sorte d'appendice ou de languette assez longue quelquefois pour toucher à la rate et donner à ce lobe une disposition très-irrégulière.

ARTICLE DEUXIÈME.

ORGANISATION DU FOIE.

Le foie a une organisation très-compliquée : sans parler, en effet, de l'arrangement de son tissu peut-être plus impénétrable encore que celui des autres glandes, cet organe reçoit un plus grand nombre de vaisseaux. Chez le fœtus, il est le premier dépositaire d'une partie du sang de la veine ombilicale, comme nous le verrons ailleurs; et, en conséquence,

les débris de cette veine, qui s'oblitère à la naissance, entrent déjà nécessairement dans sa structure.
A tout âge, il est l'organe où se fait l'entière distribution d'un système veineux particulier, qui paraît
n'exister que pour lui : ce système particulier, c'est
la *veine porte*, dont la destination la plus probable
est d'apporter au foie le sang nécessaire à la séparation de la bile. Si à ces deux ordres de vaisseaux,
que n'offrent pas les autres glandes, vous ajoutez
les divisions de l'artère et des veines hépatiques,
des nerfs en petite proportion pour le volume de
l'organe, enfin des vaisseaux lymphatiques, vous
aurez une idée des élémens bien connus de l'organisation du foie, et sur chacun desquels il nous faut
jeter un coup d'œil, à l'exception de la veine ombilicale, dont la description complète appartient à
l'histoire anatomique du fœtus. Cette étude particulière des matériaux organisés du foie nous conduira
à l'examen du parenchyme même de ce viscère,
parenchyme qu'enveloppe un double feuillet membraneux.

§ Ier. *De la Veine porte.*

On appelle ainsi, ou encore *système veineux abdominal*, un petit appareil vasculaire à sang noir placé
dans l'abdomen, et résultant de deux arbres distincts, mais réunis par un tronc commun. L'un d'eux,
beaucoup plus étendu, ayant ses nombreuses racines dans les principaux replis du péritoine, faisant
enfin les fonctions de veine, rapporte le sang de la
rate, du pancréas, de l'estomac et des intestins.

L'autre, plus concentré, uniquement destiné au foie, se ramifie dans cet organe et y distribue à la manière des artères le sang que lui a transmis le premier. Ces deux arbres vasculaires connus, l'un sous le nom de *veine porte abdominale*, l'autre sous celui de *veine porte hépatique*, ont donc pour intermède un tronc considérable qui correspond ici aux cavités droites du cœur dans la circulation générale à sang noir; mais seulement pour l'ordre circulatoire; car, comme le remarque Bichat dans l'*Anatomie générale*, le tronc de la veine porte ne jouit d'aucune contraction, et le sang circule dans toute l'étendue de l'appareil circulatoire dont nous parlons, en vertu de la seule impulsion qui lui a été communiquée par le système capillaire d'où il tire son origine.

Ce système vasculaire est décrit par presque tous les anatomistes dans l'ensemble des vaisseaux. Haller seul en a fait l'exposition en traitant de la structure du foie; nous avons cru devoir suivre son exemple : et, en effet, quel que soit le sentiment qu'on adopte sur les usages de la veine porte, toujours est-il vrai que son existence est nécessairement liée aux fonctions de cet organe.

Malgré l'importance qu'ont attachée de tout temps les physiologistes et les médecins au système dont nous parlons, on doit à Bichat d'en avoir donné, dans l'*Anatomie générale*, une idée plus exacte qu'on ne l'avait fait avant lui. Mais la manière dont il l'a envisagé ne dispense pas d'en donner ici la description; et voici quelle est la marche qui m'a semblé la plus favorable. Comme les divisions abdominales de ce système ont une disposition assez constante, et qu'elles se comportent comme les artères qu'elles accompagnent, j'ai préféré suivre l'ordre de la circulation et décrire la veine porte de ses origines à sa terminaison. Sans rien perdre du côté de l'exactitude, la description sera, je crois, plus simple que celle ordinairement présentée.

1°. Origine de la Veine porte.

Les reins, la vessie, et chez les femmes, la matrice, sont les seuls viscères abdominaux qui ne concourent pas à la naissance de la veine porte; le sang qui en sort est versé dans la veine cave inférieure, sans que rien indique le motif ou le but de cette exclusion. Les veines que les autres organes fournissent suivent à peu de chose près la même disposition que les artères qui s'y rendent, ce qui me dispense à leur égard de longs détails.

1° De la rate sort un nombre variable, depuis trois ou quatre jusqu'à sept ou huit, de branches assez grosses qui marchent flexueuses dans le repli du péritoine qui fixe cet organe à l'estomac. Après un court trajet, pendant lequel elles reçoivent des rameaux de ce dernier, ces branches se réunissent sur le pancréas en un seul tronc appelé *veine splénique*, et dont j'indiquerai bientôt le trajet ultérieur.

2°. Le pancréas envoie une foule de rameaux irréguliers qui se joignent indistinctement aux divers troncs principaux qui forment la veine porte, et dont le lieu qu'il occupe est le point de réunion.

3°. L'estomac fournit cinq ordres de branches veineuses, qui toutes vont aboutir au tronc de la veine porte ou aux divisions voisines. *a*. Un nombre assez considérable mais indéterminé de rameaux qui naissent de la grosse extrémité et vont se rendre, soit au tronc de la splénique, soit aux branches de la réunion desquelles cette veine principale résulte. *b*. Du côté de la petite courbure, la veine *pylorique* compagne de l'artère du même nom, et allant presque toujours s'ouvrir dans le tronc même de la veine porte. *c*. La *gastrique supérieure* ou *coronaire stomachique*, qui, anastomosée avec la précédente vers le milieu de la petite courbure, règne sur la partie gauche de celle-ci, suit le trajet de l'artère du même nom, et vient s'unir à angle droit à la veine splénique vers le milieu du pancréas. *d*. et *e*. Les deux derniers ordres des veines de l'estomac sont les *gastriques inférieures droite et gauche*, placées, comme les artères, le long de la grande courbure, et allant se rendre, la première, le plus ordinairement dans le tronc même de la veine porte, en passant sous le pylore; la seconde, dans la splénique, près de la rate.

4°. Les petites branches multipliées qui rapportent le sang du duodénum s'ouvrent sans aucune disposition régulière dans la gastro-épiploïque droite, dans le tronc de la mésentérique supérieure, et dans celui de la veine porte elle-même.

5°. Toutes les veines de l'intestin grêle forment d'abord à leur sortie et dans l'intervalle des deux feuillets du mésentère, par leurs anastomoses plusieurs fois répétées, un réseau parfaitement semblable à celui formé par les divisions des branches artérielles : à mesure que ces anastomoses ont lieu,

ces veines deviennent plus grosses et moins nombreuses, et se réduisent enfin à quinze ou vingt,
qui vont se rendre dans la veine mésentérique supérieure. Inégales en longueur, en grosseur, et ayant
aussi une direction différente, elles suivent complétement, sous ce triple rapport, la disposition
des branches correspondantes de l'artère mésentérique.

6°. Les veines qui naissent du cœcum, du colon
lombaire droit et d'une partie du colon transverse,
présentent la même disposition que les artères, et
vont, par trois branches connues sous le nom de
coliques droite inférieure ou *iléo-cœcale, moyenne*
et *supérieure*, s'ouvrir dans la mésentérique supérieure du côté de sa concavité.

7°. Enfin, les veines qui rapportent le sang de la
partie gauche du colon transverse, du colon lombaire gauche et du rectum, se réunissent en un
même nombre de branches principales qu'il y a
d'artères qui naissent immédiatement de la mésentérique inférieure; une veine considérable, compagne de cette artere, résulte de la réunion de ces
branches. Cette veine, qu'on nomme encore *petite
mésaraïque*, commence donc où l'artère mésentérique inférieure finit, c'est-à-dire au rectum, et de
là se porte en haut dans l'épaisseur du méso-rec-
tum, puis du mésentère de l'S du colon; mais elle
abandonne alors l'artère qu'elle avait accompagnée
jusque là, continue son trajet à peu près vertical
recouverte par le péritoine de la région lombaire,
passe ensuite derrière le méso-colon transverse en
côtoyant la colonne vertébrale, et vient enfin ga-

gner, en s'engageant sous le pancréas, le tronc splénique, auquel elle s'unit à angle presque droit.

La veine mésentérique inférieure, très-petite à son origine, où elle s'anastomose avec les veines du plexus hypogastrique, grossit à mesure qu'elle reçoit les branches que nous avons indiquées, au point qu'à sa terminaison elle a un diamètre presque égal à celui de la mésentérique supérieure.

2°. *De la Veine splénique et de la Mésentérique supérieure, comme premier terme des diverses branches d'origine de la Veine porte.*

Deux troncs principaux, de la réunion desquels résulte celui de la veine porte, sont les premiers aboutissans de presque toutes les branches qui proviennent des organes d'où le système veineux que nous décrivons tire son origine : l'un d'eux est la veine *splénique*, l'autre la *mésentérique supérieure*. Quelques branches vont cependant se rendre directement au tronc de la veine porte.

La splénique naît de la rate par un nombre de branches varié depuis trois ou quatre jusqu'à sept ou huit, lesquelles marchent un peu de temps isolées. Lorsque leur réunion s'est opérée, le tronc qui en résulte, moins flexueux que l'artère qu'il accompagne, se porte horizontalement de gauche à droite et au-dessous d'elle, le long du bord supérieur du pancréas. Parvenu au-devant de la colonne vertébrale, il se joint à angle presque droit à la veine porte, après avoir reçu plusieurs branches dans son trajet : 1.° les veines du grand cul-de-sac de l'estomac, et la gastrique inférieure gauche, lesquelles se rendent soit au tronc lui-même, soit aux branches principales qui sortent de la rate; 2° au niveau du pancréas, on voit s'y réunir en bas la mésentérique inférieure, en haut la gastrique supérieure, et de toutes parts plusieurs des rameaux pancréatiques.

— *La mésentérique supérieure*, dans la plus grande partie de son trajet, est disposée absolument de la même manière que l'artère du même nom, à droite et un peu au-devant de laquelle elle se trouve. Elle naît dans l'endroit où finit celle-ci, c'est-à-dire, dans le voisinage du cœcum et du colon lombaire droit; en s'anastomosant avec la veine colique inférieure de ce côté. De là, en suivant la même courbure, elle monte dans l'épaisseur du mésentère, et devient plus grosse en proportion des branches qu'elle reçoit; parvenue au bord adhérent du méso-colon, elle s'engage derrière le pancréas, et se réunit à angle un peu obtus à la splénique, pour former le tronc de la veine-porte, qui semble en être la continuation. Dans cet endroit, la veine que je décris n'est guère distante que d'un pouce du point d'union de la mésentérique inférieure à la splénique.

Pendant son trajet dans le mésentère, la mésentérique supérieure reçoit par sa concavité les trois coliques droites. A sa gauche, ou à la convexité de la courbure qu'elle décrit, viennent se rendre sous des angles différens, mais constamment les mêmes que ceux formés par les branches de l'artère mésentérique avec le tronc, toutes les veines qui rapportent le sang de l'intestin grêle, et dont nous avons fait mention plus haut.

En passant au-devant de la troisième portion
du duodénum et derrière le pancréas, cette veine
reçoit plusieurs ramifications duodénales et pancréatiques.

3°. *Du tronc de la Veine porte, de ses divisions, et de la distribu-*
tion de celles-ci dans le foie.

Le tronc de la veine porte, d'un diamètre beaucoup moindre que celui des deux veines précédentes réunies, se porte obliquement en haut, à
droite et un peu en arrière, et parcourt un trajet
d'à peu près quatre à cinq pouces d'étendue dans
l'adulte, depuis la colonne vertébrale jusqu'au sillon du foie qui lui est destiné. Placé d'abord derrière
l'extrémité droite du pancréas et la seconde portion
du duodénum, il concourt ensuite à former le faisceau des vaisseaux biliaires, ayant au-devant de lui
l'artère hépatique, le conduit du même nom et
le cholédoque, environné comme eux de nerfs,
de vaisseaux et de glandes lymphatiques, uni enfin
à toutes ces parties par un tissu cellulaire assez
dense.

Parvenu au sillon transversal du foie, plus près
de l'extrémité droite, le tronc de la veine porte se
bifurque; chaque branche de la bifurcation forme
avec lui un angle presque droit, de manière que
les deux réunies représentent un canal couché horizontalement dans le sillon du foie, exactement
accolé dans chacune de ses parties à la branche
correspondante de l'artère hépatique, et dans lequel
vient s'ouvrir perpendiculairement le tronc de la

veine porte. Ce canal, appelé par quelques anatomistes *sinus de la veine porte*, ne touche pas immédiatement à la substance du foie : une couche assez
épaisse de tissu cellulaire dense l'en sépare, et se
continue avec celui qui forme une enveloppe extérieure générale aux divisions qui pénètrent le parenchyme de l'organe.

Des deux branches de bifurcation de la veine
porte, la droite, moins longue, mais plus considérable que l'autre, s'introduit bientôt dans le grand
lobe par l'extrémité correspondante et en forme de
cul-de-sac du sillon transversal, et se partage de
suite en un nombre indéterminé de rameaux. L'autre, plus petite et plus longue, se porte horizontalement à gauche jusqu'au sillon de la veine ombilicale,
s'unit par continuité de tissu au corps ligamenteux
qui résulte de l'oblitération de celle-ci, et se divise
en branches rayonnantes dans le lobe gauche ; il
n'est pas rare de lui voir fournir pendant son trajet
un rameau principal au petit lobe, quelquefois
même un autre à l'éminence porte antérieure.

Quoi qu'il en soit, les premières et même les secondes divisions de chaque branche de la veine
porte parcourent horizontalement le tissu du foie,
puis se partagent en un nombre infini de ramifications dont il est impossible de suivre régulièrement
la distribution, mais qui communiquent d'une manière médiate ou immédiate avec les conduits excréteurs et les veines hépatiques.

On trouve dans Sœmmering un tableau d'expériences faites en injectant tantôt la veine porte, tantôt l'artère hépatique, ici les vaisseaux biliaires, là

les veines hépatiques, d'après lequel on voit que
des injections fines pratiquées par un seul ordre de
ces vaisseaux, passent avec facilité et indistinctement dans les autres, quelquefois dans tous en
même temps.

Tout en ajoutant à ces travaux la confiance qu'in-
spire leur auteur, il faut convenir qu'on ne peut
en tirer aucune induction certaine sur l'arrangement des vaisseaux du foie pendant la vie ; et en
supposant même qu'il fût tel alors qu'on pourrait le
présumer d'après eux, sa connaissance est complétement inutile pour l'intelligence des phénomènes
de la sécrétion biliaire.

Toutes les branches de la veine porte dont on
peut suivre la disposition dans le foie y sont accompagnées d'un prolongement celluleux assez adhérent au tissu même de l'organe, plus lâchement
uni, au contraire, aux parois des vaisseaux qu'il
enveloppe. Cette gaîne celluleuse, assez généralement connue sous le nom de *capsule de Glisson*,
n'appartient exclusivement ni aux divisions de la
veine porte, comme l'ont voulu ceux qui en ont
donné les premières descriptions, ni aux branches
de l'artère hépatique, comme l'ont insinué quelques
anatomistes modernes : elle est commune aux deux
ordres de vaisseaux, ainsi qu'aux conduits biliaires,
et leur forme une tunique accessoire prolongée
sans doute jusqu'à leurs divisions capillaires. Quels
sont les usages de cette capsule ? Pendant long-temps
on a cru que, douée d'une organisation musculeuse,
elle pouvait, par ses contractions, accélérer le cours
du sang de la veine porte ; mais d'abord l'inspection

anatomique ne confirme pas la texture prétendue de cette capsule, et démontre, au contraire, qu'elle n'est que celluleuse ; en second lieu, les physiologistes modernes sont intimement convaincus que la circulation se fait dans tout le système de la veine porte par l'impulsion que le sang reçoit de la circulation capillaire des organes d'où ce système tire ses origines : on ignore donc précisément la destination de ce prolongement celluleux.

La veine porte, envisagée sous le rapport de son organisation, diffère peu du système veineux général, seulement elle a des parois un peu plus épaisses, et est complétement dépourvue des replis intérieurs connus sous le nom de *valvules*, si multipliés dans les autres veines, et notamment dans les divisions de la veine cave inférieure.

§ II. *De l'Artère et des Veines hépatiques.*

Le premier de ces vaisseaux vient du tronc cœliaque : il a été décrit ailleurs ; je ne dois indiquer ici que sa disposition dans le foie. Ses branches, communément au nombre de deux, pénètrent dans le tissu de cet organe par le sillon tranversal, et se conforment en tout aux divisions et au trajet de celles de la veine porte, ainsi que je l'ai déjà dit ; quelques rameaux irréguliers naissent bien à la vérité de l'une ou de l'autre de ces deux branches principales, pour s'introduire dans les parties du foie circonvoisines du sillon de la veine porte, sans être accompagnées par des divisions de celle-ci ; mais cette disposition n'intéresse en rien le caractère gé-

néral de la distribution de l'artère hépatique. Nous
verrons plus bas ce qu'on doit penser de la destination du sang rouge que cette artère conduit au
foie.

Quant aux veines hépatiques, qui ont déjà aussi
été indiquées à l'occasion de la veine cave inférieure,
je les rappelle ici comme élément essentiel de l'organisation du foie, et destinées à verser dans le torrent circulatoire le résidu du sang apporté à cet
organe par la veine porte et l'artère hépatique collectivement. Envisagées donc comme telles, les
veines dont je parle ont leurs racines dans le tissu
du foie, où elles communiquent d'une manière quelconque avec les deux ordres précédens de vaisseaux;
puis elles se réunissent en branches successivement
moins nombreuses et plus considérables; jusqu'à ce
qu'enfin, réduites à trois ou quatre principales et
quelques-unes accessoires, elles viennent s'ouvrir
dans la veine cave immédiatement à son passage
derrière le foie, et conséquemment au-dessous du
diaphragme. Leur proximité du cœur rend raison
de la facilité avec laquelle elles se gorgent de sang,
dans les morts précédées d'une longue agonie.

Indépendamment de la manière dont le sang y
circule, les veines hépatiques se font distinguer dans
le foie par deux dispositions principales. 1°. Elles
ont des parois un peu moins épaisses que celles des
divisions de la veine porte. 2°. Elles adhèrent immédiatement au parenchyme hépatique, et on ne
trouve dans tout le trajet qu'elles parcourent aucune trace de cette couche celluleuse que nous avons
dit suivre exactement les distributions de la veine

porte : c'est ce qui fait qu'en divisant en travers leurs branches principales, les orifices qui résultent de cette section restent béans. Je ne l'ai pas dit plus haut; mais ne peut-on pas admettre que l'espèce de liberté dont jouissent dans le foie les divisions de la veine porte est destinée à favoriser l'action de leurs parois sur le sang, dont le cours est sans doute ralenti par l'ordre nouveau qui s'établit dans la circulation au moment où il pénètre dans le foie?

§ III. *Des Nerfs, des Vaisseaux lymphatiques du foie, et des Origines du conduit excréteur.*

1°. Les nerfs qui se distribuent au foie sont en petite quantité proportionnellement au volume de cet organe : quelques-uns dépendent du nerf vague; mais les principaux sont fournis par le plexus solaire. Tous ces nerfs composent le plexus hépatique, qui accompagne la distribution de l'artère du même nom.

2°. D'après la description qui a été donnée ailleurs des vaisseaux absorbans ou lymphatiques du foie, on a pu voir que peu d'organes en ont un plus grand nombre. Ils y sont naturellement divisés en deux ordres, les uns superficiels, appartenant à l'une et à l'autre surfaces de l'organe ; les autres qui, nés de sa substance même, accompagnent la veine porte. Tel est au moins le résultat des travaux de ceux qui se sont spécialement occupés de la distribution du système lymphatique; et même, sans aucune préparation, on distingue aisément les premiers sur certains cadavres dans lesquels la couleur sombre du foie en fait ressortir la blancheur. Mais ceux-ci paraissent appartenir davantage au péritoine : ceux du second ordre peuvent seuls être envisagés comme partie élémentaire de la structure du foie.

3°. Quels que soient dans la substance de cet organe la naissance précise, le mode de communication des premiers conduits excréteurs de la bile avec les vaisseaux sanguins, il est toujours certain qu'ils constituent un élément principal de son organisation : on les désigne assez ordinairement sous le nom de *pores biliaires*, quoiqu'il soit probable qu'on n'ait d'abord voulu spécifier par ce mot que les points jaunâtres dont je parlerai bientôt, et qui se remarquent aisément quand on divise la substance du foie. Du reste, par leur extrême ténuité et leur étonnante multitude, ils se refusent à une exposition exacte. Les anatomistes présument qu'un vaisseau de cette espèce, un ramuscle de la veine porte, de l'artère et des veines hépatiques forment chacun de ce qu'ils nomment les *grains glanduleux* : nous verrons bientôt ce qu'il faut penser de ces grains glanduleux eux-mêmes.

Tels sont, en y joignant le tissu cellulaire, les élémens bien connus de l'organisation du foie. Mais sont-ce là les seules parties qui, par leur arrangement spécial, composent le parenchyme de cet organe? On a lieu d'en douter : toutes les glandes reçoivent des vaisseaux, des nerfs; toutes ont des conduits excréteurs, et chacune a cependant une organisation qui lui est propre, qu'elle ne partage point avec les autres. Bichat a déjà agité une question semblable pour tout le système glanduleux, dans lequel il admet une matière propre différente des vaisseaux, des nerfs et de tous les autres élémens communs de l'organisation. Cette idée peut, je crois, s'étendre à chaque partie de ce système; car il est difficile de ne pas admettre quelques particularités de structure dans des organes qui diffèrent autant par leurs attributs extérieurs, par la nature, des fluides qu'ils séparent, par les affections propres à chacun.

Au reste, abandonnant toute discussion plus sérieuse à ce sujet, voici ce que l'inspection démontre touchant la substance du foie.

§ IV. *Parenchyme du Foie.*

La substance du foie a une densité remarquable, moindre cependant que celle du rein, mais plus grande que celle du parenchyme d'aucun autre organe; sa pesanteur spécifique a été estimée à celle de l'eau comme 15203 est à 10000 : elle a néanmoins une sorte de souplesse qui lui permet de céder sous le doigt qui la comprime. A ce sujet cependant, il est bon de remarquer qu'une trop grande facilité à céder à la pression indique presque toujours le commencement de l'état graisseux du foie, quand cette conversion n'est pas encore assez avancée pour se faire connaître autrement.

Quand on coupe la substance du foie, voici ce qu'on remarque : sa couleur se distingue de celle de l'organe considéré à l'extérieur, par une teinte fauve ou légèrement jaunâtre. Elle a un aspect poreux qui est dû à la section des petits vaisseaux innombrables qui la pénètrent. Sur quelques sujets, on y voit à l'œil nu des points jaunes disséminés çà et là, et qui répondent aux petits conduits excréteurs remplis sans doute, à la mort, de la bile qui y circule pendant la vie : elle y paraît alors comme concrétée; enfin j'ai plus fréquemment rencontré cette disposition après les morts violentes.

La substance du foie est traversée en divers sens par des canaux vasculaires multipliés qui se comportent différemment à son égard. En effet, nous savons déjà que les principales branches de la veine porte, de l'artère et du conduit hépatiques, ont une direction horizontale suivant le grand diamètre, tandis que les branches des veines hépatiques convergent toutes vers le bord postérieur du foie. L'étude particulière de ces vaisseaux nous a appris, en outre, que la veine porte, accompagnée d'une gaîne celluleuse particulière, n'adhère pas à la substance du foie : aussi voit-on les orifices de ses branches divisées affaissés par le défaut d'adhérence de leurs parois; les veines hépatiques, au contraire, dans leur section transversale, présentent des ouvertures libres dont le contour adhère intimement au parenchyme. Ces deux ordres de vaisseaux contiennent presque toujours une certaine quantité de sang, qui s'en écoule lorsqu'on les divise : il paraît même qu'il y en a jusque dans leurs ramifications, puisqu'en comprimant le foie on voit suinter du sang des pores nombreux que présentent les surfaces divisées.

Si on rompt, si on déchire la substance du foie

au lieu de la diviser nettement, elle paraît alors rugueuse, inégale, et présente une immensité de granulations, que les anatomistes ont appelées *grains glanduleux*, et auxquelles ils ont donné des formes particulières. La structure intime de ces corps a même été le sujet de beaucoup d'hypothèses qu'il serait aussi fastidieux qu'inutile de rappeler; d'abord parce que ce n'est pas ici le lieu, et en outre parce que, dans l'organisation du foie comme dans celle des autres glandes, les grains glanduleux, dans le sens où on les admet, ne sont pas encore démontrés; je crois même que la manière dont le foie se déchire en a imposé, et a fait prendre pour tels les simples molécules solides du parenchyme de cet organe.

Le foie est, après le rein, l'organe parenchymateux qui se putréfie le plus lentement. Quand on le divise par tranches et qu'on l'expose à la dessiccation, il perd beaucoup de sa pesanteur, et tend à se rapprocher de l'adipocire. Livré à l'ébullition, il se ramollit en raison de la durée de son séjour dans l'eau bouillante. En le soumettant à l'influence de différens agens chimiques, voici quels résultats principaux on obtient : à l'instant même où sa substance est plongée dans l'acide sulfurique, elle se crispe et noircit, mais se ramollit bientôt et s'y dissout même complétement en peu d'heures. La dissolution a une couleur violette foncée. L'acide nitrique racornit cette substance, mais n'en opère pas la dissolution : elle y devient grisâtre et coriace. Dans l'ammoniaque, le tissu du foie se ramollit lentement, et prend une apparence gélatineuse.

Enfin, si à l'examen anatomique et au résultat

de quelques expériences nous ajoutons les diverses affections propres et particulières au foie, nous aurons réuni tout ce qui peut établir la différence de son parenchyme d'avec celui des autres glandes : or, le foie est susceptible de s'atrophier; le passage à l'état gras lui appartient exclusivement; il est plus fréquemment le siège du stéatôme que toutes les autres glandes, etc., etc.

Tels sont les faits que la seule observation nous permet d'avancer sur le parenchyme ou la substance propre du foie : passons maintenant aux membranes qui l'enveloppent.

§ V. Enveloppes du foie.

Deux membranes, l'une séreuse, l'autre celluleuse, recouvrent la substance du foie.

La première est fournie par le péritoine, qui se réfléchit des parties voisines pour envelopper cet organe dans la plus grande partie de son étendue, mais non pas entièrement. Placé, en effet, ainsi que les autres viscères abdominaux hors du sac formé par le péritoine, le foie a nécessairement certains points de sa surface qui ne sont pas revêtus par cette membrane. Ainsi le bord postérieur, les deux sillons de la face inférieure, la gouttière qui traverse la veine cave inférieure, enfin la fosse destinée à la vésicule du fiel en sont dépourvus. Nous avons déjà indiqué les divers replis que le péritoine fait dans ous ses endroits; mais sa disposition à l'égard du foie sera encore mieux saisie quand nous le décrirons en totalité. Du reste, la portion qui forme cette première enveloppe ne présente point de caractères particuliers : mince, diaphane, comme les autres parties du péritoine, elle est lisse et polie à sa surface libre.

Il existe au-dessous d'elle une couche celluleuse très-mince, mais assez dense néanmoins, et disposée de manière qu'elle peut être regardée comme une autre membrane ou tunique immédiatement appliquée sur la substance du foie. Cette seconde enveloppe, plus générale que la première, puisqu'elle existe là où celle-ci abandonne le foie, n'a pas été indiquée jusqu'ici par les anatomistes, qui se sont contentés de dire que la tunique péritonéale adhérait au foie par un tissu cellulaire très-serré. Cependant Sœmmering semble l'avoir entrevue telle que nous la présenterons ici d'après la description exacte qui en a été donnée pour la première fois par M. Laennec (1). La couche celluleuse qui recouvre le foie dans les parties où le péritoine n'existe pas, comme au-dessous de la vésicule, au fond des deux sillons de la face inférieure, sur la gouttière que traverse la veine cave, enfin dans presque toute l'étendue du bord postérieur qui tient au diaphragme, fait partie de cette membrane, qui, plus prononcée et facile à reconnaître dans ces divers endroits, puisque d'ailleurs tous les anatomistes l'y ont indiquée, est, au contraire, vu son peu d'épaisseur et son adhérence assez forte du péritoine, difficile à bien voir dans le reste de la sur-

_____

(1) *Journal de médecine* de Corvisart, Leroux, etc.

face du foie. Il ne faut rien moins qu'une dissection attentive pour constater son existence. Pour cela faire, on divise avec précaution le péritoine à l'endroit où le ligament suspenseur adhère au foie, en ayant soin de n'intéresser que lui ; puis avec le manche d'un scalpel, ou même simplement avec les doigts, on le détache lentement ; alors on voit la substance du foie, non pas à nu, mais recouverte par une toile celluleuse dense et mince qui lui est assez intimement unie : c'est là la membrane dont il est question. Si, par défaut de précaution ou parce qu'elle est peu prononcée, comme cela s'observe surtout dans les foies qui tendent à l'état gras, on l'a enlevée avec l'enveloppe séreuse, celle-ci paraît alors inégale, rugueuse à sa surface interne, et on voit la substance du foie, qui est dans ce cas immédiatement à découvert.

On peut présumer que cette seconde membrane du foie a quelque part à l'existence des gaînes cellulaires qui accompagnent les divisions des nombreux vaisseaux de cet organe ; tel est même le sentiment de M. Laennec. Cependant il faut admettre quelque chose de plus dans ce qu'on nomme *capsule de Glisson* ; puisqu'elle est tellement disposée, d'après ce que nous avons dit ailleurs, que les vaisseaux qu'elle enveloppe sont lâchement unis à la substance du foie ; tandis que les divisions des veines hépatiques ont avec cette dernière une adhérence assez intime, toutefois par l'intermède de petits canaux celluleux d'une texture extrêmement dense, et qui se continuent vers les troncs de ces veines avec la membrane que nous venons de décrire.

ARTICLE TROISIÈME.

APPAREIL EXCRÉTEUR DE LA BILE.

Voici quelle est sa disposition générale. Un conduit unique et considérable sort du foie sous le nom
de *canal hépatique*, après un certain trajet il s'unit
au *canal cystique*, autre conduit qui vient aboutir
à la *vésicule biliaire* : celle-ci est une petite cavité
membraneuse servant de réservoir momentané à
une partie de la bile ; enfin un dernier canal, qui
résulte du concours de l'hépatique et du cystique,
va, sous le nom de *cholédoque*, s'ouvrir dans le
duodénum. Je ne parle pas ici des prétendus *vaisseaux hépato-cystiques* : une courte discussion à
leur sujet sera mieux placée dans l'exposé des phénomènes du trajet de la bile.

§ Ier. Du conduit hépatique.

Il a ses racines dans la substance du foie : elles
ont déjà été indiquées comme élément de la structure de cet organe. Deux branches principales résultent de leur réunion, et sortent par le sillon transversal. L'une des deux, provenant du lobe moyen,
rampe de gauche à droite dans ce sillon, collée à la
branche correspondante de la veine porte, puis s'u-
nit à angle presque droit à celle du grand lobe : cette
dernière, plus courte, mais plus considérable, sort
par l'extrémité droite du même sillon. L'une et l'autre, à leur réunion, reçoivent de petites branches ir-

régulières qui concourent avec elles à former le conduit hépatique.

Ce canal, long d'un pouce et demi environ, et d'une ligne et demie à peu près de diamètre, se porte obliquement en bas et en dedans jusqu'à la rencontre du cystique. Dans ce trajet, il a derrière lui le tronc de la veine porte, au-dessus celui de l'artère hépatique, et au-devant la branche droite de cette dernière. Il est placé, du reste, ainsi que ces vaisseaux, entre les deux feuillets de l'épiploon gastro-hépatique, au milieu d'un tissu cellulaire abondant, le plus ordinairement graisseux, et toujours sur le cadavre d'une couleur jaune verdâtre qui tient à la transsudation facile après la mort, de la bile à travers les parois des diverses parties de l'appareil excréteur.

Le canal hépatique, le cystique et le cholédoque ayant la même structure, je les réunirai pour les considérer sous ce rapport après avoir décrit le dernier.

§ II. *De la Vésicule biliaire et du Canal cystique.*

Le canal cystique étant à la fois le moyen de transmission d'une certaine quantité de bile hépatique dans la vésicule, et la voie par laquelle ce même fluide, après avoir séjourné dans ce réservoir, est versé à des époques déterminées dans le duodénum, il importe assez peu de le décrire d'abord ou bien après la vésicule : cependant je préfère commencer par celle-ci.

I. *Vésicule biliaire.* — 1°. *Conformation.*

Elle est située sous le grand lobe du foie, où sa place est marquée par un enfoncement superficiel indiqué plus haut : on l'a vue quelquefois sous le lobe gauche. Si l'on en croit aussi le rapport de quelques anatomistes, on a rencontré des sujets chez lesquels elle n'existait pas.

Cette petite poche ou cavité membraneuse, le plus ordinairement piriforme, est quelquefois cylindroïde. Du reste, pour bien juger de sa figure, il faut l'examiner dans son état de plénitude, ou bien la distendre artificiellement.

À l'extérieur, la vésicule est disposée de la manière suivante : 1°. En haut, elle adhère dans une étendue variable à la substance même du foie. 2°. En bas, elle présente une surface libre recouverte par le péritoine, qui lui donne un aspect lisse et poli : cette surface, toujours plus étendue que l'adhérente, est contiguë à l'extrémité pylorique de l'estomac, à la partie voisine du duodénum, et à la courbure droite du colon, qui prennent après la mort une teinte jaunâtre par la transsudation de la bile à travers les parois de la vésicule. 3°. Ce qu'on nomme le *fond* ou la *base* est un cul-de-sac arrondi, recouvert en partie ou en totalité par le péritoine, et dirigé en devant et en dehors. Il dépasse le plus ordinairement la circonférence du foie, surtout quand la vésicule est pleine, et répond alors aux parois de l'abdomen. 4°. Enfin l'extrémité opposée, appelée *col* ou *sommet*, est un peu recourbée en haut, et

forme, avant de donner naissance au canal cystique, un petit cul-de-sac qu'on ne voit bien qu'en souf-
flant la vésicule.

La vésicule biliaire contient toujours, dans les
cadavres, une certaine quantité de bile jaune ou
verdâtre qui communique sa couleur à la surface
interne de cette poche membraneuse. Cette surface
est remarquable, au voisinage du col, par l'orifice du
conduit cystique; plusieurs petites valvules formées
par la membrane muqueuse le précèdent, en garnissent le contour, et sont suivies de quelques autres
qui se remarquent au commencement du conduit
lui-même, et dont la destination, ainsi que la leur,
est sans doute de ralentir le cours de la bile.

On trouve très-fréquemment dans la vésicule biliaire de petits calculs en nombre plus ou moins
considérable : quelquefois arrondis et rugueux,
plus souvent disposés à facettes, ces calculs ne sont
pas tous de même nature, d'après l'analyse qui en a
été faite par les chimistes modernes. La vésicule en
est quelquefois toute remplie, et il est certain qu'a-
lors la bile ne peut point arriver dans son réservoir.
On croit, avec assez de fondement, que ces calculs se
forment dans la vésicule même, quoiqu'il se pourrait cependant que quelques-uns vinssent dans la
substance même du foie.

2° Organisation.

La vésicule biliaire est formée de trois tuniques
bien distinctes, une séreuse, une celluleuse et une
muqueuse.

Tunique séreuse. C'est la plus extérieure et la moins étendue; elle n'appartient, en effet, qu'à la surface libre, et au fond de la vésicule; le péritoine pour la former abandonne la substance du foie vers la circonférence de l'enfoncement, dans lequel est reçu ce réservoir : de cette manière il en recouvre un peu plus de la moitié, et se continue ensuite avec le feuillet supérieur de l'épiploon gastro-hépatique. On a cependant vu quelquefois la vésicule embrassée presque en totalité par le péritoine, et ne tenant au foie que par un repli membraneux.

Tunique celluleuse. Du côté de la surface adhérente, c'est elle qui, sous l'état d'une membrane dense, est le moyen d'union de la vésicule avec la substance du foie, à laquelle elle tient lieu de péritoine dans cet endroit. Sur l'autre face de ce réservoir, elle unit d'une manière assez serrée les membranes muqueuse et séreuse vers le fond, mais leur forme une couche intermédiaire plus lâche et souvent même graisseuse dans le voisinage du col.

Tunique muqueuse. Elle a une épaisseur assez marquée. Sa couleur est blanche sur les animaux vivans ou sur des cadavres récens : la teinte jaune ou verdâtre qu'elle acquiert promptement dépend de l'extrême facilité avec laquelle la bile pénètre après la mort les parties qu'elle touche. Il est impossible d'y constater l'existence des glandes muqueuses, tour à tour admises et rejetées par les anatomistes, et que Sœmmering assure se rencontrer en assez grand nombre entre les valvules qui garnissent l'orifice du canal cystique.

Cette membrane de la vésicule ne présente pas la moindre trace des rides qui, dans les organes digestifs et encore dans la vessie, sont dues à la contraction de la tunique charnue qui entre dans leur structure, tunique dont la vésicule paraît dépourvue, comme je le dirai bientôt. Mais elle est garnie d'une quantité innombrable de papilles très-rapprochées qui la font paraître comme chagrinée. Cette dernière disposition est inhérente à la structure de cette membrane, et ne dépend pas, comme on pourrait le croire, d'un état passager de contraction ; car on l'observe également dans les vésicules très-dilatées par de la bile : ces papilles ne s'effacent pas non plus quand on distend les parois de la cavité après l'avoir ouverte.

La vésicule biliaire paraît dépourvue de tunique charnue : au moins tous les anatomistes s'accordent-ils maintenant pour ne pas en admettre dans cette poche membraneuse ; et cependant telle est, sur certains sujets, l'épaisseur de ses parois vers le col, qu'on serait tenté de prendre de petites stries ou colonnes régulières sous-jacentes à la tunique séreuse pour des fibres charnues qui, au reste, seraient bornées au col, car ces stries disparaissent bientôt en s'épanouissant sur les deux surfaces de la vésicule.

II. *Conduit cystique.*

Il termine la vésicule et représente un canal plus petit que l'hépatique, mais à peu près de même longueur. Dirigé en dedans, en arrière et un peu

en haut, il rencontre à angle aigu ce dernier, qu'il
côtoie d'abord, et auquel il s'unit bientôt pour former le conduit cholédoque, dont il partage la structure. Dans son intérieur et surtout près du col de
la vésicule, il présente plusieurs petits replis irréguliers et disposés en manière de valvules, dont il
a déjà été fait mention. Ce conduit est placé, ainsi
que les autres vaisseaux biliaires, au milieu de
beaucoup de tissu cellulaire graisseux, entre les
lames de l'épiploon gastro-hépatique, séparé du canal hépatique par la branche droite de l'artère du
même nom. C'est au-dessous de lui que se voit l'ouverture de la cavité des épiploons, dont il sera parlé
dans la description du péritoine.

§ III. *Du conduit cholédoque. Trajet et rapports.*

Il résulte du concours de l'hépatique et du cystique, mais semble être plutôt la continuation du
premier; il se dirige donc, ainsi que lui, en bas et
en dedans entre les deux lames de l'épiploon, au-
devant de la veine porte, au-dessous de l'artère hépatique, environné, comme tous ces vaisseaux, de
tissu cellulaire, de glandes et de vaisseaux lymphatiques.

Il gagne la partie postérieure de l'extrémité droite
du pancréas, en passant derrière la seconde portion
du duodénum. Arrivé là, tantôt il s'unit au canal
pancréatique, et tantôt il poursuit son trajet, simplement collé à ce conduit: dans les deux cas il perce
la tunique charnue de l'intestin, rampe obliquement
entre elle et la membrane muqueuse, et vient

s'ouvrir dans le duodénum, derrière la seconde courbure. L'embouchure du cholédoque est garnie d'un
petit repli membraneux que l'on croit destiné à y
prévenir l'entrée des alimens. Mais l'écoulement de
la bile par ce conduit lors du trajet de ceux-ci dans
le duodénum, et en outre le mode de sensibilité
dont il jouit, sont des obstacles plus certains.

§ IV. *Organisation commune des canaux hépatique, cystique et cholédoque.*

Ces différens conduits excréteurs sont formés par
deux lames membraneuses distinctes. Bichat, dans
son *Anatomie générale*, assimile l'extérieur au tissu
cellulaire sous-muqueux. Cependant nulle part ce
tissu n'a la densité que présente cette première tunique, laquelle semble d'ailleurs formée de fibres
blanchâtres et longitudinales. Quant au feuillet muqueux, il est très-mince; on n'y voit plus les papilles si abondamment répandues sur celui de la vésicule biliaire. Enfin, ainsi que ce dernier, il est
coloré par la bile qui a été en contact avec lui à
l'instant de la mort.

Quelle que soit, au reste, leur organisation, les
conduits biliaires jouissent d'une assez grande extensibilité, comme on peut s'en convaincre par la
dilatation qu'ils peuvent subir quand, par exemple,
un calcul est arrêté dans le cholédoque et s'oppose
d'une manière permanente au trajet de la bile.

ARTICLE QUATRIÈME.

DÉVELOPPEMENT DU FOIE DEPUIS LA NAISSANCE.

§ Ier. *État du Foie à la naissance.*

A la naissance, le foie, quoique proportionnellement moins volumineux qu'il ne l'était à une époque plus voisine de la conception, conserve toujours
une prédominance remarquable sur les autres viscères. Nous verrons ailleurs que son volume considérable dans le fœtus tient à ce qu'il reçoit une
grande partie du sang venant de la mère par la
veine ombilicale, distribution qui, à n'en pas douter, a un but des plus importans à l'existence et au
développement du fœtus; nous verrons encore que,
par la répartition inégale du sang dans les deux lobes principaux de cet organe, le gauche est beaucoup plus développé proportionnellement que le
droit; je puis même dire d'avance que, dans le milieu de la grossesse, il y a égalité de volume entre
ces deux lobes, et même que si on peut remarquer
quelque différence entre eux, elle est certainement
à l'avantage du gauche. Ce rapport est, comme on
voit, bien opposé à celui de ces lobes dans l'adulte,
et même dans l'enfant qui naît, chez lequel le lobe
droit a déjà l'avantage sur le gauche, quoique ce
dernier soit très-gros.

On pense bien que la position et les rapports du
foie ne sont pas précisément les mêmes que dans
l'adulte; une autre circonstance ajoute encore à ce

qui devrait simplement résulter du volume du foie, c'est l'état du diaphragme, qui, chez l'enfant, ainsi qu'il a été dit ailleurs, est très-peu voûté, vu l'évasement de la base de la poitrine. En conséquence, le foie de l'enfant qui naît proémine singulièrement au-dessous de cette dernière, et donne à l'abdomen un volume qui paraît d'autant plus considérable que le bassin est très-peu développé à cet âge. Ce rapport plus étendu du foie avec la paroi antérieure de l'abdomen le rend plus accessible aux pressions, aux atteintes diverses des corps extérieurs; c'est même une des raisons qui, toutes choses égales d'ailleurs, rendent l'accouchement par les pieds un peu plus dangereux pour l'enfant que celui par la tête. Indépendamment de ses rapports avec les parois abdominales, le foie est appliqué alors sur toute la surface supérieure de l'estomac, et s'étend jusqu'à la rate, qu'il recouvre même ordinairement.

Sa couleur est d'un rouge foncé; ses formes extérieures sont toutes mieux prononcées que dans l'adulte; les éminences sont plus saillantes, les cavités plus profondes.

L'organisation du foie présente sans doute à la naissance des différences essentielles, mais elles sont impénétrables : seulement nous voyons que le parenchyme de cet organe est alors plus mou, plus spongieux, qu'il est pénétré d'une plus grande quantité de sang.

Quant à l'appareil excréteur, développé en raison de ce qu'il sera par la suite, il n'est pas proportionné au volume actuel du foie. On en conçoit aisément la raison : en effet, dans le fœtus, le foie n'est si considérable que par rapport aux usages qu'il remplit à l'égard du sang de la veine ombilicale, et non pour la sécrétion de la bile, qui, pendant le séjour de l'enfant dans le sein de sa mère, est presque nulle en comparaison de ce qu'elle doit être après la naissance. Voilà aussi pourquoi la veine porte, destinée à porter au foie les matériaux de la bile, suit le développement de l'appareil excréteur; tandis que l'artère hépatique, voie de transmission des matériaux nutritifs, a, au contraire, un diamètre proportionné au volume du foie lui-même. Du reste nulle autre particularité importante touchant cet appareil excréteur, sinon que la vésicule biliaire est complétement cachée sous le lobe droit, que son fond est constamment éloigné de la circonférence du foie, et qu'enfin les parois de cette cavité sont très-minces.

§ II. *Changemens que le foie éprouve à la naissance, et développement ultérieur de cet organe.*

La révolution subite qui arrive à la naissance dans la circulation de l'enfant imprime au foie un changement bien remarquable. Ne recevant plus de sang de la veine ombilicale, cet organe diminue réellement de volume dans les premiers temps de la vie; son tissu se resserre, acquiert plus de densité; prend aussi, mais plus tard, une couleur différente; de brun obscur qu'il était, tantôt il devient d'un rouge vif, tantôt il pâlit d'une manière remarquable; la teinte fauve ou vermeille sont les deux nuances qui le distinguent dans l'enfance. Mais quoique le foie diminue de volume dans les premiers temps de la vie, il ne perd pas complétement sa prédominance sur les autres organes. Bientôt même il participe à l'accroissement général, et augmente aussitôt que sa diminution par les phénomènes nouveaux établis à la naissance a cessé. C'est pour cela que, dans la jeunesse, ses formes extérieures sont bien mieux prononcées.

L'appareil excréteur n'éprouve aucune mutation sensible. Un fait que je ne puis expliquer, c'est que les diverses parties qui le composent sont beaucoup moins susceptibles alors de se laisser pénétrer par la bile que dans un âge plus avancé.

Il est une époque de la vie à laquelle le foie avec ses dépendances a enfin acquis, comme les autres organes, tout le développement dont il est susceptible; mais il paraît qu'à une autre plus avancée il prend un surcroît d'énergie vitale sans aucune révolution apparente dans son existence matérielle. Alors il joue un rôle plus important dans l'économie; il modifie nos affections, il influe sur le caractère; ses maladies sont aussi plus fréquentes.

Enfin, dans le vieillard, le foie se flétrit, pour ainsi dire; et s'il ne s'atrophie pas réellement, comme cela a lieu quelquefois, au moins il devient fréquemment mou, flasque, et prend une couleur plus foncée. Quelquefois, mais rarement, on trouve des points d'ossification sur sa membrane extérieure. L'appareil excréteur n'offre rien de particulier : depuis qu'il est parvenu à son complet développement, il n'éprouve aucun changement remarquable.

ARTICLE CINQUIÈME.

REMARQUES GÉNÉRALES SUR LA SÉCRÉTION DE LA BILE ET LE TRAJET DE CE FLUIDE.

Il serait étranger à notre objet d'entreprendre l'histoire complète de la sécrétion de la bile, et de tout ce qui peut y être relatif. Ces détails appartiennent à des réflexions physiologiques plus étendues que celles que nous nous permettons parfois, à l'exemple de Bichat, qui en a placé dans les parties de cet ouvrage traitées par lui-même. Je ne veux donc que jeter ici un coup d'œil rapide sur la source de ce fluide, et sur les phénomènes principaux de son trajet.

Le foie est le seul organe qui, indépendamment du sang rouge qui lui est apporté par une artère assez considérable, reçoive du sang noir que nous avons vu lui être transmis par le système de la veine porte. Une disposition aussi particulière devait naturellement fixer l'attention des physiologistes: aussi n'échappa-t-elle à aucun d'eux, et n'accordant au foie d'autre fonction bien certaine que de former la bile, presque tous adoptèrent que la veine porte transmet au foie les matériaux de ce fluide, et que le sang de l'artère hépatique est uniquement destiné à la nutrition de l'organe. Je ne rappellerai pas ici les raisons sur lesquelles repose ce sentiment: on les trouve exposées en détail dans Haller et Sœmmering. Un très-petit nombre de physiologistes ont pensé le contraire, ou au moins ont regardé la question comme encore indécise : Bichat est de ce nombre. On peut voir, dans son *Anatomie générale*, à l'article du *Système veineux abdominal*, une discussion presque convaincante à ce sujet (1).

S'il s'était définitivement prononcé en faveur de l'opinion vers laquelle il paraît pencher, j'aurais respecté son sentiment ; mais l'indécision dans laquelle il reste après avoir développé toutes les objections, me permet de faire remarquer deux circonstances dont il me semble que les physiologistes n'ont pas assez tiré parti, et qui, selon moi, concourent à établir la destination généralement admise du sang de la veine-porte. La première concerne le développement de la rate ; la seconde celui de l'artère hépatique et de la splénique.

1°. D'après ce que nous avons dit ailleurs, la rate suit dans son développement l'activité de la sécrétion de la bile, ainsi que le développement de l'appareil excréteur de ce fluide, et non pas le volume du foie ; de manière que, dans le fœtus, chez lequel

_____

(1) Aux raisons exposées par Bichat pour motiver son indécision sur la source d'où le foie tire les matériaux de la bile, nous ajouterons que, bien qu'il soit rare de voir le système veineux abdominal communiquer immédiatement avec le système veineux général, on a cependant observé quelquefois cette communication ; que Lieutaud, Huber, Lawrence, Abernethy, et MM. Manec et Ménière en ont rencontré des exemples. Or, comment concilier ces faits avec l'opinion que la veine porte fournit seule les matériaux de la sécrétion biliaire ? Nous ajouterons encore que, dans certaines classes animales, chez les ophidiens, les sauriens et les batraciens, cette communication existe et constitue un état normal.

(*Note ajoutée.*)

là sécrétion est presque nulle, la rate est très-petite, ainsi que les vaisseaux et la vésicule biliaires, qui sont peu développés, en comparaison au moins du foie lui-même, qui est très-considérable ; d'où il résulte évidemment ces deux choses : 1° que la rate est incessamment liée aux phénomènes de la sécrétion de la bile ; 2° que son influence ne peut être relative qu'au sang de la veine porte, puisqu'elle n'a pas d'autre action reconnue que de préparer et de convertir en sang veineux celui qu'elle reçoit.

2°. D'après la remarque déjà faite par Haller, et qu'on peut confirmer tous les jours, l'artère hépatique est proportionnellement d'autant plus grosse qu'on l'examine à une époque plus voisine de la naissance et même de la conception : son développement est donc déterminé par le volume, par l'étendue de la masse du foie, et non par l'activité de la sécrétion biliaire ; d'où il est naturel de penser qu'elle porte au foie les matériaux de sa nutrition et non pas le sang qui doit servir à la sécrétion de la bile. L'artère splénique est, au contraire, d'autant plus considérable qu'on l'examine à une époque plus éloignée de la naissance, puisque le sang qu'elle porte à la rate est destiné à être déposé dans le système de la veine porte, après avoir éprouvé dans cet organe des changemens particuliers.

Ces deux faits me semblent donc de nature à fixer l'incertitude qui pourrait exister sur la destination du sang de la veine porte, en même temps qu'ils confirment l'usage présumé de la rate, d'être un organe auxiliaire du foie, et destiné à préparer une certaine quantité du sang de la veine porte, sans du reste

qu'on puisse rien déterminer sur la nature des changemens qu'elle lui imprime. S'il est permis d'émettre
son sentiment sur cet objet, je dirai qu'il me paraît
que le sang qui vient de la rate n'a pas d'autre qua-
lité que le sang noir de tout le corps, et qu'il n'a même
pas éprouvé un commencement de putréfaction,
comme l'a prétendu Haller, et comme l'ont adopté,
d'après lui, quelques physiologistes; et si le sang de
la rate n'a pas des qualités spéciales, on s'étonne
moins que cet organe puisse être extirpé sans apporter de dérangement sensible dans les phénomènes
digestifs, lorsque les animaux survivent à une semblable expérience.

Je passe sous silence tout ce qui regarde le travail
de la sécrétion biliaire, et j'indique de suite le trajet
du fluide qui en est le produit. Séparée en plus ou
moins grande proportion, la bile traverse les conduits excréteurs disséminés dans la substance du
foie, et le canal hépatique qui leur succède. Son trajet ultérieur est réglé sur l'ordre des phénomènes
digestifs, et voici comment Bichat, dans son *Ana-*
tomie générale, expose le résultat de ses expériences
à ce sujet : « 1°. Il paraît que dans tous les temps
» le foie sépare une certaine quantité de bile,
» quantité qui augmente cependant durant les
» digestions. 2°. Celle qui est fournie pendant l'abs-
» tinence se partage entre l'intestin, qui s'en trouve
» toujours coloré, et la vésicule qui la retient sans
» en verser aucune portion par le conduit cystique,
» et où, ainsi retenue, elle acquiert un caractère
» d'âcreté, une teinte foncée, nécessaires sans doute
» à la digestion qui va suivre. 3°. Lorsque les ali-

» mens, ayant été digérés par l'estomac, passent
» dans le duodénum, alors toute la bile hépatique,
» qui auparavant se partageait, coule dans l'intestin
» et même en plus grande abondance. D'une autre
» part, la vésicule verse aussi celle qu'elle contient
» sur la pulpe alimentaire, qui s'en trouve alors toute
» pénétrée. 4°. Après la digestion intestinale, la bile
» hépatique diminue et commence à couler en partie
» dans le duodénum, et à refluer en partie dans
» la vésicule, où, examinée alors, elle est claire
» et en petite quantité, parce qu'elle n'a encore
» eu le temps ni de se colorer ni de s'amasser en
» abondance.

» Il y a donc cette différence entre les deux biles,
» que l'hépatique coule d'une manière continue
» dans l'intestin, et que la cystique reflue, hors le
» temps de la digestion, dans la vésicule, et coule
» pendant cette fonction vers le duodénum; ou plu-
» tôt c'est le même fluide dont une partie conserve
» toujours le caractère qu'il a en sortant du foie:
» l'autre va en prendre un différent dans la vésicule.
» La diversité de couleur de la bile cystique, suivant
» qu'elle a ou non séjourné, a beaucoup d'analogie
» avec la couleur de l'urine, qui, plus ou moins
» retenue dans la vessie, se trouve plus ou moins
» foncée. »

D'après ce qui vient d'être rapporté, la vésicule,
pendant l'abstinence, se remplit donc d'une certaine
quantité de bile qui y prend des qualités nouvelles.

Or, on demande par quelle voie la bile est ainsi
transmise dans ce réservoir. Les anatomistes et les
physiologistes actuels n'en connaissent pas d'autre

que le canal cystique, à travers lequel une partie du fluide biliaire qui traverse le conduit hépatique reflue, en vertu du mode de sensibilité dont ce canal est doué; de manière qu'il est à la fois, mais à des époques différentes, la voie de transmission de la bile du conduit hépatique dans la vésicule, et de cette dernière dans le cholédoque. Mais dans l'enfance de la physiologie, alors que l'empire des forces vitales était moins connu, on présuma un ordre particulier de vaisseaux biliaires qui, nés de la substance du foie, s'ouvraient directement dans la vésicule; on les nomma *vaisseaux hépato-cystiques.* Leur existence fut tour à tour admise et combattue par les différens anatomistes; mais depuis Haller on pense qu'ils ont été gratuitement supposés, et que l'esprit de prévention a pu seul faire prendre pour tels de simples vaisseaux, et les liens celluleux qui unissent la vésicule à la substance du foie. Haller termine une discussion savante à ce sujet en disant : *Vidi ramos arteriosos plurimos ex hepatico vesiculæ alveo in ejus membranas tendentes; vidi venulas; vidi cellulosa fila, omnia ista flavissima, ut facile pro biliariis canalibus habuissem, si placuisset mihi imponi.*

CONSIDÉRATIONS GÉNÉRALES.

L'APPAREIL urinaire se rapproche beaucoup de l'appareil biliaire. Comme lui, en effet, il se compose d'un organe sécréteur, double à la vérité, de deux canaux qui transmettent le fluide séparé dans un réservoir spacieux où il séjourne pendant un temps plus ou moins long, enfin d'un second conduit qui lui livre passage pour son excrétion définitive. Ce dernier, à des époques éloignées, est aussi, chez l'homme, le canal conducteur du fluide séminal; chez la femme, la conformation particulière des organes génitaux extérieurs apporte quelques différences dans la terminaison de l'appareil urinaire. Cependant il y a aussi entre ces deux appareils sécréteurs des différences remarquables : 1° le foie est toujours unique; le nombre des reins, au contraire, est presque constamment multiple; 2° en comparant le volume de l'organe sécréteur à la capacité du réservoir, on trouve un rapport inverse dans les deux appareils : d'un côté, le foie est très-considérable, au point même qu'il surpasse, à n'en point douter, le volume de tous les organes glanduleux réunis; la vésicule biliaire est très-petite : d'un autre côté, dans l'appareil urinaire, la petitesse des reins contraste avec la capacité très-grande de la vessie. Cette opposition dans les dimensions comparées de l'organe sécréteur et du réservoir des voies biliaires et urinaires dépend des phénomènes différens de la sécrétion opérée par l'un et l'autre appareils : car, suivant la remarque faite depuis long-temps par Haller, il n'y a dans l'intervalle des digestions qu'une petite quantité de la bile actuellement séparée par le foie, qui passe dans la vésicule; la plus grande partie coule dans l'intestin duodénum; c'est donc à cette circonstance, jointe à ce qu'habituellement il y a moins de bile séparée par le foie, que d'urine par le rein, qu'il faut attribuer la disproportion entre la capacité de la vésicule et le volume du foie. D'un autre côté, comme toute l'urine doit être et est en effet reçue dans la vessie, et que d'ailleurs ce fluide est abondamment fourni par les reins, voilà pourquoi la vessie nous présente de si grandes dimensions proportionnellement au volume des reins.

Ceci me conduit à jeter un coup d'œil sur les principales circonstances qui établissent une démarcation exacte entre la sécrétion de l'urine et toutes les autres.

1°. La quantité de fluide que les reins séparent équivaut à la somme des autres fluides sécrétés; on pourrait même assurer qu'elle est plus considérable. Ainsi donc, parmi les divers appareils sécréteurs, les reins tiennent le premier rang, sous le rapport de l'abondance du fluide séparé, comme le foie est la plus considérable de toutes les glandes.

2°. L'urine se compose fréquemment de liquides qui viennent d'être presque actuellement introduits dans les voies digestives, et qui n'ont eu que le temps de parcourir celles de la circulation ; plus limpide alors, et beaucoup moins foncée en couleur, on l'appelle communément *urine de la boisson*. Mais il me semble qu'on a attaché beaucoup trop d'importance à cet état de l'urine, qui ne diffère alors de celle que nous rendons, par exemple, le matin, et qu'on nomme *urine de la coction* ou *de la nutrition*, que parce que les principes constitutifs de ce fluide y sont plus étendus et moins concentrés.

3°. Le rapport de l'urine avec la sérosité du sang en entraîne un autre avec les exhalations extérieures et intérieures, qui ne se remarque pas à l'égard des autres sécrétions : ainsi plus la transpiration est abondante, moins les reins séparent d'urine : de même, pour les exhalations intérieures, la sécrétion de l'urine est toujours notablement diminuée dans les hydropisies considérables. On voit qu'alors la peau, dont l'exhalation est excitée d'une manière quelconque, ou une poche séreuse hydropique, soustrayant une grande partie de la sérosité du sang, les reins ne peuvent plus en séparer la même quantité. Je ne m'arrête pas sur les circonstances mille fois variées qui mettent en évidence ce rapport inverse de la sécrétion urinaire avec les exhalations : il m'a suffi de faire observer que, complétement étranger aux autres sécrétions, ce rapport appartient exclusivement à celle de l'urine, et qu'il est un de ses caractères fondamentaux. De là découlent naturellement les variations si fréquentes dans la quantité de l'urine ; tandis que les autres fluides sécrétés sont toujours formés à peu près dans les mêmes proportions.

4°. Enfin un dernier caractère de la sécrétion opérée par les reins, et qui la distingue de toutes les autres, c'est que le fluide qui en est le produit ne concourt à aucune fonction; il doit être complétement expulsé, après avoir traversé ses différentes voies. Au contraire, les larmes humectent d'abord le globe de l'œil, et mêlées ensuite au mucus nasal, elles se précipitent en partie dans les voies digestives. La salive a des usages importans pour la digestion : la pénétration des alimens par ce fluide, en même temps qu'ils sont soumis à l'acte masticatoire, leur communique de la chaleur, leur donne un premier degré d'animalisation, et y incarcère une certaine quantité d'air. Nous avons indiqué l'influence de la bile et du suc pancréatique sur la séparation ou l'espèce de départ qui se fait dans le duodénum, de la substance alibile du chyme d'avec la matière excrémentitielle. Tous ces usages des fluides sécrétés, auxquels je pourrais ajouter ceux des fluides muqueux, contrastent d'une manière évidente avec la nullité complète d'influence de l'urine sur les autres fonctions de l'économie. De là résultent sans doute les effets les plus graves de la diminution de quelques-uns d'entre eux, d'abord parce qu'ils sont utiles à quelques fonctions, et en second lieu parce qu'aucun autre fluide ne les remplace. L'urine, au contraire, n'est presque constamment augmentée ou diminuée que par des circonstances naturelles, ou consécutivement à l'état opposé de quelques exhalations : ce qui fait que nous ressentons beaucoup moins les effets des variations de quantité dont elle est susceptible.

ARTICLE PREMIER.

DES REINS.

En donnant plus haut une idée de l'appareil urinaire, j'ai parlé d'après l'état actuel de nos connaissances, et n'ai pas indiqué d'autre voie de transmission de l'urine dans la vessie que les reins : c'est,
en effet, la seule connue, et probablement même
l'unique qui existe. Il faut attribuer à l'incertitude
des connaissances physiologiques, et surtout à l'abus
de l'application de la physique au mécanisme de nos
fonctions, l'idée dans laquelle on fut pendant long-
temps qu'il y avait des vaisseaux de communication
directe des voies digestives dans la vessie. En effet,
leur existence, admise pour rendre raison de la
promptitude avec laquelle souvent nous rendons les
boissons qui viennent d'être prises, n'est nullement
démontrée (1); d'ailleurs, cette rapidité du passage

---

(1) Si l'on réfléchit au volume considérable des artères rénales,
qui portent aux reins la huitième partie de tout le sang, si l'on
pense au trajet très-court de ces artères, à leurs promptes ramifications dans le tissu des reins, à leur communication avec
les radicules des sécréteurs, communication plus facile qu'en
aucune autre glande, on cessera d'être étonné de la rapidité avec
laquelle la boisson est quelquefois rendue par les urines; on ne
cherchera plus de canal direct de l'estomac à la vessie ; et l'anatomie démontrant que ce canal n'existe pas, on n'en viendra plus
jusqu'à supposer un passage des liquides à travers le tissu cellulaire intermédiaire à ces organes, hypothèse contraire à toutes les
lois de la physiologie.   (*Note ajoutée.*)

des boissons dans les voies urinaires n'a rien de surprenant d'après les phénomènes connus de la circulation; ajoutons que le plus ordinairement, quand
nous sommes pressés par le besoin d'uriner après
avoir pris beaucoup de boisson, l'urine que nous
rendons en premier lieu est celle qui était contenue
dans la vessie auparavant.

§ Ier. *Disposition générale des Reins.*

Les reins, organes sécréteurs de l'urine, sont profondément placés dans les régions lombaires, sur
les parties latérales de la colonne vertébrale. Il y en
a un de chaque côté; mais leur nombre varie quelquefois, de même que le lieu qu'ils occupent : ainsi
chez quelques sujets on n'en trouve qu'un, placé
pour l'ordinaire au-devant des vertèbres; ou bien il
s'en trouve trois, l'un d'eux ayant la même position
que le précédent. J'ai vu une fois les deux reins réunis
par leurs extrémités supérieures, et formant sur la
colonne vertébrale un croissant à concavité inférieure. Il serait, au reste, aussi long qu'inutile de
rapporter toutes les variétés à cet égard qui se sont
présentées aux anatomistes; je rappellerai seulement
ce que j'ai déjà dit ailleurs, que ces variétés suffiraient
seules pour détourner de toute idée de symétrie dans
l'appareil que nous décrivons.

Les reins, dans la place qu'ils occupent, sont remarquables par la grande quantité de graisse solide
qui les environne ; telle est même, dans certains
sujets, leur disposition à cet égard, que chacun
d'eux semble chatoné dans une cavité ou loge

graisseuse qui l'isole complétement des parties voisines, et qui lui est unie par un tissu cellulaire lâche.

Dans les circonstances ordinaires, le rein gauche est plus élevé que le droit, à cause du volume différent de la rate et du foie : cependant cette différence de position n'est pas toujours très-grande ; souvent même il est impossible de l'observer. Haller croit avoir remarqué que ce rein est aussi un peu plus petit que le droit.

On compare avec assez de justesse le rein, pour la figure, à une fève de haricot dont la concavité serait tournée en dedans. En effet, allongé de haut en bas, aplati d'avant en arrière, convexe dans la plus grande partie de sa circonférence, et un peu plus large à son extrémité supérieure, cet organe se divise naturellement, pour en mieux étudier les formes extérieures et les rapports, en deux faces et en circonférence.

§ II. *Conformation et rapports des reins.*

Des deux faces, l'*antérieure* est convexe et tantôt recouverte complétement par le péritoine (toutefois, par l'intermède d'une couche de tissu cellulaire), tantôt en rapport plus ou moins immédiat avec le colon lombaire correspondant, par la manière différente dont le péritoine se comporte à l'égard de cette partie du tube intestinal, puisque chez les uns il ne fait que passer au-devant, et que chez d'autres il forme de chaque côté un repli plus ou moins lâche, appelé *méso-colon lombaire.*

La face *postérieure* est presque plane, et appliquée sur une couche épaisse de graisse qui la sépare du diaphragme, auquel elle répond dans l'étendue des deux dernières fausses côtes à peu près, et plus bas du feuillet antérieur de l'aponévrose du transverse. Ce feuillet aponévrotique ne fait qu'une très-petite partie de la masse épaisse de parties molles qui, placée postérieurement entre la base de la poitrine et celle du bassin, met le rein presque complétement à l'abri des violences extérieures, et même le rend presque inaccessible à nos moyens chirurgicaux.

La circonférence du rein présente, 1° en haut, une extrémité épaisse et arrondie, embrassée en manière de casque par la base des capsules surrénales; 2° en bas, une extrémité plus mince et plus allongée que la précédente, distante plus ou moins de la crête iliaque; 3° en dehors, un bord convexe, épais et arrondi, correspondant aux parois musculeuses de l'abdomen et au diaphragme; 4° du côté interne, une sinuosité profonde, appelée *scissure du rein*. Cette sinuosité, dont les rebords sont épais et comme tuberculeux, est revêtue par l'enveloppe extérieure du reste de l'organe. Remplie d'une certaine quantité de graisse, elle est occupée par les divisions de l'artère rénale, qui sont en haut et en devant, celles de la veine, qui sont derrière, et le commencement de l'urètre près de l'extrémité inférieure; on y voit enfin au fond la paroi interne et libre du bassinet.

Les capsules surrénales sont communément décrites à l'occasion des reins; mais leur développement considérable dans le fœtus, et leur presque disparition à mesure qu'on avance en âge, permettent de croire qu'elles appartiennent spécialement aux premiers temps de l'existence, et nous autorisent à en renvoyer la description à l'histoire anatomique du fœtus.

§ III. *Organisation des reins.*

Vaisseaux et nerfs. Les artères urinaires ont été décrites dans l'exposé du système artériel; il suffit à mon objet de rappeler à leur égard les considérations suivantes :

Elles naissent de l'aorte, à angle presque droit, et parcourent un trajet peu long avant de parvenir aux reins. Leur diamètre est considérable proportionnellement au volume de l'organe auquel elles se distribuent. On sait même que, d'après des calculs qu'il ne faut pas cependant admettre avec rigueur, on juge qu'elles portent aux reins la sixième partie du sang de l'aorte abdominale. Toutes les recherches et expériences faites pour établir la certitude de cette donnée n'ont conduit à aucun résultat avantageux, et ne doivent plus figurer que dans l'histoire de la science anatomique et physiologique. Toujours avant de s'introduire dans la sinuosité du rein, les artères rénales se partagent en plusieurs branches, qui elles-mêmes se subdivisent bientôt pour se placer entre la substance du rein et les parois du bassinet, après avoir traversé la membrane qui revêt l'intérieur de la sinuosité. Placées d'abord dans la graisse qui sépare les calices, les premières divisions artérielles se ramifient à l'infini, et des injections très-fines ont montré qu'elles se terminaient surtout dans la substance corticale, dont nous parlerons bientôt, ce qui s'accorde avec l'idée dans laquelle on est, que cette substance opère seule la sécrétion de l'urine, la tubuleuse n'étant que le moyen de transmission du fluide quand il a été séparé.

Des veines disposées comme les artères sortent des reins par plusieurs branches qui se réunissent en un, deux ou trois troncs de chaque côté. Ceux-ci vont, sous le nom de *veines émulgentes* ou *rénales*, s'ouvrir dans la veine cave inférieure. Les racines de ce second ordre de vaisseaux concourent aussi sans doute à former le parenchyme de l'organe que nous décrivons.

Un plexus nerveux, division du solaire, augmenté par le nerf *petit splanchnique*, qui s'y réunit complétément, accompagne les divisions des artères et pénètre la substance du rein.

Des vaisseaux lymphatiques ou absorbans naissent de cette substance qu'ils concourent à former.

Substance propre ou *parenchyme*. Le tissu du rein est plus consistant que celui de tous les autres organes glanduleux, et, sans aucun doute, d'une nature différente, puisque, sous l'influence de quelques agens chimiques, il se comporte d'une manière particulière, comme nous le dirons plus bas. Il diffère aussi de tous quant à son organisation, en ce qu'au lieu de n'offrir qu'une substance identique dans toutes ses parties, il résulte évidemment de deux très-distinctes sous tous les rapports, l'une appelée *corticale*, et l'autre *tubu-*

leuse. Quelques anatomistes en ont bien admis une troisième sous le nom de *mamelonnée ;* mais nous verrons bientôt que celle-ci n'est autre que le sommet des petits cônes que forme la tubuleuse : il n'y a de différence que dans la conformation, mais non dans la structure intime. Pour bien voir la disposition intérieure du rein, il faut le fendre de haut en bas, sur son bord convexe, de manière à prolonger la section jusqu'au bassinet, dont on divise la paroi adhérente : on a de cette manière deux segmens égaux, sur la surface desquels se remarque également l'arrangement des deux substances. Je ferai observer que tous les reins ne sont pas également propres à ce genre d'inspection ; au moins il en est dans lesquels, sans aucune affection apparente, ces deux substances sont presque confondues : on ne peut y bien distinguer que les mamelons de la tubuleuse.

La *corticale* forme d'abord à tout le rein une couche extérieure d'une ligne ou deux d'épaisseur, immédiatement recouverte par la membrane propre, dont il sera bientôt fait mention. Elle forme ensuite plusieurs loges dans lesquelles se trouvent les parties isolées de la substance tubuleuse, que séparent des cloisons appelées improprement *colonnes charnues.* Ces cloisons diminuent d'épaisseur vers le bassinet, dont elles sont presque constamment éloignées par de la graisse.

Cette première partie de la substance du rein a communément une couleur fauve qui la distingue bien de la tubuleuse ; elle n'a guère d'ailleurs que la consistance du foie, et se déchire aisément ; c'est à elle que se distribuent presque entièrement les artères rénales (1).

La substance *tubuleuse* ou *médullaire* représente plusieurs cônes d'un volume inégal, dont la base arrondie est dirigée vers l'extérieur du rein, et le sommet vers le bassinet. Embrassés de toutes parts par la substance corticale, excepté à leur sommet, qui est reçu dans les calices, ces petits cônes de la substance tubuleuse s'en distinguent aisément par leur couleur rouge foncée, surtout à l'extérieur, car le centre de chacun d'eux est plus pâle et quelquefois même blanchâtre. Indépendamment de sa couleur particulière, la substance tubuleuse a d'autres caractères frappans : elle est dense et ferme, résistante même jusqu'à un certain point, et paraît composée de filamens nombreux qui sont, à n'en pas douter, les vaisseaux excréteurs, ce qui la fait pa-

---

(1) Vue au microscope, la substance corticale paraît composée de granulations solides d'un très-petit volume, formés par les extrémités capillaires des artères et des veines rénales, comme le démontrent les injections ténues, qui les pénètrent avec facilité. Indépendamment de ces corpuscules glandiformes et des ramifications vasculaires qui les accompagnent, il existe encore une multitude de petits canaux blancs et flexueux, nommés *conduits de Ferrein*, qui forment une grande partie de cette substance, et qui sembleraient être les conduits excréteurs des grains glanduleux. Selon Ferrein et Schumlauski, ce sont ces conduits si flexueux dans la substance corticale, qui, devenant droits dans la substance tubulée, constituent par leur réunion les canaux convergens de cette dernière substance, dont chaque faisceau se trouve ainsi formé de plusieurs centaines de canalicules.

(*Note ajoutée*).

raître comme striée. Ces canaux, extrêmement fins,
et déliés, sont en quelque sorte épanouis à la superficie de chaque cône, et s'enfoncent dans la substance corticale, d'où ils tirent leur origine; par leur
extrémité opposée, ils sont serrés les uns contre les
autres, et s'ouvrent à la surface des mamelons; on
peut même, en comprimant ceux-ci, faire suinter
l'urine par les orifices de ces conduits.

Les mamelons ne sont véritablement que les sommets des cônes tubuleux. Quelquefois courts et obtus, d'autres fois allongés au point de faire saillie
dans le bassinet, ils sont encore, dans cette dernière
circonstance, tantôt terminés en pointe, tantôt cylindriques. Toutes ces différences peuvent se remarquer sur un même sujet, sur un même rein. Leur
nombre varie comme celui des cônes de la substance
tubuleuse : tantôt il est égal à celui des cônes qu'ils
terminent; tantôt deux de ces derniers se réunissent
pour former un seul mamelon alors plus gros; quelquefois, mais plus rarement, il y a un double mamelon pour un cône : en un mot, on en trouve depuis cinq ou six jusqu'à quinze et dix-huit. Quoi qu'il
en soit de ces variétés, les mamelons ont toujours
une couleur vive, et sont probablement recouverts
par une muqueuse très-fine, comme nous le dirons
plus bas. C'est à leur surface qu'on voit les orifices
peu nombreux des conduits urinifères : ce qui fait
présumer, comme le remarque Haller, que si tous
les filamens qui composent la substance tubuleuse
sont de tels conduits, il est indispensable que plusieurs aboutissent à un même orifice.

D'après ce qui a été dit jusqu'ici sur le parenchyme du rein, sur les apparences extérieures des deux substances qui le composent, et auparavant sur la manière dont se terminent les divisions de l'artère rénale, on est assez généralement convaincu que la substance corticale seule est destinée à la sécrétion de l'urine, que la tubuleuse y est complétement étrangère, mais qu'elle transmet le fluide dans le bassinet. Cette dernière a d'après cela une organisation plus simple, puisqu'elle n'est formée que par l'assemblage des conduits urinifères; la corticale, au contraire, a plus de rapport avec l'organisation cachée du tissu des autres glandes : d'où l'on voit que le parenchyme du rein diffère de celui des autres glandes en ce qu'il n'y en a qu'une partie destinée à la sécrétion, l'autre servant uniquement au premier trajet de l'urine. Ces deux parties de la substance du rein ont nécessairement entre elles une communication intime, au moyen des conduits urinifères qui naissent de la corticale; mais on ignore de quelle manière précise ces conduits tirent leur origine de celle-ci (1). Sans agiter ici cette question, je dirai seulement que l'extrême facilité avec laquelle on fait pénétrer les injections de toute espèce des artères rénales dans les canaux urinifères, et que le passage pendant la vie du sang en nature dans ces conduits, plus fréquent ici que dans les autres glandes, ont été singulièrement favorables au sentiment de ceux qui ont admis la continuité immédiate des vaisseaux sanguins avec les canaux excréteurs des glandes.

---

(1) *Voyez* la note précédente.

Le rein se putréfie encore moins promptement que le foie : c'est de tous les viscères parenchymateux celui qui résiste le plus à la destruction spontanée. Soumis à l'action de l'eau bouillante, son tissu y devient plus ferme, plus résistant ; ce dont on peut se convaincre sans aucune autre expérience, en examinant les reins d'animaux qu'on sert sur nos tables : au contraire, la substance du foie se ramollit par la cuisson. Nous avons vu aussi qu'elle se dissolvait dans l'acide sulfurique ; tandis que celle du rein s'y racornit, comme, au, reste, dans la plupart des principaux agens auxquels je l'ai exposée, tels que l'acide muriatique, l'acide nitrique, l'ammoniaque, etc.

Membrane extérieure. Tous les viscères abdominaux s'approprient une partie du péritoine, qui sert aux uns de première enveloppe, à d'autres de tunique extérieure entrant dans la composition de leurs parois : le rein fait exception et n'a qu'un rapport médiat avec ce sac membraneux. Une seule tunique, qui lui est propre, constitue son enveloppe extérieure. Après l'avoir recouvert complétement, elle s'enfonce dans la sinuosité, où elle est traversée par les divisions des artères et des veines rénales ; puis elle se réfléchit sur la surface libre du bassinet, comme je l'exposerai plus particulièrement en décrivant ce dernier. Quoique au premier coup d'œil elle paraisse étroitement unie à la substance corticale, elle n'y tient que par de faibles liens, ce qui fait qu'on l'en détache aisément tout entière. Assez mince et demi-transparente, elle est cependant plus épaisse qu'un feuillet du péritoine. Je la crois de texture fibreuse; car, plongée dans l'eau bouillante, elle s'y racornit, prend le double et le triple d'épaisseur, et acquiert surtout une résistance assez considérable. La dissection la plus soignée ne démontre point de tissu cellulaire au-dessous, en sorte qu'elle paraît adhérer à la substance du rein par des filámens d'une délicatesse extrême qui se détachent de sa surface interne. Quelquefois on l'a trouvée cartilagineuse en partie ou en totalité.

Après les conduits urinifères, qui, en quantité innombrable, composent la substance tubuleuse, les voies destinées au trajet de l'urine sont, 1° une petite poche ou cavité membraneuse placée au milieu du rein, nommée *bassinet*, et dans laquelle l'urine est conduite par des tubes appelés *calices*, dont l'extrémité opposée au bassinet embrasse un ou plusieurs mamelons; 2° de chaque côté un canal très-long qui transmet le fluide du bassinet dans la vessie, c'est l'*uretère*; 3° la *vessie*, réservoir spacieux dans lequel séjourne l'urine un temps plus ou moins long avant que d'être expulsée définitivement; 4° enfin l'*urètre*, dernier conduit, d'une conformation différente chez l'homme et chez la femme, et que je ne décrirai qu'à l'occasion des organes génitaux.

ARTICLE DEUXIÈME.

DES CALICES, DU BASSINET ET DE L'URÈTRE.

§ Ier. *Du Bassinet et des Calices.* — 1°. *Disposition générale.*

Je place et je décris le bassinet avant les calices, parce qu'il me semble que la disposition de ceux ci doit en être mieux conçue.

Le *bassinet* est une petite poche membraneuse, allongée suivant le grand diamètre du rein, et placée dans le fond de la scissure de cet organe, ou, à proprement parler, dans son intérieur ; car le rein représente vraiment une cavité à parois épaisses et parenchymateuses occupée par le bassinet, qui présente, en conséquence, deux parois ; l'une profonde, appliquée sur la substance du rein, et à laquelle viennent se réunir les calices, dont nous allons bientôt parler ; l'autre, qui se voit dans la sinuosité et qu'avoisinent les vaisseaux de l'organe et beaucoup de graisse. La coupe qu'on fait pour examiner la substance du rein découvre la surface interne du bassinet. Elle a, pour l'ordinaire, et surtout chez les jeunes sujets, une couleur blanchâtre qui dépend de la tunique moyenne ou propre, que permettent de voir la délicatesse et la transparence de la membrane muqueuse. On y remarque les embouchures des calices, et de plus, à la partie inférieure de la paroi qui répond à la sinuosité, l'orifice très-évasé de de l'uretère, nommé pour cela *infundibulum* ou, entonnoir : cette ouverture n'est garnie d'aucune valvule. Le bassinet n'est pas toujours unique : Haller l'a vu double deux fois.

Les *calices* sont de petits conduits membraneux, d'une organisation semblable, comme nous le verrons bientôt, à celle du bassinet, dont ils ne sont que des dépendances. En effet, exactement continus à lui par une de leurs extrémités, on les voit par l'autre embrasser la base des mamelons, qui proéminent plus ou moins dans l'intérieur de chacun d'eux, à peu près comme le col de la matrice est embrassé par l'extrémité supérieure du vagin et fait saillie dans l'intérieur de ce dernier.

Le nombre des calices varie singulièrement ; on en trouve depuis cinq à six jusqu'à dix ou douze : ils ne s'ouvrent jamais que dans la partie la plus profonde du bassinet, soit à ses extrémités, soit vers le côté qui regarde la convexité du rein. Leur diamètre est toujours proportionné au nombre des mamelons que chacun d'eux embrasse, puisque, comme je l'ai déjà dit en les décrivant, deux ou trois de ces derniers sont quelquefois reçus dans un même calice. Enfin, ces conduits ont une longueur différente : les uns parcourent un trajet de quelques lignes ; d'autres sont si courts que les mamelons répondent dans le bassinet même.

2°. *Organisation du Bassinet et des Calices.*

Cette partie de la description du rein me semble avoir été mal présentée par les auteurs. Le bassinet et les calices sont formés de trois membranes bien distinctes, mais disposées d'une manière différente. L'une est la continuation de l'enveloppe extérieure du rein ; une seconde, intérieure, est une dépendance de la muqueuse déployée sur les voies génitales et urinaires ; la troisième, intermédiaire aux deux précédentes, constitue la tunique propre du bassinet, et appartient aussi à l'uretère, qui, pour le dire d'avance, a, selon toutes les apparences, la même organisation que le bassinet et les calices.

Membrane commune. La membrane du rein, après avoir revêtu le fond de la sinuosité, se réfléchit de toutes parts sur le bassinet, et forme ainsi, autour de la portion correspondante de cette cavité, un cul-de-sac assez profond qui s'étend quelquefois jusque sur le commencement de quelques calices, auxquels cette membrane, dans tous les cas, ne correspond que dans une très-petite étendue. Du reste, elle adhère assez intimement à la tunique propre, et paraît se prolonger sur l'uretère.

Membrane propre. C'est elle qui donne au bassinet son épaisseur et la couleur blanche opaque qui le distingue. Continue d'une part avec celle de l'uretère, elle donne naissance du côté du rein à plusieurs petits canaux : ce sont les calices, dont elle forme la tunique extérieure, puisque, d'après ce que nous venons de dire à l'instant, la membrane commune ne les recouvre qu'imparfaitement. Ces canaux ne se terminent pas à la base des mamelons qu'ils embrassent, mais se prolongent au-delà dans la substance du rein, et s'y perdent.

Cette membrane propre du bassinet et des cali-

ces, du côté où elle n'est pas revêtue par la première tunique, répond à de la graisse qui sépare
ces derniers.

Membrane muqueuse. Elle est très-mince et continue avec celle de l'urètre, qui, plus épaisse, présente aussi plus évidemment les caractères des autres membranes muqueuses. Déployée sur toute la
surface interne du bassinet, on la voit se prolonger
dans les calices; lorsqu'elle est parvenue à la base
des mamelons, elle abandonne la tunique propre,
qu'elle avait accompagnée jusque là, et se réfléchit
distinctement sur eux, en formant autour de leur
base un petit cul-de-sac; mais alors elle est si délicate qu'on ne peut que soupçonner son existence
sur ces corps et son introduction dans les conduits
uriniferes.

§ II. *De l'Uretère.* — 1°. *Disposition générale.*

L'uretère succède au bassinet, à la partie interne
et inférieure duquel il commence par l'orifice évasé
que nous avons indiqué sous le nom d'*infundibulum*.
De là il s'étend jusqu'à la partie moyenne du bas-
fond de la vessie, endroit où il n'est guère distant
que d'un pouce de celui opposé.

Ce canal a communément la grosseur d'une
moyenne plume à écrire, excepté cependant à son
extrémité inférieure, où il paraît se rétrécir un peu.
Le plus ordinairement unique pour chaque rein, il
est quelquefois double, tantôt d'un seul côté, tantôt des deux, comme j'ai eu occasion de le voir une
fois sur une femme qui, par l'effet d'une descente

de matrice, avait une rétention d'urine dans la vessie, les uretères et les bassinets. Ce cas et quelques
autres de rétention semblable m'ont donné occasion de remarquer que toujours, dans ces circonstances, le bassinet se dilate en dedans, c'est-à-dire,
du côté de la sinuosité du rein, puisque c'est dans
ce seul sens qu'il est libre : il forme alors une poche
membraneuse appliquée sur le bord interne du
rein, et souvent beaucoup plus volumineuse que
lui. Au reste, le cas du double uretère n'est pas très-
rare ; je l'ai observé encore deux ou trois fois sur
les cadavres apportés l'hiver dernier à mon amphi-
théâtre.

Depuis son origine, l'uretère se porte obliquement en bas et en dedans jusqu'au-devant de la
symphyse sacro-iliaque, n'étant plus alors séparé de
son semblable que par la largeur du sacrum à sa
base. Dans ce premier trajet, chaque uretère est placé
derrière le péritoine, qui le recouvre ; celui du côté
droit se trouve en dehors de la veine cave inférieure,
à laquelle il est parallèle. Tous deux croisent à angle très-aigu le grand psoas, puis à angle un peu
plus ouvert l'artère et la veine iliaques primitives.
L'un et l'autre sont accompagnés par des ramus-
cles très-déliés de vaisseaux.

Parvenu à la base du sacrum, l'uretère descend
en avant et un peu en dedans, au milieu de beaucoup de graisse, pour gagner le bas de la région latérale de la vessie. Là il croise à angle aigu, chez
l'homme, le conduit déférent, derrière lequel il se
trouve, et parvient bientôt en dehors et un peu au-
dessus de la vésicule séminale. Dans la femme, il se

dirige obliquement dans le bassin jusqu'en bas de
la région postérieure, sans avoir aucun rapport important.

Déjà moins éloignés l'un de l'autre qu'ils ne l'a-
vaient été jusqu'alors, les deux uretères s'insinuent
entre la tunique charnue et la tunique muqueuse
de la vessie, et suivent, dans l'épaisseur même des
parois de cet organe, un trajet oblique en avant et
en dedans d'environ un pouce, après lequel ils se
terminent aux angles postérieurs du trigône vésical,
chacun par un orifice très-étroit.

La disposition des uretères entre les tuniques de
la vessie est digne de remarque. Elle a fait croire
que, dans le cas de plénitude un peu considérable
de ce réservoir, ces conduits étant comprimés, l'u-
rine éprouvait de la difficulté à s'y précipiter encore; mais des exemples de distension extraordinaire infirment cette assertion, qui ne trouvait de
fondement que dans l'idée où l'on a été pendant
long-temps que l'urine tombait par son propre poids
dans la vessie.

2°. *Organisation de l'Uretère.*

L'uretère paraît avoir la même structure que le
bassinet. Haller admet déjà trois tuniques à ce conduit, mais regarde l'extérieure comme celluleuse;
tandis que, si elle est la continuation de celle du
rein, elle n'a pas ce caractère. Des deux autres, l'intérieure est évidemment muqueuse; l'autre, qui est
la continuation de la membrane propre du bassinet, en partage les attributs extérieurs. C'est sans

doute elle qui est le siége du racornissement extraordinaire que subit l'uretère quand on le plonge dans
l'eau bouillante : il ne diminue pas seulement de
longueur ; ses parois deviennent encore à l'instant
même épaisses, résistantes, et ne perdent pas cet
état par l'ébullition prolongée. La même expérience
faite sur le bassinet donne le même résultat.

Ainsi organisée, l'artère jouit d'une très-grande
extensibilité. Cette propriété peut même y être développée d'une manière assez prompte, comme on
l'observe quand un calcul, par exemple, s'engage
dans ce conduit et oppose un obstacle insurmontable au trajet de l'urine. Le bassinet en est également
doué. C'est sans doute par cette raison que la rupture de l'un et de l'autre est très-rare, ainsi que le
remarque Haller.

Toutes les parties de l'appareil excréteur de l'u-
rine que nous avons déjà examinées sont pénétrées
de propriétés toniques, qui président au trajet de ce
fluide ; car il y a long-temps que les physiologistes
n'admettent plus l'influence de la pesanteur sur sa
transmission des reins dans la vessie, non plus que
les conséquences qui en avaient été déduites sur la
force avec laquelle cet organe est dilaté.

ARTICLE TROISIÈME.

DE LA VESSIE.

§ Iᵉʳ. *Disposition générale.*

La vessie est le plus considérable et le plus compliqué des réservoirs appartenant aux appareils sécréteurs. Placée dans la région hypogastrique, immédiatement derrière le pubis, et soutenue par la
paroi inférieure du bassin, elle a une étendue et des
rapports différens suivant l'âge, le sexe même, et
surtout selon les changemens d'état dont elle est
susceptible pour l'exercice naturel de ses fonctions.
En effet, destinée au séjour momentané de l'urine
qu'y versent continuellement les uretères, elle se
dilate pendant l'accumulation de ce fluide, se contracte et revient sur elle-même lors de son expulsion,
qui, dans les circonstances ordinaires, est sous l'influence de la volonté.

La vessie présente, dans ses dimensions, quelques
variétés qui dépendent surtout de l'habitude qu'on
peut avoir contractée d'évacuer l'urine à des intervalles plus ou moins longs; et comme mille circonstances de la vie sociale nous contraignent à résister
au premier besoin de débarrasser la vessie, la condition de l'homme explique pourquoi chez lui ce réservoir est proportionnellement plus spacieux que
chez les animaux, au moins chez ceux dont l'or
ganisation peut être comparée à la sienne; car il
en est, comme on sait, dans lesquels la vessie

n'est qu'un lieu de passage pour l'urine, qui se rend dans le cloaque, où elle va se mêler aux excrémens. Haller a cru remarquer que la vessie est aussi un peu plus grande chez la femme, que les bienséances condamnent, dans la société, à une réserve et à une gêne auxquelles l'homme est beaucoup moins assujetti.

La vessie n'est pas exactement ovoïde, quoiqu'elle le paraisse au premier coup d'œil; elle a plutôt la forme d'un cône légèrement aplati d'avant en arrière, ayant sa base en bas, son sommet très-obtus en haut. Mais du reste cette figure de la vessie ne s'observe que dans l'adulte; car cet organe diffère sous ce rapport, comme sous beaucoup d'autres, aux diverses époques de la vie, et les variations qu'il éprouve par cette seule influence font naître de grands changemens dans ses connexions avec les parties voisines. Ajoutons que, dans l'adulte, la forme que nous venons de lui assigner n'est pas la même dans les deux sexes; elle appartient surtout à l'homme : car, chez la femme, la vessie, disposée d'après les dimensions transversales plus grandes du bassin et la présence de la matrice et du vagin, qui l'éloignent du rectum, est plus étendue d'un côté à l'autre, paraît s'élever un peu moins au-dessus du pubis dans son état de plénitude, et présente conséquemment une forme plus arrondie.

Tant que la vessie, dans un état moyen de plénitude, est encore dans l'excavation du bassin, elle a une direction complétement verticale; mais lorsque, très-distendue, elle s'élève beaucoup au-dessus du pubis, la souplesse des parois abdominales lui per-

met alors de se porter un peu en avant, et son axe
prend une obliquité plus ou moins grande. On croit
assez généralement que le bas-fond est légèrement
incliné à gauche; mais cette disposition apparente
dépend uniquement de la direction du rectum.

§ II. *Conformation de la Vessie.*

Envisagée sous ce second rapport, la vessie présente, comme tous les organes creux, deux surfaces,
l'une externe et l'autre interne.

1°. *Surface externe.*

Cette première surface, inégalement convexe, est
divisée en six régions ou parois, une antérieure,
une postérieure, deux latérales, une supérieure et
une inférieure. D'après la forme de l'organe, on suppose bien qu'il n'existe pas entre ces diverses régions une démarcation précise; néanmoins elles sont
essentielles à admettre pour indiquer avec plus de
précision les rapports de la vessie avec les parties
voisines.

La *région antérieure*, une des plus étendues, répond à une très-grande quantité de tissu cellulaire,
et par l'intermède de celui-ci à la surface inférieure
des deux pubis, et aux parois de la région hypogastrique dans l'état de plénitude de la vessie; ce dernier rapport est d'autant plus étendu que l'organe
contient plus d'urine. Du bas de cette région on
voit naître un petit faisceau fibreux aplati de haut
en bas, qui de là se porte horizontalement au-des-

sous et derrière la symphyse pubienne, à laquelle il se fixe sous le nom de *ligament antérieur de la vessie*. Il est presque immédiatement appliqué sur la glande prostate.

La *région postérieure* est limitée inférieurement par le cul-de-sac que forme le péritoine derrière elle, et sur les côtés par deux replis de la même membrane, qui, improprement nommés *ligamens postérieurs de la vessie*, s'étendent jusqu'au rectum chez l'homme, jusqu'à la matrice chez la femme. Lisse et revêtue par le péritoine, cette région est contiguë, suivant le sexe, à l'un de ces deux organes, dont quelquefois sans doute la séparent, pendant la vie, des circonvolutions de l'intestin grêle.

Les *régions latérales*, en partie recouvertes par le péritoine, correspondent dans une plus grande étendue au tissu cellulaire du bassin. Côtoyées dans les deux sexes par les artères ombilicales, et de plus, chez l'homme, par les conduits déférens, elles n'offrent d'ailleurs rien de remarquable.

La *région supérieure*, que recouvre seulement en arrière le péritoine, supporte en partie les circonvolutions intestinales. Du milieu d'elle s'élève l'*ouraque*, cordon fibreux qui, placé entre cette membrane et la ligne blanche, se rend à l'ombilic, où il s'entrelace avec les aponévroses abdominales. Ce cordon ne paraît destiné qu'à maintenir la vessie dans une situation fixe; car dans aucun moment de l'existence de l'homme, à moins de vices de conformation, dont les exemples sont infiniment rares, l'ouraque ne présente la forme de conduit qui lui est naturelle dans les fœtus de certains quadrupèdes chez lesquels il est pour l'urine un moyen de communication de la vessie dans une poche formée par une membrane appelée *al-lantoïde* (1).

La *région inférieure*, qui a des dimensions à peu près égales en tous sens, se continue sur les côtés avec les régions latérales sans aucune démarcation sensible. Bornée en devant, mais seulement chez l'homme, par la glande prostate, elle l'est en arrière par la réflexion du péritoine de la région postérieure sur le rectum ou le vagin. Plus étendue que la supérieure, elle a aussi des connexions plus importantes qui diffèrent dans l'un et l'autre sexes.

Chez l'homme, les vésicules séminales avec le conduit déférent, qui côtoie chacune d'elles, lui sont unies par un tissu cellulaire lâche en arrière, plus serré au voisinage de la prostate. Entre ces deux réservoirs, que sépare un espace triangulaire, cette région est en rapport avec le rectum : un tissu cellulaire abondant; en même temps graisseux et parsemé d'une immense quantité de vaisseaux, surtout de veines, est leur moyen d'union. Ce rapport de la vessie avec le rectum explique beaucoup de circonstances de leurs maladies respectives, permet plusieurs tentatives dans la pratique chirurgicale, et a fait naître une foule de préceptes qui le rendent un

_____

(1) Les anatomistes ne s'accordent point sur les fonctions de l'ouraque, non plus que sur l'existence ou la non-existence de l'allantoïde chez l'homme, ainsi que nous le dirons plus tard, à l'article de la *vésicule ombilicale* et des *vaisseaux omphalo-mé-sentériques*.   (*Note ajoutée.*)

des plus importans à bien connaître, mais qu'il n'est pas de mon objet d'énumérer. Enfin en dehors des vésicules, et même à leur niveau, beaucoup de graisse sépare cette région du releveur de l'anus; mais la vessie n'en est pas moins soumise à l'influence de ce muscle.

Chez la femme, la région inférieure répond uniquement au vagin et au releveur de l'anus; ses connexions avec le premier sont les mêmes qu'avec le rectum dans l'homme.

2°. *Surface interne.*

Elle appartient à la membrane muqueuse, dont nous parlerons plus bas. On y voit, 1° des villosités nombreuses qui donnent à cette surface l'aspect velouté qu'ont déjà présenté l'estomac et les intestins; 2° des rides multipliées, plus constantes que dans ces derniers organes, par l'état de contraction dans lequel on trouve plus fréquemment la vessie sur les cadavres; puisque ces rides, formées par la muqueuse, sont également ici l'effet de l'inégale contraction de cette membrane et de la musculeuse; 3° dans certains sujets seulement, des saillies allongées dues aux fibres de la tunique charnue, et assez développées pour proéminer à l'intérieur de la vessie au-dessous de la membrane muqueuse. Ces saillies laissent entre elles de petits intervalles qui servent quelquefois de loges à des calculs, et dans lesquels on a vu s'en développer de très-gros. C'est alors que ces calculs sont, comme on le dit, chatonnés ou enkystés. Les vessies qui présentent la

disposition indiquée ici sont communément appelées *vessies à colonnes.*

Indépendamment des objets dont il vient d'être
fait mention, l'intérieur de la vessie est remarquable
par quelques autres qui se rencontrent à sa partie
la plus déclive :

Trois ouvertures, l'une antérieure, les deux
autres postérieures, ainsi que les espaces à peu près
égaux et d'un pouce et demi environ qui les séparent, marquent les limites d'une surface triangulaire,
horizontale et légèrement saillante, appelée *trigône
vésical.* Les parois de la vessie ont un peu plus d'é-
paisseur dans cet endroit. Les rides de la membrane
muqueuse sont moins prononcées sur cette surface,
qui ne jouit probablement pas, comme on l'a prétendu, d'une sensibilité plus vive que le reste de
l'intérieur de l'organe; en effet, la douleur que fait
naître au périné la présence d'un calcul dans la vessie, et sur laquelle a été établie cette assertion,
s'explique aisément par le contact permanent du
corps étranger sur le bas-fond.

L'ouverture qui existe à l'angle antérieur du trigône et qui se trouve un peu au-dessus du niveau
du bas-fond, est l'orifice de l'urètre; on l'appelle
encore *le col de la vessie* : son contour est épais et
arrondi. Un petit tubercule, nommé par Lieutaud
luette vésicale, se trouve quelquefois au bas, mais
n'est rien moins que constant. Susceptible de s'en-
gorger quand il existe, ce tubercule bouche alors
l'ouverture dont nous parlons au point de produire
une rétention d'urine dont on a quelques exemples.

Les ouvertures qui marquent les angles postérieurs du trigône sont les embouchures des uretères dans la vessie. Allongées et obliques en avant et en dedans, elles sont quelquefois couvertes par un petit repli muqueux qui ne permet de les bien voir que par l'introduction d'un stylet dans les conduits qu'elles terminent.

Toute la partie de l'intérieur de la vessie qui répond à la paroi inférieure est ce qu'on nomme le *bas-fond*; quoique par cette dénomination on entende plus particulièrement un enfoncement large mais superficiel qui existe derrière le trigône.

§ III. *Organisation.*

La vessie est formée de quatre tuniques ou membranes; une séreuse, une celluleuse, une musculeuse et une muqueuse. Outre cela des vaisseaux et nerfs se distribuent dans ses parois.

Tunique séreuse. C'est la plus extérieure; elle dépend du péritoine, qui, parvenu au pubis après avoir revêtu la paroi antérieure abdominale, glisse sur la face postérieure et un peu sur les côtés de la vessie, seules parties de l'organe qu'il revête, toutefois en s'accommodant, comme il sera dit plus bas, aux variations de capacité dont cet organe est susceptible. Après s'être ainsi comporté à l'égard de la vessie, le péritoine se réfléchit sur les organes placés derrière elle et sur les parois latérales du bassin. Cette première tunique, peu étendue comme on voit, puisque les parois antérieure et inférieure en sont complétement dépourvues, et qu'elle ne recouvre qu'en partie les autres, est plus lâchement

unie à la tunique charnue que ne l'est la membrane
séreuse de l'estomac et des intestins à la musculeuse
sous-jacente. Elle n'a d'ailleurs, dans son organisation, rien qui la distingue des autres parties du
péritoine.

Couche celluleuse. Je décris ici en particulier le
tissu cellulaire qui environne de tous côtés la vessie,
parce qu'il me paraît avoir plus de part à l'organisation de ce réservoir et à la solidité de ses parois
qu'on ne l'indique communément. En effet, partout où la tunique séreuse n'existe pas, la vessie
est distinctement revêtue d'une couche celluleuse,
sans laquelle la membrane muqueuse serait à nu
entre les fibres de la musculeuse, qui, excepté au
bas-fond et au voisinage de l'ouraque, sont rares et
écartées. Je crois donc que cette couche celluleuse
fortifie singulièrement les parois de la vessie; car,
qu'on en dépouille complétement cet organe préalablement distendu, alors on voit la membrane muqueuse faire, de distance à autre, hernie à travers
les mailles ou dans les intervalles des fibres de la
tunique charnue.

Du reste cette couche de tissu cellulaire n'a ni la
même épaisseur ni les mêmes apparences dans tous
ses points. Très-lâche, abondante, et le plus ordinairement graisseuse entre la vessie et le pubis, et
sur les parties latérales, elle est, dans le voisinage
du bas-fond, parsemée d'une prodigieuse quantité
de vaisseaux, surtout de veines, et devient enfin
dense et blanchâtre entre la prostate, les vésicules
séminales et la vessie. C'est donc elle qui établit les
rapports plus ou moins éloignés de la vessie avec

les parties voisines. Elle est beaucoup plus mince au-dessus de la tunique séreuse, et n'est d'ailleurs, dans les parties recouvertes par celle-ci, que son moyen d'union avec la tunique musculeuse.

Tunique musculeuse. Elle tient le milieu pour la couleur et l'épaisseur entre celle de l'estomac et des intestins d'une part, celle de l'œsophage et du rectum d'une autre, mais n'est pas également prononcée dans toute l'étendue de la vessie. Assez épaisse vers le bas-fond entre les vésicules séminales, et à la paroi supérieure, où ses fibres semblent plus rapprochées, elle est ailleurs si mince par leur épanouissement, qu'il est des sujets chez lesquels on peut à peine la distinguer du tissu cellulaire. Cependant il ne faut pas s'en laisser imposer par le changement que détermine l'état de distension dans lequel on a coutume d'étudier la vessie. En effet, comme les parois de cet organe ne cèdent pas également en tous sens, elles sont alors très-minces dans certaines parties où la tunique charnue paraît à peine; tandis que lorsqu'on examine une vessie contractée, elles ont une épaisseur à peu près uniforme.

La plus grande partie des fibres qui composent cette tunique charnue sont dirigées suivant l'axe de l'organe. Quelques-unes seulement sont transversales. Les premières naissent presque toutes du col, c'est-à-dire de la substance comme fibreuse qui entre dans l'organisation particulière de ce dernier, ainsi que je le dirai bientôt; puis elles se dispersent par petits faisceaux sur les diverses parois, excepté sur la supérieure, où cette tunique est ordinairement formée par quelques fibres qui naissent aux environs de l'ouraque. J'ai déjà dit que quelques-uns des faisceaux dont elle est l'assemblage, très-prononcés chez certains sujets, soulevaient à l'intérieur la membrane muqueuse, et constituaient ainsi ce qu'on appelle les *colonnes charnues de la vessie.*

Tunique muqueuse. Cette dernière tapisse l'intérieur de la vessie et fait partie de la membrane *génito-urinaire.* Elle est assez mince, blanchâtre, surtout vers le col. Dans le plus grand nombre des sujets, l'œil ne peut y apercevoir de glandes muqueuses; mais les affections catarrhales auxquelles elle est exposée les y développent d'une manière sensible : ce qui permet de croire que dans l'état naturel la petitesse seule de ces glandes les dérobe à nos recherches. Une couche extrêmement dense et mince, semblable à celle qui est partout sous-jacente aux membranes muqueuses, unit cette dernière tunique de la vessie à la précédente : c'est elle que jusqu'à présent on a improprement désignée sous le nom du *tunique nerveuse.*

Le col de la vessie est organisé d'une manière un peu différente que le reste de l'organe. Entre la membrane muqueuse et le tissu cellulaire dense qui est à l'extérieur se trouve une substance blanchâtre, comme fibreuse, d'une épaisseur assez considérable, faisant suite à la tunique charnue dont les fibres mêmes s'y insèrent. Un petit prolongement mince de cette substance détermine en arrière du col le trigône vésical; en devant, une autre petite appendice étroite et allongée forme le *verumontanum,* qui se voit au commencement de l'urètre. La résistance que le col de la vessie emprunte de cette structure particulière, et par laquelle il s'oppose à la sortie de l'urine, qui aurait continuellement lieu en vertu de la tendance de la vessie à une contraction permanente, cette résistance, dis-je, est complétement passive. Cependant quelques anatomistes ont cru à l'existence d'un sphincter musculeux; mais l'inspection ne justifie pas son admission, et, pour me servir de la judicieuse remarque de Haller, il est si vrai que ce sphincter n'existe pas, que les divers anatomistes qui l'ont admis ne sont pas d'accord sur le lieu qu'il occupe, puisque les uns l'ont placé au-devant de la prostate, les autres à l'orifice même de l'urètre, c'est-à-dire au col de la vessie.

Vaisseaux et nerfs. La vessie reçoit ses artères de l'iliaque interne immédiatement, ou des branches de ce tronc principal; ses veines vont se rendre dans le plexus hypogastrique. Le plexus nerveux du même nom, auquel concourent des nerfs des ganglions et quelques-uns de la moelle épinière, envoie des ramifications nombreuses à cet organe; et comme les nerfs des ganglions sont en très-grande proportion dans ce plexus, il en résulte, 1° qu'ainsi que dans le rectum, l'irritabilité domine dans la vessie sur la contractilité animale; 2° qu'en vertu de l'irritabilité, la vessie a une tendance permanente à expulser l'urine qu'elle contient, tendance dont l'effet est prévenu par la résistance organique du col; 3° que la contractilité animale, qui pendant l'ampliation de la vessie modère l'irritabilité, ne s'exerce réellement, ainsi que cette dernière, qu'à l'instant de l'expulsion volontaire de l'urine.

ARTICLE QUATRIÈME.

DÉVELOPPEMENT DES VOIES URINAIRES.

Les grands changemens qu'éprouve l'appareil urinaire aux diverses époques de la vie, et les appli-
cations utiles qu'on peut faire de la connaissance de
quelques-uns d'entre eux, rendent leur histoire plus
importante que celle du développement de beaucoup d'autres appareils. Je l'examinerai successivement dans le fœtus, à l'époque de la naissance et
pendant l'accroissement, enfin chez le vieillard.

§ Ier. *État de l'Appareil urinaire dans le fœtus.*

Chez le fœtus toutes les parties qui composent
cet appareil sécréteur sont remarquables par leur
prompt développement, et en outre par des particularités essentielles dans leur conformation et leur
structure.

1°. Les reins sont très-gros en comparaison de la
plupart des autres organes. D'abord plongés au milieu d'un tissu cellulaire mou et rougeâtre, on les
trouve, avant le terme de la grossesse, entourés d'une
petite quantité de graisse qui a une apparence gre-
nue et qui est plus abondante en arrière : de manière qu'ils sont presque immédiatement recouverts
en devant par le péritoine. Chacun d'eux est surmonté d'un corps particulier qui a déjà été indiqué,
mais dont il sera fait une mention plus expresse
dans l'histoire anatomique du fœtus : ce sont les

capsules surrénales, qui se flétrissent insensiblement après la naissance, et dont on ne trouve le plus ordinairement aucune trace dans un âge un peu avancé.

« A cette époque les reins n'ont cependant pas exactement la forme qu'ils doivent présenter par la suite; ils sont, en effet, inégaux et bosselés à l'extérieur. On dirait que d'abord isolés les uns des autres, les cônes tubuleux, recouverts d'une couche corticale mince, se sont rapprochés, mais ne sont pas encore parfaitement réunis. Cependant les choses ne se passent point ainsi; car, à quelque âge qu'on examine le fœtus, le rein n'est réellement pas ainsi partagé en plusieurs parties : les bosselures dispersées sur toute sa surface, et qui répondent, en effet, aux bases des cônes tubuleux, dépendent de ce que la substance corticale n'est point encore complétement formée à l'extérieur. Du reste, la petite portion qui existe est déjà bien distincte de la substance tubuleuse : toutes deux ont même assez de fermeté, surtout si on compare les reins au foie et à la rate, dont la mollesse est extrême. En outre les mamelons sont remarquables par leur rougeur très-vive.

« La membrane extérieure est très-prononcée; mais elle s'enlève avec une singulière facilité : on dirait qu'elle n'est qu'appliquée sur l'organe. ·

2°. Les calices, le bassinet, l'uretère, frappent par leur développement, le dernier surtout; car, par exemple, dans un fœtus de sept ou huit mois, il a presque la moitié du diamètre qu'on lui remarque dans l'adulte. On juge mieux encore de sa prédominance quand on le compare au conduit défé-

rent sur un fœtus mâle : ce dernier conduit n'est
pas plus gros qu'un petit filet nerveux, et n'est re-
connaissable qu'à sa blancheur.

3°. La vessie, dont le développement est proportionné à celui du rein, présente en outre une forme
et des rapports particuliers. Très-allongée, elle s'é-
lève en pointe, et se termine à peu de distance de
l'ombilic par un cordon fibreux qui se joint bientôt
aux artères ombilicales pour se perdre dans le tissu
dense qui les unit à la veine de même nom. Ce cordon est l'ouraque, qui, par la forme de la vessie,
est beaucoup moins long proportionnellement que
le petit faisceau fibreux qui le remplace dans l'a-
dulte. J'ai déjà dit que l'ouraque était un corps solide, et que seulement dans des cas rares et extraordinaires il s'était présenté comme un véritable canal
ouvert à l'ombilic. Toujours, au reste, il est plus
prononcé, plus gros dans le fœtus, et paraît destiné
à maintenir fixement la vessie, qui se trouve presque complétement au-dessus du bassin et en rapport avec les parois molles de l'abdomen (1).

Cette dernière disposition de la vessie dans le
fœtus dépend beaucoup aussi de l'obliquité du détroit supérieur et de la petitesse du bassin, qui,
surtout dans les derniers temps de la gestation, est
rempli par le rectum, que dilate une grande quantité de méconium.

L'intérieur de la vessie du fœtus n'offre rien de
remarquable, sinon que le col ou l'orifice de l'urè-

___

(1) *Voyez* la note précédente.

tré se trouve à la partie la plus déclive, la paroi inférieure n'étant pas développée, ou, pour mieux dire, la vessie n'étant point évasée vers son bas-fond, comme elle l'est dans l'adulte.

Du reste, les parois de cette poche membraneuse, qui est dans un état de resserrement par la petite quantité d'urine qui s'y rencontre, seulement encore vers la fin de la grossesse, ses parois, dis-je, ont une épaisseur considérable : la tunique charnue y est très-prononcée.

4°. Je puis dire d'avance que le canal de l'urètre, qui complète l'appareil urinaire, est plus développé qu'on ne le présumerait d'après l'état des organes de la génération; mais nous aurons occasion de revenir sur ce fait en comparant l'état de ces derniers dans les divers âges de la vie.

§ II. *Etat de l'Appareil urinaire à la naissance et dans les premières années de la vie.*

Chez l'enfant qui naît on ne remarque pas encore de grands changemens : seulement les reins, quoique encore tuberculeux, ont déjà une figure mieux déterminée; une plus grande quantité de graisse les enveloppe; la différence des deux parties de leur parenchyme est plus marquée. Rien de particulier ne s'observe à l'égard du bassinet et de l'urètre. Quant à la vessie, même forme, même rapport; mais elle est alors remplie par une certaine quantité d'urine que les enfans, comme on sait, évacuent presque en venant au monde, et par l'effet de l'excitation générale qu'éprouvent toutes les par-

ties sensibles de l'organisation à l'instant de la naissance.

Pendant les premières années de la vie, voici les
principales révolutions qui signalent le développement des voies urinaires. En même temps que les
capsules surrénales disparaissent, la graisse abonde
autour des reins. Ceux-ci prennent insensiblement
la forme qui les caractérise par la suite. En se revêtant d'une couche extérieure plus épaisse de substance corticale, ils perdent leur aspect inégal et
bosselé; leur membrane extérieure devient plus
dense, plus ferme, et s'unit plus intimement au
parenchyme. Mais nul changement remarquable
dans celui-ci, non plus que dans les calices, le bassinet et l'uretère, sinon qu'ils prennent plus de
développement et participent à l'accroissement
général.

Il n'en est pas de même de la vessie; on ne la
voit pas seulement se développer, et acquérir des dimensions plus grandes: elle change encore de forme
et de rapports avec les parties voisines. Elle diminue
de hauteur, s'agrandit du côté de son bas-fond; et
comme d'un autre côté le détroit supérieur du bassin, en même temps qu'il augmente le diamètre,
tend à devenir horizontal par l'élévation du pubis,
il en résulte qu'à mesure que l'homme s'éloigne du
moment de la naissance, la vessie a des rapports
moins étendus avec la paroi antérieure de l'abdomen, et qu'enfin dans l'adulte elle ne s'élève au-
dessus de ce détroit que dans son état de plénitude.
Cependant, malgré qu'elle surmonte encore le pubis
chez l'enfant déjà d'un certain âge, même lors-

qu'elle est vide, il ne faut pas croire qu'elle ait des dimensions très-grandes. Alors, au contraire, douée d'une irritabilité plus vive qu'à aucune autre époque de la vie, elle ne supporte la présence que d'une petite quantité d'urine, et se contracte fréquemment : aussi ses parois sont-elles proportionnément plus épaisses qu'elles ne le seront par la suite. C'est donc la forme allongée qu'elle conserve pendant long-temps, quoiqu'à un moindre degré que chez l'enfant qui naît, et le développement incomplet du bassin, qui déterminent ce rapport longtemps prolongé de la vessie avec la paroi abdominale, rapport singulièrement favorable à l'opération de la taille hypogastrique chez les enfans.

§. III. *État de l'Appareil urinaire chez le vieillard.*

Après ces révolutions diverses, l'appareil urinaire touche enfin à son complet développement : c'est sous ce dernier état que nous l'avons envisagé ; mais l'âge lui imprime bientôt de nouveaux changemens, moins remarquables, à la vérité, que ceux qui ont été le sujet des réflexions précédentes. Voici néanmoins quels ils sont. Dans le vieillard les reins ont perdu la fermeté qu'ils présentaient d'abord ; ils sont ordinairement mous, flasques ; communément aussi le tissu cellulaire qui les entoure se dépouille de graisse. Leur membrane extérieure présente quelquefois des points cartilagineux.

La vessie peut contracter deux dispositions différentes. Chez les uns, en effet, elle a perdu de son irritabilité ; elle permet, sans en être incommodée, le

séjour d'une très-grande quantité d'urine qu'elle
n'évacue qu'à des intervalles très-longs, et prend
d'après cela une grande capacité. Chez d'autres, au
contraire, elle semble se resserrer, se racornir; ses
parois deviennent très-épaisses. Cette dernière disposition, assez commune, fait qu'en général la taille
hypogastrique est plus difficile à pratiquer sur les
vieillards. D'ailleurs, remarquez que la présence
d'une pierre dans la vessie décide plus particulièrement à cet âge qu'à aucun autre de la vie l'état dont
il vient d'être parlé, lequel néanmoins peut s'observer sans qu'aucune cause sensible paraisse l'avoir
déterminé.

ARTICLE CINQUIÈME.

REMARQUES SUR LES PHÉNOMÈNES PRINCIPAUX DU SÉ-JOUR DE L'URINE DANS LA VESSIE, ET DE SON ÉVA-CUATION.

Ces réflexions découlent trop naturellement de
ce qui a été dit sur l'organisation de la vessie pour
que nous ne terminions pas par elles l'histoire anatomique de l'appareil urinaire. Continuellement séparée par les reins, en plus ou moins grande proportion, et par un mécanisme ignoré, aussi bien
que celui des autres sécrétions, l'urine traverse les
calices et le bassinet, d'où elle est transmise sans
interruption par les uretères dans la vessie : elle y
séjourne un certain temps et est ensuite rejetée par
un acte soumis à la volonté. En bornant nos remarques aux fonctions de ce réservoir, nous avons à

considérer les principales circonstances de son état de vacuité, les changemens qui surviennent à l'occasion de la présence de l'urine, enfin le mécanisme même de l'excrétion définitive de ce fluide.

Après avoir évacué l'urine dont nous supposons qu'elle était préalablement remplie, la vessie, revenue sur elle-même, est cachée dans le petit bassin, n'occupe plus qu'un petit espace, et a avec les parties voisines des rapports moins étendus que ceux qu'elle avait un instant auparavant. Ses parois contractées ont beaucoup d'épaisseur; mais toutes les tuniques qui les composent ne prennent pas une part égale à cet état passager. D'un côté, la séreuse et la couche celluleuse y sont complétement étrangères; d'un autre, la membrane muqueuse, que son organisation rend incapable d'une contraction prompte et énergique dont la tunique charnue est seule susceptible, se plisse sur elle-même et forme les rides multipliées qui se remarquent à la surface interne de la vessie, sur les animaux vivans ou sur certains cadavres. C'est donc de la contraction soutenue de la membrane musculeuse que dépend l'état de resserrement de la vessie; et si, pendant sa vacuité, les parois de cet organe sont plus épaisses que celles de l'estomac ou des intestins, dans le même état, c'est que sa tunique charnue est plus forte et mieux prononcée que celle de ces derniers.

Bientôt l'urine, déposée goutte à goutte, fait un nouvel effort contre les parois de la vessie, qui, dilatée d'une manière lente, contracte insensiblement de nouveaux rapports avec les parties voisines. Quoique l'ampliation de ce réservoir ait lieu en tous

sens, c'est néanmoins surtout de bas en haut qu'il
s'agrandit. D'une part, il presse par son bas-fond
dilaté sur le rectum chez l'homme et sur le vagin
chez la femme; tandis que, d'une autre part, il s'é-
lève au-dessus du pubis, détache et soulève le péritoine actuellement appliqué sur la partie voisine des
parois abdominales. Dans ce changement d'état de
la vessie, la tunique charnue se distend, les rides
de la muqueuse s'effacent, et les parois de l'organe
s'amincissent en raison du degré de dilatation.

La cause qui détermine le séjour de l'urine dans
la vessie, c'est le ressort ou la résistance organique
du col, qui surmonte la tendance de cet organe à
une contraction permanente en vertu de son irritabilité. Aussi, qu'il existe aux parois de la vessie une
ouverture accidentelle, ou bien que le col ait perdu,
par une circonstance quelconque, son organisation
naturelle, alors l'urine s'écoule involontairement et
sans interruption : c'est ce qu'on remarque dans les
fistules urinaires vésicales, et ce qui autrefois était
fréquemment la suite de l'opération de la taille.

Plusieurs circonstances influent sur la durée du
séjour et la quantité de l'urine dans la vessie avant
que nous ressentions le besoin de l'évacuer : d'abord
les qualités du fluide, qui peut être plus ou moins
irritant; puis la quantité fournie dans un temps
donné; car, en général, la vessie supporte difficilement une dilatation trop prompte : mais aucune
n'est plus remarquable que le degré d'irritabilité de
cet organe. En effet, la vessie est quelquefois si
sensible à l'impression de l'urine, que son action
est sollicitée par la présence d'une très-petite quan-

tité. On voit cela dans les enfans, chez lesquels le besoin d'uriner se renouvelle fréquemment : le contraire s'observe dans la plupart des vieillards.

L'acte volontaire par lequel nous évacuons l'urine, pour mettre fin au sentiment pénible qu'excite sa présence, est simple et facile à saisir. L'effort auquel nous nous livrons a pour but de vaincre la résistance du col, seul obstacle qui existe, au moins dans l'état naturel. Au moment donc où le besoin d'uriner se fait sentir, la vessie n'a encore qu'une tendance à se contracter en vertu de son irritabilité; mais alors nous provoquons volontairement son action, et l'urine, pressée de toutes parts, franchit le col et traverse le canal de l'urètre. Quelquefois nous faisons concourir à l'expulsion de ce fluide les muscles abdominaux. Dans tous les cas, au reste, la vessie, pendant sa contraction, trouve dans le muscle releveur de l'anus un point d'appui favorable; mais, d'abord passif, ce muscle prend bientôt une part active à la fonction dont j'explique le mécanisme. En effet, pour évacuer les dernières gouttes d'urine, il se contracte à plusieurs reprises, et soulève à chaque fois le bas-fond de la vessie, qu'il met au niveau de l'orifice de l'urètre : d'où l'on voit que ce muscle agit dans ce cas bien différemment que dans l'expulsion des matières fécales, à laquelle il ne concourt pas précisément, puisqu'il ramène seulement l'anus à sa position naturelle.

L'évacuation de l'urine est accompagnée d'un bien-être proportionné à la gêne qui précédait. A ce sujet, remarquons que le plaisir et la douleur sont les deux liens qui attachent invariablement l'homme à l'exécution des actes de la vie soumis à la volonté : ainsi pour assurer notre conservation individuelle, la nature a excité en nous le sentiment pénible de la faim, le besoin insurmontable d'évacuer l'urine et le résidu solide de nos alimens; et d'un autre côté, entraînés par un penchant irrésistible, nous cédons à l'attrait du plaisir quand nous nous livrons à l'acte duquel dépend la propagation de l'espèce.

ANATOMIE DESCRIPTIVE.

TROISIÈME PARTIE.

APPAREILS

DE

LA GÉNÉRATION.

TROISIÈME PARTIE.

APPAREILS

DE

LA GÉNÉRATION.

CONSIDÉRATIONS GÉNÉRALES.

La faculté de se reproduire est un don de la nature que l'homme partage avec tous les corps organisés. La fonction à laquelle elle donne lieu chez lui, bien différente des phénomènes de la vie animale et de la vie organique, exige absolument le concours de deux individus à chacun desquels est affectée une organisation différente sous quelques rapports. Cette condition est, au reste, commune au plus grand nombre des êtres doués de la vie : seulement ils ne peuvent étendre ou propager leur espèce tous de la même manière.

Exposer l'état anatomique des parties qui, dans chacun des deux individus de l'espèce humaine, servent à la génération; considérer sous le même point de vue le nouvel être dont la création est le but de l'union des sexes, c'est là le double objet de cette dernière partie de l'*Anatomie descriptive*. Je ne dirai rien ici des grands caractères qui, indé-

pendamment du but tout différent, distinguent la
génération des autres fonctions de l'économie; ce
seroit retracer des considérations déjà présentées
sous des dehors séduisans pour tous ceux qui se sont
occupés de l'étude de l'homme, et répandues même
dans les autres ouvrages de l'homme immortel qui
aurait dû mettre la dernière main à celui-ci. J'observerai seulement qu'en comparant la durée de l'existence de l'homme à celle des animaux, la puberté,
cette époque heureuse de la vie à laquelle il se pénètre de la dignité de son existence, de sa supériorité
sur tous les êtres qui l'entourent, s'établit en même
temps dans les conditions nécessaires à la propagation de son espèce; la puberté, dis-je, est plus tar-
dive chez lui que dans les diverses classes d'animaux. Je remarquerai en outre que la génération,
si distincte dans son but, mais enchaînée cependant
à tous les autres phénomènes de l'organisation,
exerce sur plusieurs une influence remarquable, et
que les siens propres participent à la fois du caractère des actes de la vie animale et de celui des fonctions de la vie organique. Ainsi, d'un côté, tout ce
qui précède l'union des sexes, toutes les impressions
mutuelles que font naître dans l'un les charmes que
la nature a répandus sur l'autre, sont du domaine
des sensations : cette union ou ce rapprochement
des sexes est un acte de la vie extérieure, le pur instinct le commande dans les animaux, la raison y pré-
side jusqu'à un certain point dans l'espèce humaine;
enfin l'habitude exerce également ici son empire : il
est vrai qu'au lieu d'émousser les jouissances, elle
les rend au contraire plus vives, et que trop sou-

vent elle fait naître des besoins factices. D'un autre côté, la sécrétion du fluide par l'émission duquel l'homme concourt à la reproduction, l'œuvre mystérieux de la conception, le développement du nouvel être qui en est le produit, etc., tous ces phénomènes rentrent dans la classe de ceux de la vie organique.

Il est quelques considérations générales auxquelles on peut soumettre les organes génitaux des deux sexes, et qui doivent précéder leur description anatomique; mais avant de les présenter offrons un tableau abrégé des grandes différences d'organisation de l'homme et de la femme.

§ Iᵉʳ. *Différences générales des sexes.*

Les deux sexes, dans l'espèce humaine, diffèrent l'un de l'autre sous beaucoup d'autres rapports que sous celui de la conformation et des usages des organes destinés dans chacun à la reproduction. En prenant d'abord l'homme pour sujet de comparaison, voici quels sont les principaux traits d'organisation physique qui distinguent la femme, au moins dans le climat que nous habitons.

La femme a, en général, une stature moins élevée que celle de l'homme, la tête plus petite, le cou un peu plus long, la poitrine moins étendue en hauteur, mais un peu plus évasée. Chez elle le bassin a des dimensions plus grandes qui sont favorables à l'accouchement; il offre, en conséquence, au tronc une base de sustentation plus large : mais ce dernier avantage est bien affaibli par la gêne qui résulte, pour la progression et la course; de l'écartement plus grand des fémurs; et d'ailleurs il n'est pas aussi réel qu'on pourrait le croire, car les pieds, constamment plus petits chez la femme, offrent en dernier résultat une base de sustentation moins étendue. Dans les membres inférieurs, les cuisses sont proportionnellement plus grosses, l'écartement des fémurs favorisant le développement des parties molles. Une main petite, des doigts courts, délicats et flexibles, terminent les membres supérieurs, dont la longueur, toujours moindre chez la femme que chez l'homme, répond à la petitesse de sa stature générale. Chez elle, les os sont plus petits, leurs éminences surtout moins saillantes; le système musculaire est aussi moins développé : de là résultent en partie la délicatesse dans ses formes extérieures, la légèreté et la souplesse dans ses mouvemens.

Ces premiers traits distinctifs de l'organisation de la femme appartiennent à presque toutes les époques de son existence, et ne sont le caractère essentiel d'aucune. Mais il en est quelques autres qui distinguent principalement la période de la vie marquée par la nature pour la reproduction. Alors un tissu cellulaire abondant et pénétré de graisse dérobe les saillies musculaires, soulève mollement la peau, et donne à certaines parties du corps ces contours gracieux, ces formes arrondies, qui sont l'apanage de la femme. Quelques parties du visage, les joues, les lèvres, empruntent du système capillaire un coloris agréable dont l'éclat est encore relevé par la blancheur et la finesse de la peau.

En outre des différences de stature, de formes,

extérieures et de grandeur respective des diverses
parties du corps, l'homme, dont la figure est toujours plus expressive que celle de la femme, dont la
peau, plus foncée en couleur, est presque toujours
recouverte de beaucoup de poils, l'homme, dis-je,
a surtout la barbe pour attribut caractéristique.
Cette production, ornement de la figure du mâle
dans l'espèce humaine, est plus ou moins abondante suivant les sujets. Elle ne commence à paraître qu'à l'âge de puberté, et met toujours plusieurs
années à se développer complétement. On sait d'ailleurs que sa grande épaisseur dépend souvent de
l'habitude qu'on a contractée de la couper fréquemment dans la jeunesse. C'est dans la vieillesse seulement qu'on voit la barbe pousser chez quelques
femmes : encore, toujours dispersée d'une manière
irrégulière, jamais elle n'a l'épaisseur qui lui est naturelle chez l'homme ; elle n'est pas non plus susceptible d'acquérir la même longueur. Cependant on
a vu des femmes en avoir une très-longue; et même,
à l'instant où j'écris ce passage, j'apprends qu'un cas
de cette espèce vient de se présenter à l'Hospice de
l'Ecole : une femme âgée d'une quarantaine d'années, chez laquelle les mamelles sont très-bien développées, et qui même a eu un enfant, porte une
barbe aussi forte qu'un homme peut l'avoir; des
poils en grand nombre couvrent aussi le lobe des
oreilles.

§ II. *Considérations générales sur les appareils génitaux des deux sexes.*

Si, guidés par les réflexions qui ont été faites précédemment sur l'ensemble des appareils d'organes destinés aux fonctions animales et organiques, nous envisageons sous les mêmes rapports ceux destinés dans chacun des deux sexes à la génération, il nous sera facile de saisir un certain nombre de circonstances d'organisation parmi lesquelles plusieurs sont propres à ces organes, les distinguent spécialement, et dont quelques autres sont autant de caractères qui les rapprochent à la fois des appareils de la vie de relation et de ceux de la vie intérieure.

1°. Les organes génitaux ne font qu'une très-petite partie de l'organisation. Chez l'homme, ils représentent un simple appareil sécréteur, plus compliqué, il est vrai, que ceux que nous avons examinés, mais concentré dans un assez petit espace, et moins étendu que quelques-uns d'entre eux. Chez la femme cependant l'appareil générateur se compose d'un plus grand nombre d'objets, puisque, indépendamment des agens immédiats de la fonction, deux glandes considérables, placées au-devant de la poitrine, sont destinées à préparer pour l'enfant qui vient de naître la nourriture qu'elles doivent lui fournir pendant les premiers temps de la vie. Ajoutez que, dans ce sexe, que la nature a constitué dépositaire du produit de la conception, la matrice, dans laquelle ce dernier se développe, est susceptible d'un changement particulier d'état, qui lui donne des dimensions très-grandes, tandis que chez l'homme, qui n'a de part à la génération que pendant l'acte même, les organes n'éprouvent qu'un développement momentané dans lequel ils s'éloignent beaucoup moins de leur état antécédent que ceux de la femme durant la grossesse. Aussi, soit par leur proportion, soit par la nature de leurs fonctions et la part qu'ils prennent aux phénomènes de la reproduction, les organes génitaux de la femme font chez elle plus essentiellement partie de l'organisation.

2°. L'appareil générateur, dans l'un et l'autre sexes, partage avec les organes de la vie animale la symétrie des formes extérieures : cependant la position un peu plus élevée d'un des testicules chez l'homme, l'inclinaison légère de la matrice dans un sens ou dans un autre, et le volume quelquefois un peu différent des ovaires chez la femme, modifient ce caractère. En outre, cet appareil n'est pas, dans ses fonctions, soumis à la loi de l'harmonie ; car d'une part, la soustraction d'un testicule ne suspend pas la faculté génératrice de l'homme ; et d'une autre, on a des exemples de grossesse malgré l'altération de l'un des ovaires : on est d'ailleurs presque persuadé que, dans les circonstances ordinaires, un seul de ces derniers organes est actif dans chaque conception.

3°. Les vices de conformation sont, dans les organes génitaux, plus rares que dans les appareils des fonctions intérieures, mais plus fréquens que dans les organes destinés à la vie de relation. Beaucoup

d'entre eux ne sont pas de nature à empêcher l'exercice des fonctions de ces organes; quelques-uns ,
au contraire, sont des causes certaines d'impuissance
et de stérilité. En général, ils sont plus fréquens chez
la femme. Je ne dis rien de l'hermaphrodisme, ou de
la réunion dans un même individu d'un plus ou
moins grand nombre des organes de l'un ou l'autre
sexe, j'aurai occasion d'en parler dans le tableau général des vices de conformation, qui fera suite à
l'histoire du fœtus.

4°. Une circonstance qui semble rapprocher les
organes génitaux de quelques-uns de ceux de la vie
animale, et qui appartient surtout à ceux de l'homme,
quoique ceux de la femme n'y soient pas complètement étrangers, c'est l'influence de l'exercice sur
leur développement. En effet, une continence absolue à l'époque de la puberté et dans les âges sui-
vans, arrête quelquefois leur accroissement ; tandis
que, chez l'homme, par exemple, la grosseur
considérable de la verge et des autres parties de
l'appareil générateur, est ordinairement l'effet
d'un abandon sans réserve à l'exercice de ces organes.

5°. Très-souvent chez l'homme, et constamment
chez la femme, les autres parties du tronc sont dépourvues de poils; toujours, au contraire, dans l'un
et l'autre sexes, la région du pubis en est recouverte
d'une plus ou moins grande quantité, indépendamment qu'il s'en trouve quelques-uns sur la verge et
le scrotum chez l'homme , sur la partie externe des
grandes lèvres chez la femme : ils n'ombragent ces
parties qu'après la puberté. Les caractères de cette

partie du système pileux ont déjà été indiqués dans l'*Anatomie générale*.

6°. Les affections organiques, très-fréquentes dans les organes génitaux de la femme, y sont souvent les suites de l'abus des jouissances; celles plus rares auxquelles l'homme est exposé reconnaissent pour l'ordinaire d'autres causes. Si, à ce sujet, nous comparons dans chacun des deux sexes les suites malheureuses des excès dans les plaisirs, nous voyons que chez l'homme elles se manifestent promptement et portent constamment sur toute l'économie; tandis que le germe en est, pour l'ordinaire, long-temps caché dans la femme, chez laquelle elles consistent plutôt en des affections organiques de quelques-unes des parties exercées.

ORGANES GÉNITAUX

DE L'HOMME

Les organes destinés, chez l'homme, à la génération se divisent naturellement en trois classes : les uns préparent la semence, ce sont les testicules ; les autres servent de réservoir à ce fluide, qui leur est transmis par les canaux excréteurs des précédens, ce sont les vésicules séminales ; enfin, la nature a confié à un dernier susceptible de se raidir, de s'ériger, l'usage de porter dans les parties de la femme le fluide séminal. Ces organes réunis composent un véritable appareil sécréteur double, seulement pour les organes des deux premières classes. Plus compliqué dans son organisation que chacun de ceux par lesquels nous avons terminé les organes de la vie intérieure, il diffère de tous, quant à son action particulière, par la petite quantité du fluide qu'il sépare, par le séjour plus long de ce même fluide dans son double réservoir, par l'état particulier dans lequel l'organe chargé de son émission doit absolument se trouver pour que celle-ci ait lieu, enfin, par le sentiment voluptueux que l'homme éprouve lorsqu'elle s'effectue.

ARTICLE PREMIER.

DES ENVELOPPES DU TESTICULE.

Placés hors de l'abdomen, moins protégés contre l'atteinte des corps extérieurs que la plupart des autres organes importans, les testicules sont suspendus chacun à un faisceau vasculaire considérable appelé *cordon spermatique*, et contenus dans une sorte de poche ou cavité particulière formée de plusieurs couches membraneuses. Une cloison médiane partage l'intérieur de cette cavité et les sépare l'un de l'autre, ainsi que leurs enveloppes, qui sont doubles, à l'exception de la plus extérieure. Celle-ci, formée par les tégumens, et communément appelée le *scrotum*, représente une poche unique qui renferme toutes les autres.

Ces enveloppes forment, par leur ensemble, ce qu'on nomme vulgairement *les bourses*, qui, fixées supérieurement au bassin, libres dans tout autre sens, sont contiguës latéralement à la partie interne des cuisses, en devant à la verge, et séparées de l'anus en arrière par un intervalle de deux à trois travers de doigt, appelé le *périnée*. Un petit repli de la peau prolongé au-dessous de la verge, une rainure peu profonde, et enfin une ligne saillante qui commence la médiane du périnée, se succèdent pour tracer à l'extérieur leur division symétrique. Cependant le côté droit des bourses est assez constamment plus élevé que le gauche, ce qui tient à la brièveté du cordon spermatique correspondant, et à la situation du testicule, qui est plus voisin de l'anneau. Recouvertes par nos vêtemens et pénétrées d'une chaleur humide presque permanente, les bourses sont pour l'ordinaire molles, relâchées et pendantes; mais exposées à des causes variées d'excitement, elles se resserrent et reviennent sur elles-mêmes. Ce dernier état que l'impression du froid, la crainte, une douleur vive provoquent, s'observe naturellement lors de l'érection et pendant le coït; alors, en effet, les bourses se contractent et prennent un certain degré de fermeté, en même temps qu'elles se couvrent de rides.

Les enveloppes du testicule se succèdent dans l'ordre suivant : 1° enveloppe cutanée, connue sous le nom de *scrotum*; 2° couche celluleuse; 3° membrane commune au testicule et au cordon spermatique, d'apparence fibreuse; 4° membrane séreuse. Le dartos ne se trouve pas placé parmi ces enveloppes; nous verrons plus bas sur quoi je me fonde pour ne pas l'admettre. J'y range, au contraire, une autre membrane dont la plupart des anatomistes ne parlent pas : sa description particulière me conduira à prouver son existence.

§ Iᵉʳ. *Enveloppe cutanée, ou Scrotum.*

Le scrotum se continue avec les tégumens de la partie interne des cuisses, du périnée et de la verge. Sa couleur toujours brune le distingue assez de la peau des autres régions, dont il suit, du reste, les nuances variées, ayant toujours la sienne dominante. Des poils en petit nombre, un peu moins longs, mais de même espèce que ceux du pénil, existent à sa surface ; l'obliquité de leur implantation et la présence du bulbe immédiatement au-dessous de l'épiderme, font paraître sur le scrotum des rugosités qui ne s'effacent pas lorsqu'on distend les bourses pendant la vie ou sur le cadavre.

Le scrotum a la même organisation que la peau en général : seulement son corion est si mince qu'on voit très-bien à travers les veines dont est parsemée la couche sous-jacente du tissu cellulaire non graisseux. Indépendamment des propriétés de tissu et des propriétés vitales qui lui sont communes avec tout le système dermoïde, le scrotum jouit de l'irritabilité ; cette assertion est étayée des remarques suivantes sur le dartos.

§ II. *Couche celluleuse.*

On a coutume de décrire, immédiatement au-dessous du scrotum, une membrane particulière sous le nom de *dartos*. Les auteurs admettent aussi qu'il y a deux dartos, un de chaque côté, et que de leur adossement résulte la cloison intérieure des bourses, qui sépare l'un de l'autre les deux testicules. Les uns, en lui donnant une organisation musculeuse, ont assimilé cette double membrane au panniçule charnu qui existe au-dessous de la peau de beaucoup d'animaux, et dont on trouve quelques traces chez l'homme ; d'autres ont cru qu'elle n'était que celluleuse ; mais tous l'ont regardée comme susceptible de contraction, et destinée à opérer le resserrement des bourses. Dans la crainte

qu'on ne me reproche de m'écarter un peu trop des
idées généralement reçues, j'ai été sur le point de
taire mon sentiment sur cet objet : cependant,
convaincu de plus en plus par l'inspection, j'abandonne l'idée qu'on a du dartos.

D'abord, malgré toutes les apparences, je crois
intimement qu'il n'existe au-dessous du scrotum
aucune fibre charnue, et que la seule présence d'une
immensité de vaisseaux lymphatiques, de vaisseaux
sanguins et de nerfs ramifiés au-dessous de la peau
et surtout dans la cloison, a pu faire croire à l'existence d'une tunique musculeuse; et je suis persuadé
que cette couche un peu dense, que la dissection découvre au-dessous du scrotum, fait essentiellement
partie du tissu cellulaire lâche et non graisseux placé
plus profondément, dont les anatomistes font à peine
mention, et qui mérite cependant de fixer l'attention. Si donc cette couche n'est que celluleuse, je
crois inutile d'en faire une description particulière;
car il n'est pas démontré qu'elle soit de siége de la
contraction en vertu de laquelle s'opère le resserrement des bourses. En effet, à l'égard de cette dernière circonstance, il me semble que ce qui a engagé tous les anatomistes à admettre le dartos comme
une membrane distincte, et à lui accorder la propriété contractile, c'est moins une rigoureuse inspection que l'idée dans laquelle on a été pendant
long-temps que la peau n'était susceptible par elle-
même d'aucun mouvement aussi apparent que l'est
celui des bourses, lequel ne peut dépendre que de
l'irritabilité. Mais remarquons que déjà on convient
que, dans les autres parties du corps, la peau est

douée de la tonicité ou contractilité organique insensible à un plus haut degré qu'aucun autre système de l'organisation : eh bien! je pense que la peau du scrotum, sans avoir une organisation différente de celle des autres parties de l'enveloppe cutanée générale, possède le premier degré de l'irritabilité ou contractilité organique sensible ; que c'est elle qui est le siége du resserrement des bourses, et non pas une membrane sous-jacente. Je me fonde 1° sur ce que, dans cet état, les tégumens des bourses ne sont pas mous, flasques, mais très-fermes, évidemment contractés, leur épaisseur ayant d'ailleurs sensiblement augmenté ; 2° sur le mouvement, moins énergique à la vérité, mais parfaitement analogue et provoqué par quelques-unes des mêmes circonstances, qu'on ne refuse pas à la peau des autres parties, et d'où résulte cet état appelé *chair de poule.*

En me résumant sur cet objet, je ne nie pas l'existence d'une couche membraniforme assez dense immédiatement au-dessous du scrotum ; j'admets également que c'est d'elle que dépend la cloison des bourses ; mais je ne lui reconnais nullement l'organisation musculeuse ; je la regarde comme faisant partie essentielle du tissu cellulaire lâche qui se trouve plus profondément ; enfin je pense qu'elle influe beaucoup moins sur le resserrement des bourses qu'on ne l'a cru jusqu'à présent, si même elle n'y est pas complétement étrangère (1).

_____

(1). Winslow, Duverney, Sabatier, et beaucoup d'autres anatomistes, ont regardé le tissu des dartos comme musculaire.

Lors donc qu'on divise le scrotum, on découvre un tissu cellulaire lâche et abondant, au milieu duquel se trouvent le testicule et le cordon spermatique renfermés dans la poche membraneuse que je vais bientôt décrire. Ce tissu cellulaire est un peu plus dense immédiatement au-dessous de l'enveloppe cutanée; mais on ne voit là aucune trace de fibres charnues qui puissent autoriser l'admission d'une tunique musculeuse particulière sous-jacente au scrotum. On y voit dispersés beaucoup de vaisseaux, de veines surtout; et il doit à la présence d'un grand nombre de filets nerveux la sensibilité très-vive qu'y démontre la dissection de la tumeur dans l'opération du sarcocèle. Pénétré de graisse au voisinage de l'anneau et un peu vers l'urètre, il en est partout ailleurs complétement dépourvu. Cette disposition, commune à quelques autres parties du système cellulaire, le rend très-susceptible d'infiltration, tantôt

---

Haller, Lieutaud, Chaussier, sans l'assimiler à ce tissu, pensent qu'il jouit de la contractilité; tandis que Monro, Ruysch, M. Boyer, etc., regardent les phénomènes qu'on attribue à cette propriété comme le résultat des contractions des muscles crémasters. M. Meckel regarde comme très-probable que le tissu des dartos établit le passage du tissu cellulaire au tissu musculaire, et qu'il existe entre ce tissu et les autres muscles le même rapport à peu près qu'entre les muscles des animaux supérieurs et ceux des animaux inférieurs, chez lesquels la structure fibreuse est peu prononcée. Il semblerait résulter des recherches de M. Chaussier, de celles de MM. Lobstein et Breschet, que les dartos n'existent pas dans le scrotum avant que les testicules y soient parvenus, et qu'ils sont formés par l'épanouissement du *gubernaculum testis*.   (*Note ajoutée.*)

essentielle, comme chez les enfans et les vieillards
par la négligence des soins de propreté, tantôt symptomatique et devançant alors une leucophlegmatie
générale. A ce sujet, je ferai remarquer qu'il n'y a
qu'une partie du système cellulaire qui soit pourvue de graisse : c'est la plus considérable, à la vérité ; c'est sur elle seule que portent les variations
si fréquentes de maigreur et d'embonpoint ; elle
seule aussi est susceptible d'être le siége de ces grandes accumulations graisseuses qui se remarquent
chez quelques individus à certaines époques de la
vie. Mais, dans les parties où les variations d'embonpoint auraient pu nuire aux fonctions des organes voisins, le tissu cellulaire abreuvé de sérosité
est étranger à ces grands changemens. Ainsi, quelle
que soit ailleurs l'abondance de la graisse, la verge,
les bourses ne grossissent pas, les paupières conservent la même épaisseur, le pharynx ne change
pas de dimensions ; et nous voyons ici, dans un des
objets les moins frappans peut-être de l'organisation
animale, une disposition prévue aussi bien que la
construction précise de certains organes pour lesquels notre admiration est sans bornes. Mais ce
même tissu cellulaire non graisseux est, en raison
de cet état habituel, plus disposé à l'infiltration.
L'œdème local et essentiel ne s'observe qu'aux bourses, à la verge, aux paupières ; et quand, déterminéé par une maladie organique, l'infiltration doit
occuper tout le système cellulaire, c'est par les
mêmes parties qu'elle commence, ou par les pieds ;
elle ne s'étend ailleurs qu'après que l'état de maigreur est survenu, et que le tissu cellulaire s'est

conséquemment dépouillé de la graisse qui y existe
naturellement.

§ III. *Enveloppe fibreuse.*

La poche membraneuse qui paraît au milieu des
bourses et dans laquelle le testicule est contenu
n'est pas formée d'une seule membrane, et n'appartient pas uniquement au testicule, comme on serait
tenté de le croire d'après les descriptions qu'en donnent la plupart des auteurs sous le nom de *tunique
vaginale.* Cette poche ou cavité est très-distinctement formée de deux tuniques; l'une extérieure,
qui d'abord renferme médiatement le testicule, dans
laquelle est aussi contenu l'épididyme, et qui ensuite
se prolonge autour du cordon pour se terminer au
voisinage de l'anneau; l'autre, intérieure, moins
étendue, disposée comme les membranes séreuses,
et de telle manière à l'égard du testicule et de l'épididyme, qu'elle se réfléchit sur eux et les recouvre
presque en totalité, sans que ni l'un ni l'autre soit réellement renfermé dans le sac qu'elle représente. Il
paraît que les anatomistes français n'ont d'abord pas
fait attention à la gaîne membraneuse dont le cordon est enveloppé, et qu'en outre ils ont pris pour
une membrane unique, qu'ils ont décrite sous le nom
de *tunique vaginale*, les deux membranes qui forment le sac dans lequel le testicule se trouve, et
dont l'intérieure seule présente la disposition des
poches séreuses. Haller avait cependant déjà reconnu
une partie de la disposition anatomique sur laquelle
j'insiste dans ce moment; car il dit que la tunique

vaginale se divise au bas du cordon en deux lames, dont l'une, extérieure, se prolonge sur ce dernier, et l'autre, intérieure, se réfléchit sur le testicule ; et il admet que cette tunique, qu'il étend d'après cela jusqu'à l'anneau, forme à l'intérieur deux cavités : *ita fit, ut interiores caveæ duæ sint ; superior vasculis spermaticis circumjecta, inferior testi propria.*

L'extérieure des deux membranes que nous disons être réunies pour former la poche qu'on voit au milieu du tissu cellulaire des bourses représente un petit sac allongé qui, large inférieurement pour contenir le testicule et l'épididyme, forme dans sa moitié supérieure un canal servant de gaîne aux vaisseaux du cordon, et s'étendant jusqu'à l'anneau, où il se convertit en tissu cellulaire. Pour se convaincre que cette membrane est très-distincte de la séreuse, qui en revêt à l'intérieur toute la portion correspondant au testicule, il y a un moyen bien simple et qui réussit toujours, c'est d'insuffler avec un petit tube, et par une ouverture faite à la gaîne du cordon, le tissu cellulaire qui unit ces deux membranes ; on peut ensuite ne diviser que celle dont il est question maintenant, et la séparer complétement, d'abord de l'autre, puis de l'épididyme, auquel elle adhère dans une petite étendue, et enfin de dessus les vaisseaux du cordon. On voit que, d'après cela, elle a beaucoup de rapport avec le feuillet fibreux du péricarde. Cette membrane, en général très-mince, surtout dans la partie qui embrasse le cordon, l'est cependant plus ou moins dans les divers sujets ; chez quelques-uns on la trouve assez épaisse,

tandis que sur d'autres on peut à peine l'examiner.
Au reste, disposée comme nous venons de le dire,
elle joint à une couleur blanchâtre une demi-transparence; elle crie sous la pointe du scalpel et offre
une certaine résistance à l'instrument qui la divise.
On y voit des fibres entrelacées plus distinctement
que dans la plupart des autres membranes reconnues
fibreuses, dont elle réunit néanmoins tous les caractères d'organisation et à la classe desquelles elle appartient incontestablement.

§ IV. *Membrane séreuse, ou Tunique vaginale.*

On peut laisser à celle-ci le nom de *tunique vagi-*
nale, puisque c'est à elle seule que peut convenir
la description donnée jusqu'ici par la plupart des
anatomistes. Cette membrane, la plus profonde des
enveloppes du testicule, forme, ainsi que chacune
des autres membranes séreuses, à la classe desquelles
elle appartient, un sac sans ouverture. Elle se comporte d'une manière très-simple : d'une part elle tapisse la partie inférieure du sac fibreux que nous
venons de décrire, d'une autre elle recouvre, d'a-
bord l'épididyme, mais d'une manière un peu différente, suivant les sujets, ainsi que nous le verrons
plus particulièrement en décrivant ce petit corps;
puis toute la surface du testicule, à l'exception de
son bord supérieur : en se réfléchissant de la surface
interne de la cavité fibreuse sur l'épididyme, elle
embrasse la partie inférieure des vaisseaux du cordon, surtout en devant.

La tunique vaginale est presque aussi mince que

l'arachnoïde. Plus étroitement unie par sa surface externe aux organes qu'elle enveloppe qu'à la membrane qu'elle tapisse, elle est, à l'intérieur, dans l'état naturel, lisse, polie et humide de sérosité dont l'accumulation constitue la maladie appelée *hydrocèle.* On trouve fréquemment entre ces deux portions des adhérences qui tantôt ne consistent qu'en des brides plus ou moins multipliées, et qui tantôt sont si complètes qu'on ne peut découvrir aucun point de la surface du testicule : cette dernière disposition est le résultat de l'inflammation suscitée par des moyens chirurgicaux pour la guérison radicale d'une hydrocèle : tandis que la première dépend sans doute d'une inflammation antécédente survenue accidentellement, dont on n'admet, il est vrai, la possibilité que par analogie, et sur laquelle on ne sait encore rien de positif.

Observons, en terminant l'examen de la tunique vaginale, que, dans tous les temps de la vie, elle n'existe pas telle qu'elle vient d'être décrite : nous verrons, à l'article du développement, comment, pour la former, une partie du péritoine est entraînée dans le fœtus au travers de l'anneau, avec le testicule.

ARTICLE DEUXIÈME.

DU TESTICULE.

§ Ier. *Disposition générale et Conformation du Testicule.*

Il y a pour l'ordinaire deux testicules dans les bourses : cependant ce nombre n'est pas si invariablement fixé qu'on ne puisse en trouver un de plus, et même deux, au moins si l'on ajoute foi à quelques observations rapportées. D'un autre côté, il peut, dans quelques sujets, n'y en avoir qu'un seul au dehors, le second se trouvant dans l'abdomen et n'étant point encore descendu dans les bourses.

Considéré dans l'adulte, le testicule a une grosseur ordinaire que chacun connaît; mais plusieurs variétés se présentent sous ce rapport : on a quelquefois vu, par suite d'une continence absolue avec privation complète de tout ce qui peut exciter les désirs, le testicule affaissé et comme flétri : chez un homme qui a, au contraire, contracté l'habitude des jouissances, les testicules, après quelque temps de privation, se gonflent, sont même un peu douloureux, toutefois quand la nature ne satisfait pas elle-même au besoin : enfin sur plusieurs sujets pris, autant que possible, dans les mêmes circonstances, il y a des différences de volume qui tiennent à une disposition primitive.

L'un de ces deux organes est communément plus

gros que l'autre; mais ce n'est pas toujours le droit, ainsi que quelques auteurs l'ont avancé.

Le testicule est assez exactement ovoïde, et un peu aplati dans le sens de son petit diamètre. Cette forme est, de tous ses attributs extérieurs, le plus constant. Sa direction, que détermine l'arrangement des vaisseaux du cordon, est telle, en général, que, de ses deux extrémités, l'antérieure est plus élevée que l'autre et portée un peu en dehors; mais cette obliquité du testicule n'est jamais très-grande; on rencontre même fréquemment des sujets sur lesquels le grand diamètre de cet organe est tout-à-fait horizontal: aussi, afin d'éviter une double indication, dit-on seulement *le bord supérieur* du testicule quand on veut exprimer le côté qui répond au cordon, comme aussi on emploie simplement la dénomination d'*antérieure* et de *postérieure* pour les extrémités.

Suspendus chacun à un cordon formé des mêmes parties, les deux testicules n'ont pas précisément la même situation; presque toujours celui du côté droit est plus élevé et plus voisin de l'anneau: mais l'un et l'autre sont à une distance variable de cette ouverture, suivant l'état de relâchement ou de contraction des bourses; d'ailleurs cette contraction est presque toujours accompagnée de celle du crémaster, surtout lors de l'érection, pendant laquelle, comme on sait, le testicule droit est près de s'engager dans l'anneau. Cette position un peu différente de chaque testicule n'échappe pas aux peintres ni aux statuaires. En la considérant ici sous le point de vue pathologique, nous y voyons sans

doute la raison pour laquelle le varicocèle est plus
fréquent à gauche : en effet les veines spermatiques
de ce côté ayant une longueur plus considérable que
celles du côté droit, le sang qui y circule est plus
long-temps exposé à l'influence de la pesanteur,
c'est-à-dire, aux causes qui peuvent en ralentir la
marche. Remarquons que cet état du cordon est
une dilatation de toutes ses veines, et qu'il diffère
des varices proprement dites, qui affectent principalement les membres inférieurs.

Le testicule a, dans l'état naturel, une consistance
assez remarquable; plus grande dans la jeunesse,
elle diminue avec l'âge; elle augmente un peu quand
l'organe se gonfle par une abstinence insolite; elle
est presque toujours moindre, au contraire, après
une ou plusieurs évacuations séminales.

Recouvert dans la plus grande partie de son étendue par la membrane séreuse dont il a déjà été fait
mention, le testicule en emprunte un aspect lisse et
poli; la couleur blanche qu'il présente appartient à
l'albuginée. Du reste; il est libre et simplement contigu en bas et sur chacun de ses côtés aux parois
membraneuses voisines : son bord supérieur est
côtoyé par l'épididyme, qui sera décrit plus bas.

§ II. *Organisation du Testicule.*

La partie immédiatement destinée à la préparation
de la semence, plus molle que le parenchyme d'aucun des organes glanduleux précédemment examinés, est contenue dans une véritable cavité membraneuse, de structure fibreuse, qui détermine les

formes extérieures du testicule, et donne en partie à cet organe la consistance qu'il nous a présentée : cette membrane se nomme *albuginée*.

1°. *Membrane albuginée ou fibreuse.*

On la voit au travers de la portion de tunique vaginale dont le testicule est enveloppé et avec laquelle elle a des adhérences très-fortes : cependant, malgré l'intimité de l'union de ces deux membranes, il est possible, avec un peu de soin, de soulever en partie le feuillet séreux, en commençant à le disséquer vers l'épididyme : de cette manière on se convainc de l'existence de la tunique vaginale sur toute la surface de l'albuginée, excepté aux endroits où l'épididyme adhère au bord supérieur du testicule. Dans toute l'étendue de ce bord, l'albuginée est percée d'un grand nombre de petites ouvertures qui donnent passage aux vaisseaux spermatiques et aux conduits séminifères.

De la surface interne de l'albuginée il se détache un grand nombre de filamens assez déliés qui s'enfoncent dans la substance du testicule, et s'y entrelacent pour concourir à former les cloisons qui la partagent : mais parmi eux, quelques-uns seulement sont de vrais prolongemens de la membrane ; beaucoup sont des vaisseaux sanguins qui viennent du centre de l'organe.

L'albuginée, qui sert d'enveloppe solide au testicule et détermine les formes de cet organe, appartient au système fibreux ; elle en a tous les attributs extérieurs, et se comporte comme les autres mem-

branes reconnues fibreuses, dans toutes les expériences comparatives auxquelles on la soumet. Quoique assez mince, elle offre cependant une résistance
assez grande, et n'a qu'une transparence très-légère;
son épaisseur est manifestement plus considérable
à l'endroit où elle est traversée par les conduits séminifères: c'est là qu'existe ce qu'on nomme le *corps
d'Hygmore*, sur la disposition duquel nous reviendrons plus bas.

Cette membrane est douée des propriétés du tissu:
ainsi le gonflement considérable du testicule par la
rétention de la semence y démontre l'extensibilité;
la contractilité s'exerce quand l'organe diminue de
volume avec l'âge ou s'atrophie par la destruction
accidentelle de sa substance. Les propriétés organiques y existent pour les phénomènes nutritifs.
Jouit-elle de la sensibilité animale, et a-t-elle quelque part à la douleur vive que nous ressentons
quand le testicule est comprimé?

Quelques membranes fibreuses ne passent jamais
à l'état cartilagineux; telles sont, par exemple, la
sclérotique, celle du corps caverneux: l'albuginée,
au contraire, après l'enveloppe fibreuse de la rate,
est de toutes, sans contredit, celle qui présente plus
fréquemment cet état; on est fondé à croire qu'il
est dans cette membrane l'effet de causes accidentelles, puisqu'elle peut le contracter à toutes les époques de la vie. Cette conversion de l'albuginée mérite quelque importance; car il paraît qu'on l'a
confondue jusqu'à présent avec le sarcocèle.

On trouve souvent à l'extérieur du testicule de
petites excroissances sur lesquelles il conviendrait

bien aussi de fixer l'attention : elles me semblent propres à éclairer la théorie de la formation des corps étrangers dans les articulations. Je ne puis encore décider si elles appartiennent à l'albuginée ou à la membrane séreuse ; l'analogie pourrait peut-être faire croire qu'elles dépendent de celle-ci : mais quoi qu'il en soit, je les regarde comme l'origine des concrétions pierreuses qui se trouvent quelquefois dans l'intérieur de cette dernière membrane, et au milieu d'une certaine quantité de sérosité dont la production est probablement due à leur présence.

2°. *Substance intérieure du Testicule.*

Des vaisseaux sanguins et lymphatiques, peut-être des nerfs, entrent dans l'organisation de la substance intérieure du testicule, dont la contexture intime est un peu mieux connue que celle des autres glandes.

1°. L'artère spermatique, qui se distribue en grande partie au testicule, est remarquable par sa petitesse, son origine à angle très-aigu de l'aorte, sa longueur plus considérable qu'aucune autre branche aussi petite du système artériel, enfin par les nombreuses flexuosités qu'elle décrit dans son trajet. On sait, d'après la description qui en a été faite ailleurs, que, tantôt sans se diviser, tantôt partagée en plusieurs rameaux, elle concourt à former le cordon spermatique, dont nous indiquerons plus bas la disposition générale, et que, parvenue au testicule, ses divisions se partagent entre ce dernier et l'épididyme. Les ramifications plus ou moins nombreu-

ses destinées au testicule percent l'albuginée dans
toute l'étendue du bord supérieur, et traversent la
substance intérieure : des injections grossières, faites
cependant dans le dessein d'observer la disposition
de ces vaisseaux, les montrent se croisant dans l'é-
paisseur de la substance intérieure du testicule, et
allant se terminer sur les différens points de la surface interne de l'albuginée, après avoir donné en
tous sens des ramuscules infiniment déliés.

2°. Les veines qui naissent du testicule, avant de
traverser l'albuginée pour se rendre dans celles qui
concourent à former le cordon, se comportent bien
différemment que les artères : les plus considérables
sont placées immédiatement au-dessous de l'albuginée, et peuvent même se voir sur un testicule entier au travers de cette membrane ; tandis que les
principales artères traversent, au contraire, comme
nous venons de l'indiquer, la substance intérieure.
Cette situation opposée des plus grosses branches
de l'un et de l'autre ordres de vaisseaux me paraît
digne de remarque. En effet, ne peut-on pas regarder la présence des principales divisions artérielles au centre du testicule comme la cause d'une
excitation assez vive pour suppléer à celle dont il
est privé, et que la plupart des autres glandes reçoivent du mouvement des parties voisines, du bat-
tement des grosses artères ? D'un autre côté, les
veines placées à l'extérieur du parenchyme peuvent
recevoir de l'espèce de secousse continuelle qui lui
est imprimée par les artères une influence favorable
à la circulation : c'est ainsi qu'on juge avantageuse
au cours du sang veineux dans le crâne la position

dés sinus, qui, placés sur divers points de la surface
interne de cette cavité, sont mollement comprimés par l'élévation et l'abaissement alternatifs du
cerveau.

3°. Des vaisseaux lymphatiques ou absorbans
naissent sans doute de la substance dont nous par-
courons les divers élémens constitutifs.

4°. Il est encore indéterminé si quelques filets
nerveux du plexus lombaire qui accompagnent le
cordon pénètrent dans le testicule. De même l'extrême ténuité du petit plexus qui, né du rénal et
appartenant au système des ganglions, accompagne
l'artère spermatique à son origine, n'a pas permis de
le suivre jusqu'à la fin du cordon. Que penser, d'a-
près ce résultat, des recherches des anatomistes les
plus distingués, et du sentiment de quelques physiologistes qui ont placé dans les nerfs la source de
la semence? Cependant ne perdons pas de vue que le
testicule jouit d'une grande sensibilité, et qu'une
légère pression de cet organe fait éprouver une
douleur très-vive qui se propage à la région lombaire.

La substance du testicule remplit exactement
l'intérieur de l'albuginée. Elle se distingue de tous
les autres parenchymes glanduleux par une grande
mollesse : cet état dépend de sa texture complètement vasculeuse; il tient aussi à ce que beaucoup
de fluides la pénètrent, car quelques expériences
ont appris que, par la dessiccation, le testicule se
réduisait au huitième ou neuvième de son poids. Ce
parenchyme, de couleur grise, quelquefois rougeâtre à cause de l'immensité des capillaires sanguins

qui s'y ramifient, est traversé par de petites cloisons très-minces dont le plus grand nombre coupent le grand diamètre du testicule, dont une ordinairement est dirigée d'une extrémité à l'autre de l'organe, et qui, plus ou moins prononcées, suivant les sujets, sont formées par les filamens qui naissent de l'albuginée, et par des vaisseaux. La substance du testicule se trouve ainsi partagée en un certain nombre de parties, qui du reste communiquent toutes, puisque ces petites cloisons, partout incomplètes, ne sont même dans quelques points que des brides filamenteuses.

La substance du testicule est un assemblage de filamens entrelacés et repliés en tous sens, unis les uns aux autres d'une manière lâche. Ils sont si fins, qu'on aurait peine à croire qu'ils fussent de véritables acnaux, si on n'était parvenu à injecter sinon eux-mêmes, au moins d'autres conduits qui résultent de leur réunion. Tous ces filamens, au milieu desquels on voit dispersés beaucoup de capillaires sanguins, sont donc de petits tubes dans lesquels se sépare et circule la semence : on les nomme *vaisseaux* ou *conduits séminifères*. Le diamètre de ces conduits a été estimé à $\frac{1}{1800}$ de pouce par Monro, à qui on est redevable de beaucoup de recherches sur l'organisation du testicule, mais dont on doit plutôt admirer la patience que suivre l'exemple. Leur nombre est incalculable; et je ne pense pas qu'à l'époque actuelle de la science anatomique, il soit important de le déterminer, et conséquemment de rapporter, surtout dans un ouvrage élémentaire, les recherches qui ont été faites à ce sujet (1). Qu'importe également de connaître le nombre des flexuosités que chacun d'eux décrit avant de parvenir à son terme? Croit-on même qu'il soit possible de le fixer rigoureusement? Il suffit donc de savoir que, succédant aux divisions des artères avec lesquelles ils communiquent, mais d'une manière indéterminée, les conduits séminifères ont chacun une longueur assez considérable, plus même qu'elle ne le paraît à la première inspection; car quand on en saisit quelques-uns et qu'on cherche à les étendre, alors on les voit se développer, en même temps que de petites granulations ou de petits renflemens miliaires, qu'ils présentaient d'abord, disparaissent: ce qui indique que ces granulations dépendent des tortuosités nombreuses de chaque conduit. Cette simple idée des vaisseaux séminifères suffit pour faire juger combien est longue la route que la semence parcourt dans le testicule : cependant n'exagérons pas, en effet, le fluide séparé à la fois dans beaucoup de conduits, n'a ensuite d'autre trajet à parcourir que celui de chacun d'eux en particulier.

Tous les vaisseaux séminifères vont aboutir à ce que nous avons appelé le *corps d'Hygmore.* Jusque

---

(1) Ces recherches ont donné des résultats très-variés. Monro estime ce nombre total des conduits séminifères à 62,500 environ; et il pense que leur longueur totale peut être évaluée à 5,208 pieds. D'autres pensent que leur nombre ne peut guère être porté au-delà de 300, mais que chacun d'eux a 16 pieds de long sur $\frac{1}{240}$ de pouce de diamètre en sorte que placés au bout les uns des autres, ils ne représenteraient pas moins une longueur presque égale à celle qu'avait indiquée Monro.   (*Note ajoutée.*)

là ils sont exactement cylindriques et ne communiquent point entre eux; mais alors ils se réunissent
en tubes moins nombreux, plus gros, plus résistans,
qu'on est parvenu à injecter avec du mercure par le
canal déférent, et dont Haller a le premier bien exposé le trajet ultérieur. Il résulte de ses recherches
que le corps d'Hygmore, qui occupe le bord supérieur du testicule, et sur lequel est appliqué l'épididyme, consiste uniquement dans un renflement de
l'albuginée et ne représente pas un canal, comme
l'avaient prétendu quelques anatomistes et comme
cela a lieu dans certains animaux. Or, les conduits
séminifères dont nous parlions en dernier lieu percent ce corps au niveau et un peu au-dessous de la
tête de l'épididyme, pour ne plus former ensuite par
leur réunion qu'un seul conduit dont l'arrangement
particulier constitue l'*épididyme* lui-même. Haller
croit avoir observé que ces conduits, assez nombreux, puisqu'il en a compté jusqu'à trente, se di-
lataient un peu avant de se confondre, et formaient
autant de petits cônes dont le sommet répond au
corps d'Hygmore.

L'extrême ténuité des vaisseaux séminifères ne
permet pas de rien avancer sur leur organisation
intime : seulement on peut dire qu'ils sont plus résistans qu'on ne le croirait au premier abord ; car
lorsqu'on les allonge, ce n'est pour l'ordinaire qu'a-
près s'être complètement développés qu'ils cèdent
à la traction qu'on exerce. Dans certains sujets la
substance du testicule est plus sèche, moins pulpeuse, et presque toujours alors les conduits paraissent cassans et se rompent au moindre effort.

§ III. De l'Epididyme.

L'épididyme commence les voies d'excrétion de la semence séparée par le testicule. C'est un petit corps allongé, vermiforme, placé le long du bord supérieur de cet organe. Recourbé suivant sa longueur et légèrement aplati de sa convexité à sa concavité, il est plus grêle dans son milieu qu'à ses deux extrémités et surtout qu'à la supérieure, connue sous le nom de *tête*, par opposition à l'inférieure, appelée *queue-de l'épididyme*, et à laquelle succède le conduit déférent. Environné de beaucoup de vaisseaux dont il reçoit lui-même des ramifications, l'épididyme a une couleur grisâtre qui ressort à côté de la blancheur de l'albuginée. Sa tête est arrondie et appliquée sur l'extrémité antérieure et supérieure du testicule qu'elle surmonte. Sa queue répond à l'extrémité inférieure et adhère également à l'albuginée. La partie moyenne de l'épididyme est pour l'ordinaire unie au testicule par un de ses bords, et plus souvent par l'interne; mais quelquefois elle ne tient à lui que par un repli membraneux. L'épididyme, placé hors du petit sac que représente la membrane séreuse décrite plus haut, en emprunte cependant une enveloppe extérieure, incomplète, à la vérité, et d'ailleurs différente encore pour chaque partie. Cette membrane ne recouvre, de la tête et de la queue, que la surface non adhérente au testicule, tandis qu'elle est d'abord appliquée sur presque toute la convexité de la partie moyenne, et qu'en outre elle en revêt la concavité, en formant,

soit deux petits culs-de-sac dont l'adossement constitue une bride membraneuse intermédiaire à cette
partie de l'épididyme et au testicule, soit un seul
qui d'ordinaire se trouve au dehors, dernière disposition qui coïncide avec l'adhérence immédiate
du bord interne de l'épididyme avec l'albuginée.
En général, la tunique vaginale est assez fortement
unie à l'épididyme, excepté aux endroits où elle
commence à la recouvrir après s'être réfléchie des
parties voisines.

L'épididyme, que nous venons d'examiner dans sa
conformation extérieure, n'est autre chose qu'un
conduit formé de la réunion de tous les vaisseaux
séminifères après qu'ils ont traversé le corps d'Hygmore. Ce conduit est replié une infinité de fois sur
lui-même, et ses nombreuses flexuosités sont unies
d'une manière très-serrée par des brides celluleuses.
Plusieurs anatomistes sont parvenus à l'injecter et à
l'étendre en détruisant ces brides par la macération:
quoique les résultats de leurs travaux diffèrent
un peu, il est toujours démontré que ce conduit a
une longueur considérable; ainsi Monro lui en accorde une de trente-deux pieds; d'après quoi on
peut juger en même temps de sa ténuité.

L'épididyme se recourbe vers son extrémité pour
donner naissance au déférent: il est plus petit dans
cet endroit par la seule diminution des flexuosités
du conduit qui le forme, car ce conduit lui-même
prend au contraire un diamètre plus considérable.
Haller parle d'un petit canal qu'il dit naître du milieu de l'épididyme et se porter le long du cordon.
Il en a suivi le trajet jusqu'un peu au-delà de l'an-

neau, mais sans pouvoir en découvrir la terminaison. Monro l'a regardé depuis comme destiné à verser une partie de la semence dans le torrent de la circulation : peut-être ce conduit n'était-il qu'un vaisseau lymphatique, car on sait que, du temps de Haller, le système absorbant était beaucoup moins connu qu'il ne l'est à présent. Cette conjecture trouverait un appui dans la découverte de Meckel, qui, dit-on, l'a vu s'ouvrir dans un des vaisseaux lymphatiques de l'abdomen. Cependant, si je ne me suis pas trompé, il m'a semblé, sans aucune préparation, voir une fois ce canal, qui, très-délié, avait néanmoins la couleur et la densité du déférent : il était droit à son origine, devenait ensuite flexueux et se perdait bientôt au milieu des vaisseaux spermatiques.

ARTICLE TROISIÈME.

DU CORDON SPERMATIQUE, ET DU CONDUIT EXCRÉTEUR SÉMINAL EN PARTICULIER.

Le *conduit déférent*, ou *excréteur séminal*, succède à l'épididyme, derrière lequel il se porte obliquement en avant et en haut, en formant avec lui un angle aigu. Il décrit des flexuosités qui, d'abord très-rapprochées, deviennent insensiblement plus légères, et ne cessent complétement que lorsque, après un certain trajet, il se joint aux vaisseaux qui concourent à former le cordon spermatique.

§ I_{er}. *Parties constituantes du Cordon spermatique.*

Ce faisceau assez considérable, auquel est suspendu le testicule, est principalement formé de
vaisseaux, de nerfs et du conduit excréteurs. Unies
entre elles par du tissu cellulaire, ces parties sont
contenues dans une gaîne membraneuse; à l'extérieur de celle-ci existe un petit muscle appelé *crémaster.*

Vaisseaux et nerfs. Ils sont déjà connus chacun
en particulier : ainsi il y a, 1° l'artère spermatique
ou ses divisions qui se rendent à l'épididyme et au
testicule; 2° les veines spermatiques, qui naissent
des mêmes parties et qui entourent l'artère par des
ramifications multipliées; 3° des vaisseaux absorbans.

Les nerfs sont si fins qu'on ignore, comme il a
déjà été dit, s'ils se prolongent jusque dans la substance du testicule. On doit cependant le présumer,
au moins pour ceux qui, sous le nom de *plexus
spermatique*, naissent du plexus rénal et environnent immédiatement l'artère.

Le conduit déférent se trouve communément
placé derrière les vaisseaux : nous allons bientôt revenir sur sa disposition particulière, en le suivant
jusqu'à sa terminaison.

Le tissu cellulaire qui unit toutes ces parties est
très-lâche et n'a aucune communication avec celui
qui est sous-jacent au scrotum, dont il partage néanmoins la nature; car, ainsi que lui, il est pour l'ordinaire dépourvu de graisse. On en trouve cepen-

dant quelques flocons dans les sujets qui ont un
embonpoint considérable. Beaucoup moins disposé
à l'infiltration que le précédent, sans doute parce
qu'il n'existe autour des vaisseaux qu'en petite proportion, il est quelquefois le siége d'une hydropisie
enkystée que les pathologistes appellent *hydrocèle
du cordon*. J'ai rencontré dernièrement cette maladie sur un cadavre. On voyait très-distinctement le
kyste renfermé dans la gaîne du cordon; celle-ci
avait même acquis beaucoup d'épaisseur : c'est, au
reste, ce qu'on remarque aussi, dans l'hydrocèle
appelée *vaginale*, pour la portion de la membrane
commune tapissée par la séreuse, dans laquelle
cette dernière hydropisie a son siége. Les parois du
kyste, très-minces, étaient adossées inférieurement
à la membrane séreuse; l'intérieur formait une cavité unique remplie d'un liquide très-apparent.

Gaîne membraneuse du cordon. Elle n'est autre
que le canal qui termine supérieurement la membrane commune décrite à l'occasion des enveloppes
du testicule. Nous avons comparé cette membrane
au feuillet fibreux du péricarde : il y a pourtant
cette différence que celle-ci, après que le feuillet
séreux l'a abandonné, se continue bientôt avec les
parois des vaisseaux qui sortent du cœur ou qui
arrivent à cet organe ; tandis que la membrane
dont il est ici question se prolonge beaucoup au-
dessus de la séreuse, qu'elle n'a pas un rapport immédiat avec les vaisseaux du cordon, puisqu'elle
leur forme une gaîne commune très-lâche, et qu'enfin elle se perd insensiblement dans le tissu cellulaire voisin de l'anneau. Il résulte de cette disposi-

tion que les vaisseaux spermatiques ne répondent
pas immédiatement au milieu du tissu cellulaire des
bourses, mais bien par l'intermède du canal membraneux qui les environne. Je serois curieux de savoir si, dans la hernie inguinale, les parties déplacées sont dans ce canal ou à l'extérieur; je n'ai point
encore trouvé l'occasion de dissiper mes doutes à
ce sujet (1).

_____

(1) La gaîne propre des vaisseaux spermatiques est formé par
un prolongement de la lame aponévrotique que les anatomistes
ont décrite dans ces derniers temps sous le nom de *fascia trans-
versalis*. Cette lame provient du bord postérieur de la gouttière
formée par l'aponévrose du grand oblique, qui semble se réfléchir derrière l'arcade crurale pour lui donner naissance. Elle est
percée, vers la partie moyenne de l'arcade crurale, d'une ouverture
allongée dont le grand diamètre est vertical, et qui n'est autre
chose que l'orifice évasé de l'expansion tubiforme qui constitue la
gaîne du cordon. Le tissu cellulaire filamenteux qui unit les vaisseaux spermatiques au péritoine et au muscle iliaque, s'introduit
avec eux dans cet orifice infundibuliforme. C'est au milieu de ce
tissu, dans l'intérieur même de l'enveloppe membraneuse du
cordon, que descend le sac de la hernie inguinale externe; tandis
que les hernies inguinales internes se font en dehors de cette
gaîne. C'est aussi ce tissu qui est le siége de l'hydrocèle par infiltration du cordon spermatique, maladie assez rare qu'il ne faut
pa confondre avec l'infiltration du scrotum. C'est encore dans ce
tissu que s'accumule quelquefois une quantité plus ou moins
grande de graisse, qui peut être une cause d'erreur dans le diag-
nostic des hernies. Ce tissu celluleux et filamenteux enveloppe
les vaisseaux spermatiques, les accompagne jusqu'à l'endroit où
ceux-ci pénètrent dans le testicule, et se confond aussi avec la
gaîne du cordon : celle-ci se perd sur la tunique vaginale, qu'elle
enveloppe en présentant quelquefois inférieurement un rétrécissement circulaire.   (*Note ajoutée.*)

Couche musculeuse. Beaucoup d'anatomistes la décrivent avec les enveloppes du testicule sous le nom de *tunique rouge* ou *érythroïde* : on la connaît plus ordinairement sous celui de *muscle crémaster.* Très-mince en général, mais plus ou moins apparent suivant les sujets, ce muscle a plusieurs origines : 1° la plupart de ses fibres viennent de l'épine iliaque antérieure et supérieure et font suite à celles du petit oblique; 2° quelques-unes paraissent dépendre du transverse; 3° plusieurs naissent constamment de la surface interne du ligament de Fallope près de l'anneau; 4° enfin dans quelques sujets on en voit qui sont implantées à la partie voisine du pubis. De ces divers points d'origine les fibres du crémaster viennent se réunir vers l'anneau : d'abord très-rapprochées, elles forment un petit faisceau placé à l'extérieur et principalement au côté externe de la gaîne du cordon ; mais bientôt elles se séparent et constituent par leur épanouissement une couche musculeuse très-mince, qui, bien rarement, se porte jusqu'au bas du cordon, et qui, si elle existe plus inférieurement, devient tout-à-fait imperceptible. Le crémaster, ainsi appliqué sur une partie de la membrane commune au cordon et au testicule, agit immédiatement sur elle dans sa contraction, et soulève ainsi ce dernier organe, qu'il amène près de l'anneau pendant l'acte vénérien : sa contraction s'exerce même quelquefois avec assez de force pour l'appliquer douloureusement contre cette ouverture (1).

_____

(1) M. Jules Cloquet a démontré 1° que le *crémaster,* qui

§ II. *Disposition générale du Cordon spermatique.*

Le cordon n'a pas la même longueur des deux côtés. Nous avons déjà fait remarquer que de cette disposition dépendait la situation constamment plus élevée d'un des testicules, et plus ordinairement du droit que du gauche.

Sa grosseur n'est pas non plus la même dans tous les sujets; les différences, sous ce rapport, peuvent tenir d'abord à la quantité plus ou moins grande de

---

n'existe pas chez le fœtus avant la descente du testicule dans le scrotum; est formé pour ainsi dire mécaniquement aux dépens des fibres inférieures du petit oblique qui sont entraînées hors de l'anneau par le *gubernaculum* et le testicule, auxquels elle adhère lors de la descente de ce dernier, à peu près de la même manière que des cordes extensibles fixées par leurs deux extrémités prêteraient en s'allongeant, si on les tirait par leur partie moyenne; 2° que tantôt le crémaster ne recouvre le cordon et le testicule qu'en avant, et tantôt il les enveloppe de toutes parts; 3° que, dans l'un et l'autre cas, ses fibres descendent en formant successivement, les unes au-dessus des autres, des anses ou arcades renversées qu'on peut suivre jusqu'au testicule, et qui se réunissent vers l'anneau inguinal en deux faisceaux triangulaires, dont un interne plus petit fixé au pubis, et l'autre externe plus volumineux attaché à l'arcade crurale; 4° que le cordon testiculaire passe ordinairement au-dessous du muscle petit oblique, et quelquefois entre ses fibres charnues, et que de là résultent les différences dans la forme du crémaster; 5° enfin que le testicule et le sac de la hernie, dans le cas de hernie inguinale externe, sont contenus de toutes parts par le crémaster, et non pas seulement en dehors, comme on devait le croire d'après la manière dont on décrivait ce muscle.   (*Note ajoutée.*)

la graisse que nous avons dit se trouver entre les vaisseaux; ou bien à l'état des veines qui entrent dans sa composition et qui peuvent être plus ou moins dilatées. Il est bien probable aussi que le crémaster, qui n'est pas également prononcé chez tous les individus, entre pour quelque chose dans ces variétés.

Les deux cordons montent parallèlement dans une direction verticale jusque sur les côtés de la racine de la verge au milieu du tissu cellulaire des bourses. Là, les veines nombreuses sous-jacentes au scrotum viennent s'y joindre; puis chacun d'eux continue son trajet en s'écartant de celui du côté opposé, et parvient bientôt à l'anneau inguinal, dans lequel il s'engage obliquement. Derrière cette ouverture les diverses parties qui composent le cordon se séparent: l'idée que nous avons donnée du crémaster et du canal membraneux fait bien penser qu'ils ne vont point au-delà; les vaisseaux sanguins et lymphatiques se placent au-devant du psoas, et se comportent comme il a été dit dans leur description particulière. C'est du conduit excréteur seul que nous devons maintenant suivre le trajet.

§. III. *Disposition particulière et organisation du Conduit déférent.*

Après donc avoir franchi l'anneau, participant à l'inflexion légère de la totalité du cordon, il se porte obliquement en arrière et en bas le long de la paroi latérale de la vessie. Parallèles pendant ce premier trajet dans le bassin, et croisés chacun de leur côté,

d'abord par l'artère ombilicale, puis pas l'uretère,
les deux conduits déférens, avant de parvenir au bas
de la région postérieure de la vessie, convergent
un peu : bientôt ils s'aplatissent d'une manière sensible, adhèrent davantage aux parois de cet organe, et changeant de direction, se portent presque
horizontalement d'arrière en avant, et de dehors
en dedans le long du côté interne des vésicules séminales. Parvenus à la base de la prostate, ils se
touchent sans communiquer l'un avec l'autre ; bientôt chacun d'eux reçoit à angle très-aigu celui qui
sort de la vésicule de son côté, et traverse ensuite
la prostate sous le nom de *conduit éjaculateur.*

Plus petit à son origine de l'épididyme et tout le
long du cordon que partout ailleurs, le conduit déférent, n'est pas uniformément développé dans le
reste de son trajet ; il augmente un peu en traversant l'anneau, et se maintient au même degré jusque
derrière la vessie : pendant qu'il côtoie les vésicules
il a une grosseur presque double de celle qu'il avait
auparavant, en même temps qu'il représente un
cylindre aplati et légèrement flexueux ; enfin à sa
terminaison il est presque aussi petit qu'à son origine.

Nul conduit excréteur n'a, proportionnément à
sa grosseur, une cavité aussi petite que celle du
conduit que nous décrivons. Presque capillaire depuis l'épididyme jusque dans l'abdomen, puisqu'on
a peine à y introduire un stylet très-fin, elle a cependant un diamètre plus considérable dans la partie
qui répond aux vésicules ; il semble d'ailleurs que
là, en outre que le canal même est plus gros, ses
parois ont moins d'épaisseur.

Le conduit déférent a une couleur blanchâtre. Ses parois, plus fermes et plus épaisses que celles d'aucun autre excréteur, sont formées de deux tuniques. L'interne, de nature muqueuse, ne peut cependant pas être rigoureusement démontrée, vu l'extrême petitesse de la cavité qu'elle revêt.

L'extérieure est la principale : c'est elle qui donne à ce conduit le degré de consistance qui le distingue et le fait paraître comme cartilagineux dans certains points. On dirait qu'elle a une organisation toute particulière : au moins n'a-t-elle les apparences de la tunique principale d'aucun autre excréteur : il est même impossible de déterminer à quel degré elle possède les propriétés de tissu, puisqu'on n'observe jamais de changemens passagers dans les dimensions du canal déférent (1).

ARTICLE QUATRIÈME.

DES VÉSICULES SÉMINALES ET DE LA PROSTATE.

On peut placer la description de la prostate à côté de celle des réservoirs de la semence. En effet, cette

---

(1) Cette membrane paraît jouir de l'irritabilité, quoiqu'on n'y ait distingué des fibres que très-rarement. M. Meckel en a observé quelquefois de circulaires, et Leuwenhoeck en avait vu de longitudinales. La membrane interne a tous les caractères des membranes muqueuses, et paraît être une continuation de celle de l'urètre ; elle est lisse dans la plus grande partie de sa longueur ; mais elle est réticulée inférieurement dans l'étendue d'un pouce ou deux. *(Note ajoutée.)*

glande a, avec les conduits éjaculateurs, auxquels les vésicules donnent naissance, des rapports immédiats, puisqu'ils règnent dans son épaisseur; en outre le fluide qu'elle sépare est versé dans l'urètre en même temps que la semence qui a séjourné dans les vésicules.

§ Ier. Des Vésicules séminales et des Conduits éjaculateurs.

1°. Conformation.

Les vésicules séminales sont deux petites poches ou cavités membraneuses servant de réservoirs à la semence. Placées au-dessous de la vessie, elles n'ont entre elles aucune communication, et chacune ne reçoit que le fluide séparé par le testicule de son côté. On cite des exemples très-rares de sujets chez lesquels l'une des deux n'existait pas, et était remplacée par une simple dilatation du conduit déférent.

Chacun de ces réservoirs est allongé, légèrement aplati de haut en bas et piriforme : sa base répond en arrière. Très-écartés l'un de l'autre dans ce sens, ils ne sont séparés vers la glande prostate que par les deux conduits déférens. Il a déjà été parlé, à l'occasion de la vessie, de l'espace triangulaire qu'ils laissent entre eux, et du rapport de cette partie avec le rectum par l'intermède d'un tissu cellulaire parsemé de beaucoup de vaisseaux.

Pour bien examiner les vésicules séminales, il faut, après avoir soufflé la vessie, détacher le rectum, et enlever une couche celluleuse qui représente, une sorte de membrane étendue sur elles, sur la partie voisine des conduits déférens et sur la prostate. Alors on les voit tuberculeuses, bosselées dans toute leur surface, et d'autant plus qu'elles sont remplies par une plus grande quantité de fluide. Côtoyées en dedans par le canal déférent, n'offrant en dehors rien de remarquable, toutes deux sont fixement appliquées aux parois de la vessie, dont il est facile néanmoins de les séparer, et correspondent en bas au rectum et au releveur de l'anus. Leur extrémité postérieure, appelée *le fond*, offre un cul-de-sac arrondi également en rapport avec le releveur; l'antérieure, qu'on nomme le *col*, est allongée, très-étroite, quelquefois cachée par la base de la prostate, et se termine par un canal constamment très-court, lequel se joint à angle aigu avec le déférent.

L'intérieur des vésicules offre une cavité anfractueuse qui, au premier coup d'œil, paraît formée de plusieurs cellules que séparent des cloisons assez fortes; mais quand on examine plus attentivement ces petites poches membraneuses, il est facile de se convaincre que chacune consiste en un canal tortueux qui communique avec une douzaine de culs-de-sac ou appendices, lesquels en ont quelquefois eux-mêmes de plus petits. Ce sont ces appendices qui, réunies les unes aux autres, et appliquées sur les parois du canal dont elles dépendent, donnent aux vésicules cet aspect extérieur sillonné, et déterminent les bosselures ou ampoules de leur périphérie. Par une dissection soignée, et mieux encore par la macération, on détruit aisément leurs adhérences mutuelles, ainsi que les brides celluleuses qui unissent les flexuosités du canal, et on décèle de cette manière la disposition dont nous venons de parler, qui, au reste, est connue déjà depuis long-temps.

On trouve constamment de la liqueur séminale dans les vésicules, mais elle a, pour l'ordinaire, une couleur jaunâtre bien éloignée de la blancheur qui lui est naturelle. Je ne sais si cela tient à la transsudation de l'urine au travers des parois de la vessie, ou bien à une décomposition prompte de la semence après la mort.

Vers le col, on voit dans l'intérieur des vésicules l'orifice d'un canal qui n'a qu'une ligne ou deux d'étendue. La grosseur de ce petit conduit est à peu près la même que celle du déférent, auquel il se joint à angle très-aigu. De leur réunion résulte le conduit *éjaculateur*. Ce dernier est long d'un pouce environ : sa forme est conique. En effet, assez gros d'abord, moins cependant que les deux conduits réunis auxquels il succède, il diminue ensuite tellement, qu'avant sa terminaison il n'a déjà plus le diamètre de l'un d'eux. Accolés l'un à l'autre sans aucune communication, les conduits éjaculateurs se portent en avant et un peu en bas, au-dessous de l'urètre, dans le tissu de la prostate ; ils viennent s'ouvrir sur les côtés de l'extrémité antérieure du *verumontanum*, chacun par un orifice étroit en manière de petite fente, et qu'on distingue avec d'autant plus de peine que leurs parois sont très-minces dans cet endroit, et ne paraissent plus for-mées que par la muqueuse de l'urètre.

Une conformation un peu différente de celle qui vient d'être exposée peut s'offrir. Haller dit avoir vu plusieurs fois le canal déférent s'ouvrir dans la vésicule même : l'éjaculateur tirait alors son origine immédiatement du col, et parcourait en conséquence un trajet plus considérable.

2°. *Organisation des Vésicules séminales.*

Sans parler de cette toile celluleuse très-dense qui couvre la prostate, s'étend sur la surface inférieure des vésicules séminales et leur sert de moyen d'union avec le rectum, les parois de cette dernière sont évidemment formées de deux membranes.

L'une, *extérieure*, assez dense et blanchâtre, ne paraît pas différer essentiellement de celle que nous avons indiquée pour le conduit déférent. Quoique plus mince, elle a cependant encore assez d'épaisseur pour donner aux parois des vésicules une certaine résistance. Il faut admettre qu'elle jouit de propriétés vitales assez énergiques pour qu'à l'instant du coït les vésicules versent la semence dans l'urètre par les conduits éjaculateurs : au moins il paraît que l'action du releveur de l'anus est presque nulle dans ce phénomène. En effet, quand l'orgasme vénérien n'a pas lieu et que les organes génitaux ne sont pas excités d'une manière spéciale, la seule contraction répétée de ce muscle ne provoque pas l'émission de la semence. En outre, il faut remarquer que c'est pour l'éjaculation même que pendant le coït les muscles du périnée se contractent, et non dans les instans qui précèdent : c'est donc lorsque la semence est déjà dans l'urètre ; et d'après cela il paraît que ce sont surtout les bulbo-caverneux qui agissent pour imprimer au fluide un mouvement rapide qu'il n'a pu recevoir de la part des vésicules. Mais tel est l'arrangement des muscles du périnée, qu'ils se prêtent un point d'appui mutuel, et que la contraction de l'un d'eux entraîne celle des autres ; de là l'espèce de secousse qui a lieu au moment même de l'émission de la semence. Concluons, 1° que le releveur de l'anus, qui paraît agir et qui se contracte, en effet, à plusieurs reprises lors de l'éjaculation, n'est alors qu'auxiliaire à l'action principale des bulbo-caverneux; 2° que le fluide séminal est auparavant déposé dans l'urètre par la seule contraction des vésicules. Nul doute, en conséquence, que la tunique extérieure de ces réservoirs ne soit contractile à un certain degré ; car on ne peut guère non plus accorder à la muqueuse intérieure une grande influence dans l'émission de la liqueur spermatique.

Cette membrane muqueuse intérieure est la seconde tunique qui entre dans la composition des parois des vésicules ; elle en revêt toute la cavité. Sa couleur est presque blanche, son épaisseur peu considérable. Cette membrane, qui fait partie de la muqueuse déployée sur tout l'intérieur des voies génitales et urinaires, est un peu rugueuse et se rapproche assez, pour cette disposition au moins, de la tunique interne de la vésicule biliaire. Sont-ce des cryptes muqueux qui lui donnent cette apparence ; ou bien, comme dans ce dernier réservoir, ce caractère est-il inhérent à une modification de structure? c'est ce qu'il est difficile de déterminer. Malgré que les glandes muqueuses ne soient pas apparentes, on doit toujours penser que la membrane dont nous parlons sépare habituellement un fluide qui en enduit la surface, comme cela a lieu pour toutes les autres membranes de même nature. Mais il est bien douteux qu'ainsi que l'a d'abord avancé Swammerdam, et comme l'ont ensuite admis quelques physiologistes, les vésicules fournissent un fluide propre qui se mêle à la semence et lui donne des qualités particulières : il est encore moins présumable que celui qui les remplit soit complétement séparé par elles, et que seulement à l'instant du coït le testicule fournisse la semence qu'il sécrète.

§ II. *De la Prostate.*

1°. *Conformation.*

La prostate est placée au-devant du col de la vessie, qu'elle embrasse, derrière la symphyse pubienne, qui la protège. La situation très-profonde de ce corps glanduleux ne permet pas de le sentir au travers du périnée, comme quelques-uns l'ont prétendu : son seul rapport avec le rectum établit la possibilité de reconnaître, en introduisant le doigt dans cet intestin, l'engorgement dont la prostate est quelquefois le siége.

La prostate a une grosseur, en général, assez uniforme dans tous les sujets. Sa forme est celle d'un cône légèrement aplati de haut en bas, dont la base est en arrière, et dont l'axe, presque hori-

zontal, est cependant un peu oblique en avant et
en bas. Sa surface supérieure, qui regarde un peu
en avant, est immédiatement recouverte par l'expansion fibreuse appelée *ligament inférieur de la
vessie.* La face opposée est unie au rectum par un
tissu cellulaire extrêmement dense et serré, surtout vers le sommet : ce dernier rapport de la prostate est d'autant plus étendu que le rectum est plus
dilaté par les excrémens ; de là l'indispensable nécessité d'évacuer cet intestin, chez les sujets sur lesquels on va pratiquer la taille. Les côtés de la prostate répondent au releveur de l'anus. Son sommet
est tronqué dans certains sujets ; d'autres fois il se
termine sans aucune limite exacte sur la portion
membraneuse de l'urètre. Sa base, légèrement concave, embrasse le col de la vessie, et inférieurement
avance un peu au-dessous du col des vésicules séminales et de l'extrémité du conduit déférent.

La prostate est traversée dans son milieu, plus
près cependant de sa face supérieure que de l'inférieure, par l'urètre ; ou plutôt elle est creusée dans
son intérieur d'un canal plus dilaté au milieu qu'à
ses deux extrémités, et par lequel l'urètre commence.

2°. *Organisation de la Prostate.*

Cette glande n'a pas de membrane propre qui lui
serve d'enveloppe extérieure : mais d'un côté le ligament inférieur de la vessie, d'un autre le tissu
cellulaire si dense qui l'unit au rectum, lui en tiennent lieu.

Son tissu, auquel des vaisseaux peu considérables abordent, est d'une densité très-grande ; aucun parenchyme glanduleux ne peut même lui être comparé sous ce rapport ; non plus au reste que sous tous les autres ; car, outre sa consistance, il a une couleur grisâtre qui lui donne l'apparence de certaines tumeurs squirreuses. Au milieu de ce tissu on trouve disséminés un certain nombre de petits follicules remplis d'un liquide visqueux et blanchâtre dont ils sont, sans doute, les réservoirs, après qu'il a été sécrété par le parenchyme même de la glande. Ces follicules donnent naissance à de petits conduits excréteurs qui, multipliés d'abord, se réunissent en un nombre variable depuis sept ou huit jusqu'à douze ou quinze ; et vont s'ouvrir sur les côtés et sur la surface même du *verumontanum*.

Le fluide de la prostate, versé habituellement en petite proportion dans l'urètre, lubrifie une partie de la surface interne de ce conduit ; mais, selon toute apparence, il est fourni plus abondamment à l'instant du coït, et se mêle à la semence transmise par les conduits éjaculateurs. On dit même que chez les ennuques l'émission de ce fluide procure une jouissance presque aussi vive que celle de la semence dans l'état naturel.

3°. *Glandes accessoires.*

On les appelle encore *glandes de Cowper*. Ce sont deux petits corps glanduleux, plus souvent oblongs qu'arrondis, placés parallèlement sur les côtés du bulbe et de la portion membraneuse de l'urètre, au-devant de la prostate. Il est bien rare que l'une de ces glandes, et plus encore que toutes deux n'existent pas. Chacune est couverte par le bulbo-caverneux de son côté, de manière qu'il faut diviser l'espèce de raphé qui unit les deux muscles, et les soulever chacun de dedans en dehors, pour découvrir ces glandes.

A l'exception de leur couleur, qui est rougeâtre, elles ressemblent beaucoup aux salivaires. Leur tissu, sans avoir la fermeté de celui de la prostate, est néanmoins assez consistant et composé de granulations très-distinctes. Ces glandes sont-elles de même nature que cette dernière? ne seraient-elles, au contraire, qu'un groupe de cryptes muqueux (1)? Quoi qu'il en soit, chacune donne naissance à un conduit excréteur d'un demi-pouce de longueur environ, lequel, caché par le bulbe, s'insinue obliquement dans l'épaisseur des parois de l'urètre, et vient s'ouvrir à la partie la plus voisine de l'intérieur de ce conduit.

On a quelquefois trouvé une petite glande de même nature dans l'angle de réunion des deux racines du corps caverneux.

---

(1) Les glandes de Cowper, et la prostate elle-même ne sont en effet que des assemblages de follicules muqueux entourés d'un tissu dont la nature est assez difficile à bien déterminer.

(*Note ajoutée.*)

ARTICLE CINQUIÈME.

DE LA VERGE.

La verge ou le *pénis* termine l'appareil générateur de l'homme. Cet organe est formé de plusieurs
parties qui ont, chacune en particulier, une destination importante dans l'acte de la reproduction,
savoir, 1° du *corps caverneux*, qui est susceptible
d'un état momentané de raideur, d'érection, sans
lequel le rapprochement des sexes ne pourrait avoir
lieu; 2° de l'*urètre*, qui n'a été qu'indiqué dans
l'appareil urinaire, et par lequel se fait l'émission
du fluide séminal; 3° du *gland*, petit organe spongieux doué d'une vive sensibilité, et dont l'excitation
pendant le coït provoque cette émission. La verge
emprunte en outre des tégumens une enveloppe extérieure, simplement contiguë au gland, mais unie
au corps caverneux et à l'urètre par du tissu cellulaire.

§ Ier. *Conformation de la Verge.*

Hors l'état d'érection la verge est pour l'ordinaire
molle et pendante au-devant des bourses ; elle représente un corps allongé à peu près cylindrique.
Elle n'a pas alors une longueur et une grosseur
constantes chez le même individu ; car, depuis le
resserrement considérable qu'elle peut éprouver,
par exemple à l'occasion de l'impression du froid,
jusqu'au gonflement qui précède l'érection véritable,

il y a une foule de degrés dans chacun desquels la verge peut se trouver successivement selon les circonstances : cependant elle est susceptible d'un état moyen, mais qui n'est pas le même dans tous les sujets. Quand, par l'influence de divers stimulus, l'érection a lieu, alors le pénis s'allonge, change de direction et devient, par le gonflement de l'urètre, presque triangulaire dans son contour : il éprouve aussi une courbure légère accommodée à celle du vagin. Sur chaque individu en particulier, le même degré d'érection détermine toujours la même augmentation de la verge en grosseur et en longueur ; et en général ce surcroît momentané de développement est d'autant plus considérable que la verge a des dimensions plus grandes dans l'état de repos. Cependant ce rapport n'est pas constant, et souvent le contraire a lieu ; c'est-à-dire que chez quelques hommes l'érection ajoute peu à un pénis très-gros habituellement, tandis qu'elle donne une longueur et une grosseur considérables à une verge petite et resserrée. Aussi n'y a-t-il pas, dans les divers individus qui exercent les organes génitaux, autant de variétés qu'on le croirait d'abord à l'égard du développement que la verge acquiert par l'érection ; état dans lequel l'étendue et le volume de cet organe sont assez généralement en rapport avec les dimensions du vagin.

Sur la partie inférieure de la verge on remarque la continuation du raphé qui partage en devant les bourses. L'extrémité libre de cet organe présente le sommet du gland, chez les uns bien découvert, vu le peu de longueur du prépuce, chez d'autres

presque entièrement caché par ce dernier. L'extrémité adhérente est communément appelée *la racine
de la verge*; mais le corps caverneux et l'urètre ont
une origine plus éloignée, celui-ci surtout. Je ne
m'arrête pas sur le *pénil*, c'est-à-dire sur la surface
garnie de poils qui existe au-dessus de cette extrémité : il n'offre rien à ajouter à ce qu'a dit Bichat
dans l'*Anatomie générale*.

§ II. *Du Corps caverneux.*

1°. *Disposition générale.*

Il détermine presque lui seul les dimensions de la
verge : car d'un côté, l'urètre concourt bien peu à la
grosseur de cet organe; et d'un autre, le gland n'en
augmente pas la longueur autant qu'il le semblerait
d'abord, puisque sa base concave embrasse l'extrémité arrondie du corps que nous décrivons maintenant.

Fixé à la lèvre interne du bord inférieur des branches ischio-pubiennes par deux racines qui se joignent au-devant de la symphyse du pubis, le corps
caverneux est, dans le reste de son étendue, allongé
et aplati de haut en bas. Sa division intérieure par
une cloison médiane l'a fait considérer par beaucoup d'anatomistes comme formé de deux canaux
cylindriques d'abord isolés, puis adossés; c'est pour
cela qu'on dit communément *les corps caverneux*.
Mais cette cloison n'en occupe pas exactement toute
la longueur, et n'est en grande partie qu'une suite
de petits faisceaux dont les intervalles permettent

une libre communication entre les deux moitiés du tissu spongieux de cet organe : l'inspection exacte justifie donc la détermination prise déjà par quelques anatomistes, et par Sabatier, entre autres, de n'admettre qu'un seul corps caverneux bifurqué à l'une de ses extrémités pour sa double insertion au bassin.

Les deux racines de ce corps, qui ont deux pouces environ de longueur, commencent en pointe un peu au-dessus des tubérosités sciatiques, et s'étendent depuis là jusqu'au-devant de la symphyse. Recouverte en bas et du côté interne par les muscles ischio et bulbo - caverneux, chacune d'elles adhère fortement au rebord osseux qu'elle embrasse: L'espace triangulaire qui les sépare l'une de l'autre est occupé par beaucoup de graisse et par l'urètre, qui le partage très-régulièrement après avoir passé au-dessous de la symphyse.

Le corps caverneux lui-même, c'est-à-dire la portion unique et principale qui succède à ces deux racines, est un peu plus gros vers l'extrémité qui répond à la symphyse que dans le reste de sa longueur. Ses côtés sont arrondis. Sur sa face inférieure on remarque une gouttière longitudinale assez profonde, dans laquelle est reçu l'urètre, que des vaisseaux et un tissu cellulaire très-dense unissent à la membrane fibreuse de ce corps. Un simple sillon, occupé par les artères dorsales de la verge, règne sur la face supérieure, et répond, ainsi que la gouttière précédente, à la cloison intérieure. L'extrémité qui termine le corps caverneux est arrondie, assez étroitement unie à la base du gland, qu'elle supporte, et percée d'ouvertures pour des communications vasculaires.

Indépendamment de sa double implantation aux branches de l'ischion, le corps caverneux tient à la symphyse pubienne par un faisceau fibreux aplati transversalement, triangulaire, ayant sa base en devant, et assez généralement désigné sous le nom de *ligament suspenseur de la verge.* Ce faisceau, très-dense et résistant vers la symphyse, n'a pas des limites bien précises, car il dégénère insensiblement en un tissu cellulaire blanchâtre qui sert pour ainsi dire au corps caverneux d'enveloppe extérieure (1).

2c. *Organisation.*

Les anatomistes n'ont jusqu'à présent indiqué que l'aspect intérieur du corps caverneux, sans déterminer exactement la nature différente des diverses parties qui le composent : nous allons tâcher de remplir cette lacune; pour cela indiquons d'abord ce que la plus simple inspection fait connaître.

Ce corps est formé de deux parties principales : 1.º d'une membrane extérieure qui a une épaisseur assez considérable, et de laquelle il emprunte ses formes particulières; 2.º d'un tissu mou, spongieux, qui remplit exactement la cavité formée par cette membrane, ainsi que nous le verrons; et dont la

---

(1) Ce ligament est le plus ordinairement fibro-celluleux; mais quelquefois on voit des fibres musculaires dans son épaisseur.

(*Note ajoutée.*)

nature n'est pas encore bien déterminée. Une cloison
intérieure assez solide partage, avons-nous déjà dit,
le corps caverneux suivant sa longueur : pour la bien
voir il faut fendre ce corps de chaque côté et enlever
complétement la substance spongieuse. Continue
par ses deux bords à l'enveloppe principale, elle
commence immédiatement à l'angle de réunion des
deux racines, mais ne forme pas long-temps une
cloison complète ; car bientôt elle se transforme en
une suite de faisceaux séparés par des intervalles
d'autant plus grands qu'on approche davantage de
l'extrémité du corps caverneux ; ou, si l'on veut encore se la représenter jusque là d'une autre manière,
cette cloison, d'abord complète, offre ensuite des
incisures ou fentes verticales et parallèles. Enfin elle
n'existe réellement plus vers l'extrémité qui termine
le corps caverneux ; elle y est remplacée par des
filamens assez nombreux placés sans aucun ordre.
Cette cloison paraît avoir la même structure que la
membrane du corps caverneux.

Membrane fibreuse. C'est elle qui donne au corps
caverneux sa figure particulière. Un tissu cellulaire
assez dense, blanchâtre, la revêt à l'extérieur. Sa
surface interne adhère très-intimement à la substance
spongieuse.

Cette enveloppe du corps caverneux a partout
une épaisseur très-grande, excepté sur les racines,
dans la gouttière qui reçoit l'urètre, et à l'extrémité
qui supporte le gland. Percé dans ces divers endroits
de beaucoup de petites ouvertures pour le passage
de ramifications vasculaires, elle y est vraiment plus
mince, et paraît livide à cause de la couleur du sang

qui pénètre le tissu spongieux ; tandis qu'ailleurs on la voit très-résistante et complétement opaque.

Confondue, entrelacée avec le périoste des os auxquels le corps caverneux est implanté, elle résulte de fibres dont on ne peut saisir l'arrangement, et réunit tous les caractères les plus frappans des membranes fibreuses. Quand on soumet à l'action de l'eau bouillante le corps caverneux, après l'avoir ouvert sur les côtés, cette enveloppe se retire à l'instant sur elle-même, prend une couleur jaunâtre, une épaisseur plus grande, une élasticité dont elle ne jouissait pas auparavant ; acquiert une demi-transparence, éprouve, en un mot, les mêmes changemens que tous les autres organes fibreux soumis à la même épreuve ; comme eux elle se convertit en gélatine par une ébullition prolongée : cette seule expérience suffit pour décider sa nature.

Cette membrane jouit des propriétés de tissu ; lors de l'érection elle se dilate d'une manière passive en vertu de l'extensibilité ; la cessation de cet état, que suivent le raccourcissement et la diminution de grosseur de la verge, y détermine l'exercice de la contractilité : voilà pour l'état naturel. La dilatation comme anévrysmatique dont est susceptible le corps caverneux, maladie à la vérité assez rare, et la rétraction du moignon après l'amputation de la verge, sont des circonstances accidentelles qui prouvent encore l'existence des deux propriétés de tissu dans la membrane que nous venons de décrire.

Substance intérieure. Il faut, dans l'organisation de cette substance, distinguer deux choses : 1° le parenchyme solide, qui la constitue particulièrement, 2° le sang qui la pénètre.

1°. La partie solide a l'apparence d'un tissu spongieux formé d'un amas de lames, de filamens d'une ténuité très-grande, continus à l'écorce fibreuse, et tellement entrelacés que le sang dont il est pénétré ne peut être soustrait que par une sorte d'expression ou bien par le lavage. Au milieu de ce tissu, et de chaque côté, existent l'artère et la veine caverneuses, ainsi que leurs nombreuses ramifications.

En disposant les matériaux de son *Anatomie générale*, Bichat avait remarqué que, par l'ébullition, la substance intérieure du corps caverneux se changeait en une sorte de pulpe blanchâtre, mollasse, et assez ressemblante à celle qui remplit la tige du sureau. Ce changement d'état l'avait singulièrement frappé. Je fis même alors connaître en son nom, dans le Journal de Médecine, ce phénomène, observé par hasard dans une expérience qu'il faisait seulement pour constater la nature fibreuse de la membrane du corps caverneux; mais non dans l'intention spéciale de rechercher complétement l'organisation de ce corps. Je ne fus pas peu surpris lorsque, voulant me convaincre de la chose et la mieux observer, la même expérience ne me laissa pas voir la transformation qui avait porté Bichat à accorder une nature particulière à la substance spongieuse du corps caverneux. En la réitérant plusieurs fois, je remarquai bientôt que c'est de la coagulation du sang dont est pénétré ce tissu intérieur, et non du changement de sa partie solide, que dépend l'état pulpeux qui s'était offert à Bichat. En effet, cette conversion ne s'observe que dans les corps caverneux qui sont gorgés de sang lorsqu'on les soumet à l'ébullition : quand on fait bouillir un corps caverneux qui en contient peu, et mieux encore après avoir enlevé par la lotion la petite quantité dont il pouvait être pénétré, alors le parenchyme de la substance spongieuse, au lieu de devenir comme pulpeux et friable, semble au contraire se resserrer ; il acquiert un peu plus de résistance, et partage réellement, d'une manière presque insensible à la vérité, à cause de la délicatesse des filamens qui le constituent, le racornissement bien marqué dont la membrane fibreuse est le siége ; d'où je suis porté à croire qu'il dépend de cette dernière, ou, pour mieux dire, qu'il a la même structure. Au reste, cela ne détruit pas le sentiment fort juste que cette substance intérieure du corps caverneux est le siége essentiel de l'érection ; état dans lequel l'enveloppe fibreuse est sans doute complétement passive, dans lequel aussi l'abord du sang est un phénomène secondaire, résultant de la dilatation active du tissu spongieux en vertu d'une faculté particulière, ou au moins d'un mode spécial de motilité dont jouissent un petit nombre d'organes (1).

----

(1) La membrane fibreuse du corps caverneux, blanchâtre, épaisse, très-résistante, extensible, et jouissant d'une force rétractile très-prononcée, est formée par un entrelacement de fibres, la plupart longitudinales, qui se confondent avec les aponévroses des muscles qui s'insèrent au bord inférieur des os iliaques, et avec le périoste de ces os, tandis qu'antérieurement elles forment un

2°. Quant au sang qui pénètre la substance spongieuse du corps caverneux, il est toujours noir sur le cadavre; mais on ne peut douter qu'il ne soit rouge pendant la vie : il est facile de s'en convaincre sur les animaux vivans, ou bien lorsqu'on voit faire l'amputation de la verge chez l'homme. On ne le trouve pas toujours dans les mêmes proportions : il est en petite quantité chez l'enfant et dans l'extrême vieillesse. Sur les cadavres de sujets morts asphyxiés, le corps caverneux en est gorgé : mais la verge n'est pas pour cela en érection; elle est simplement gonflée; son tissu a été distendu passivement par le séjour du sang, ce qui a lieu dans beaucoup d'autres organes. Cependant après l'asphyxie par suspension, il n'est pas rare que la verge soit dans une véritable érection : on peut encore, après certaines morts violentes, la trouver dans cet état, avec lequel la raideur des membres coïncide assez ordinairement.

---

réseau inextricable. Le tissu spongieux qui remplit la cavité formée par cette membrane fibreuse, et qui adhère intimement à sa surface interne, offre intérieurement une apparence de cellules ou de cavités spongieuses, mais consiste réellement en un lacis inextricable d'artères et de veines communiquant ensemble par d'innombrables anastomoses. Les prétendues cellules ne sont que des racines de veines très-larges formant un plexus compliqué et anastomosées comme les vaisseaux capillaires. C'est ce tissu spongieux que l'on nomme aujourd'hui *tissu érectile*.

(*Note ajoutée.*)

§ III. *De l'Urètre.*

1°. *Étendue, direction et rapport.*

L'urètre, qui, dans la femme, n'appartient qu'aux voies urinaires, fait en outre chez l'homme partie essentielle de l'appareil générateur. Il a, en conséquence de ses usages sous ce dernier rapport, une longueur considérable, une organisation très-compliquée : remarquons d'ailleurs qu'il a des liaisons avec presque toutes les parties qui composent cet appareil ; car il est l'aboutissant des conduits éjaculateurs, il traverse la prostate, a des communications intimes avec le corps caverneux, et se termine par le gland.

Étendu depuis le col de la vessie jusqu'à l'extrémité de la verge, l'urètre traverse d'abord la prostate, dirigé un peu obliquement en avant et en bas ; libre ensuite, il passe au-dessous de la symphyse, monte au-devant d'elle entre les deux racines du corps caverneux, et, uni bientôt à ce corps, il règne tout le long de la gouttière qui lui est destinée, jusqu'au gland, qu'il traverse, et au sommet duquel il se termine par une ouverture allongée de haut en bas. Depuis sa réunion au corps caverneux, l'urètre en partage la direction différente selon que la verge est dans le relâchement ou en érection.

On voit, d'après ce qui vient d'être dit, que ce canal a dans son trajet une direction irrégulière : légèrement oblique derrière le pubis, il éprouve ensuite deux courbures successives très-prononcées,

l'une au-dessous, l'autre au-devant de la symphyse :
la première, à concavité supérieure, est permanente
dans quelque état que soit la verge; la seconde, à
concavité inférieure, s'efface pendant l'érection.

La différence d'organisation des diverses parties
de l'urètre a fait diviser ce conduit en plusieurs
portions, qu'il faut connaître d'avance pour mieux
saisir les connexions de chacune avec les parties
voisines. Celle qui traverse la prostate n'a pas de nom
particulier : immédiatement après elle, l'urètre est
rétréci, et ses parois ont peu d'épaisseur dans l'étendue d'un travers de doigt; c'est là ce qu'on nomme
la *portion membraneuse*. Vient ensuite la *portion
spongieuse :* étendue jusqu'au gland, elle commence
par un renflement appelé *bulbe*, lequel n'appartient,
comme nous le verrons, qu'à la substance qui, ajoutée à la muqueuse, donne à cette dernière portion
du canal le caractère qui sert à la désigner. Voici
maintenant les rapports de chacune de ces parties
de l'urètre :

1°. Il n'y en a pas à indiquer pour la portion qui
traverse la prostate.

2°. La portion membraneuse, assez profondément
placée, répond sur les côtés à quelques fibres du releveur de l'anus, et en bas à du tissu cellulaire qui
la sépare du rectum.

3°. Le bulbe, qui commence la portion spongieuse, se trouve au-dessous de l'angle de réunion
des racines du corps caverneux, recouvert par les
deux muscles bulbo-caverneux qui lui sont assez
intimement unis : nous savons déjà que les glandes
de Cowper existent sur ses côtés. Le bulbe et la por-

tion membraneuse qui le précède forment ensemble la première courbure de l'urètre. La concavité
de cette courbure n'embrasse pas immédiatement
le ligament triangulaire de la symphyse; un tissu
cellulaire plus ou moins abondant et assez dense
l'en sépare.

4°. Depuis le bulbe, la portion spongieuse de l'u-
rètre est, par son côté supérieur, en rapport avec
la gouttière du corps caverneux; par l'inférieur,
elle répond d'abord à l'expansion des bulbo-caverneux, puis, dans une certaine étendue, à la
cloison des bourses, et enfin aux tégumens de la
verge.

De ces connexions variées il résulte que l'urètre
est de plus en plus superficiellement placé à mesure
qu'il s'approche de sa terminaison; que cependant,
au niveau des bourses, il est, sinon plus profond,
au moins recouvert par plus de parties que devant
et derrière elles.

2°. *Surface interne.*

Considéré à l'intérieur, l'urètre est plus large
qu'aucun autre conduit excréteur, mais n'a pas le
même diamètre dans toute son étendue. D'abord
assez dilaté au centre de la prostate, il est dans la
portion membraneuse plus étroit que partout ailleurs : au niveau du bulbe, il prend une largeur
plus grande, qu'il conserve jusqu'à la base du gland;
de manière que toute sa portion spongieuse est
exactement cylindrique. Derrière le gland, l'urètre
éprouve une dilatation sensible, qui porte le nom de

fosse naviculaire; enfin l'orifice par lequel il se termine est assez étroit (1).

Deux lignes médianes blanchâtres, toujours plus marquées dans le milieu de leur longueur qu'à leurs extrémités, se voient, l'une sur la paroi supérieure, l'autre sur la paroi inférieure de la surface interne de l'urètre. La dernière fait suite à un tubercule très-saillant, allongé, placé dans la prostate, au-devant du col de la vessie, et appelé *verumontanum* ou *crête urétrale.* Arrondie à son extrémité postérieure, cette éminence s'amincit en devant et se termine en pointe. Plusieurs ouvertures existent sur sa surface et sur les parties les plus voisines : deux d'entre elles, constamment placées sur les côtés de son extrémité antérieure, sont les embouchures obliques et à peine visibles des conduits éjaculateurs; les autres, en nombre indéterminé, sont les orifices des canaux excréteurs de la prostate. Au-devant du *verumontanum,* sur la partie de la surface interne

---

(1) Il résulte des observations de M. Amussat que le canal de l'urètre représente un cône dont la base est en arrière; que légèrement renflé à sa partie membraneuse, il se rétrécit vis-à-vis le bulbe, s'élargit ensuite subitement au commencement de la portion spongieuse, puis diminue insensiblement jusqu'au méat urinaire sans offrir de dilatation, comme on le dit, à la fosse naviculaire. M. Amussat pense que ce qui a fait croire à un élargissement dans ce point, c'est que le tissu du gland est moins mou et la membrane plus adhérente, de sorte qu'en divisant l'urètre longitudinalement les deux moitiés latérales du gland restent fermes et bien étendues, tandis que le tissu spongieux du reste du canal revient sur lui-même, et s'affaisse en se vidant du sang qu'il contient. (*Note ajoutée.*)

de l'urètre qui répond au bulbe, on trouve encore les orifices des conduits des glandes de Cowper : là aussi commencent à paraître les sinus dont il sera fait mention dans l'examen particulier de la membrane muqueuse (1).

Enfin la surface interne de l'urètre est remarquable par un grand nombre de rides longitudinales qui n'existent que dans les portions membraneuse et spongieuse, encore la fosse naviculaire en est-elle dépourvue. Ces rides, formées par la muqueuse seulement, paraissent dépendre du resserrement habituel de l'urètre quand il n'est pas dilaté par l'urine ou pendant l'érection ; et si elles ne se rencontrent pas au centre de la prostate et au milieu du gland, c'est sans doute parce qu'en raison de la densité du tissu

---

(1) Derrière le *verumontanum*, une saillie transversale forme la démarcation de la vessie et de l'urètre ; elle se réunit à angle droit avec le *verumontanum*, et divise ainsi cette partie de la paroi inférieure du canal en deux portions latérales ou petites fossettes dans lesquelles s'arrêtent quelquefois les sondes. M. Amussat regarde cette saillie comme une valvule *pylorique*, dans laquelle même on trouve quelquefois des fibres musculaires transversales. Selon M. Velpeau, ce repli valvulaire existe rarement, mais le point d'origine du canal de l'urètre est relevé par le bord postérieur de la prostate, qui forme ainsi la saillie dont il est ici question. Il y a aussi au-devant de la portion bulbeuse une bride demi-circulaire formée par le contour fibreux de la gouttière du bulbe, qui soulève un peu la membrane muqueuse, surtout quand le tissu spongieux est vide de sang, et contre laquelle les sondes s'arrêtent aussi quelquefois : c'est là que s'effectuent les fausses routes qu'on dit avoir lieu dans la portion membraneuse.

(*Note ajoutée.*)

de ces deux corps, l'urètre a des dimensions presque
permanentes dans la partie qui leur correspond.

3°. *Organisation.*

L'urètre n'a pas la même structure dans toutes ses
parties; en cela il diffère beaucoup des autres conduits excréteurs dont nous avons eu occasion de
parler. Cependant une membrane muqueuse en revêt tout l'intérieur : c'est par elle qu'il convient de
commencer l'histoire de l'organisation de ce canal.

Membrane muqueuse. Continue d'une part avec
celle qui recouvre le gland, elle communique de
l'autre avec la muqueuse de la vessie, et envoie des
prolongemens dans les conduits éjaculateurs et dans
les excréteurs de la prostate. On la détache assez
aisément des parties sous-jacentes, auxquelles elle
adhère un peu plus cependant vers la prostate et le
gland que dans le milieu de l'urètre.

D'un rouge vif à l'orifice extérieur de l'urètre et
dans la fosse naviculaire, la muqueuse urétrale est
ailleurs très-pâle; mais pour reconnaître ce changement de couleur, il est nécessaire d'exprimer le
sang qui gonfle le tissu spongieux de l'urètre, et
dont la présence fait paraître cette membrane livide
dans la plus grande partie de son étendue.

C'est d'elle seule que dépendent les rides longitudinales dont il a été fait mention. On voit sur sa
surface une multitude de petits trous qui sont les
orifices de conduits obliques placés dans son épaisseur, et connus sous le nom de *sinus muqueux de
Morgagni :* en effet, on en doit, sinon la décou-

verte, au moins la première description exacte, à ce célèbre anatomiste. Leur existence distingue la muqueuse urétrale de la plupart des autres membranes de même nature ; car on ne peut pas douter que ce ne soient eux qui versent le fluide qui la lubrifie habituellement, et cependant on ne voit pas qu'ils aillent se terminer à des cryptes glanduleux : il est donc probable qu'ils le séparent eux-mêmes. Ces sinus n'existent pas dans toute l'étendue de l'urètre ; au moins ne commence-t-on à les apercevoir qu'au niveau du bulbe ; et il paraît que la portion du canal qui est au-delà est humectée par une partie du fluide de la prostate et des glandes accessoires. Assez rares d'abord, ces sinus se multiplient ensuite, notamment sur les parois inférieure et supérieure de l'urètre : leur nombre considérable dans la fosse naviculaire expose cette partie à être plus particulièrement le siége de la blennorrhagie. Un seul orifice répond fréquemment à deux, et même à plusieurs sinus qui ont une direction opposée ; ce qu'on découvre en introduisant un stylet fin d'Anel dans quelques-uns des orifices nombreux.

La muqueuse de l'urètre est très-mince et paraît n'être formée que d'une seule lame : au moins il est impossible de déterminer si elle a un épiderme et un corion isolés. Elle jouit d'une sensibilité très-vive, qu'y développe l'introduction des sondes ou de tout autre corps étranger dans l'urètre ; c'est elle également qui est le siége du sentiment particulier qui accompagne l'émission de la semence.

Examinons maintenant les divers tissus qui, ajoutés à la membrane interne que nous venons de dé-

crire, partagent l'urètre en plusieurs parties sous le
rapport de son organisation. Dans la portion qui
existe au centre de la prostate, la muqueuse n'adhère pas immédiatement au tissu de cette glande;
elle en est évidemment séparée par une couche
membraneuse qui dépend de la substance particulière au col de la vessie.

Portion membraneuse. C'est la partie la plus
étroite de l'urètre. Si elle est aussi la plus mince,
comme l'inspection le démontre, il ne semble cependant pas qu'elle soit aussi peu résistante que l'indiquent la plupart des anatomistes : en effet, à la muqueuse se trouve réunie une membrane extérieure
assez dense et qui paraît être la continuation de
celle dont nous parlions à l'instant. Ajoutez que
cette portion de l'urètre est singulièrement fortifiée
par les fibres du releveur de l'anus, qui l'embrassent,
et par un entre-croisement fibreux qui existe entre
elle et le rectum, et qui dépend du concours des
bulbo-caverneux, des transverses, du sphincter de
l'anus et des fibres du releveur.

Portion spongieuse. Elle comprend les trois quarts
antérieurs de l'urètre. Dans toute cette étendue,
les parois de ce conduit sont principalement formées d'une couche spongieuse qui, en devant, se
termine par le gland, dont nous ferons une description particulière. Du côté de la portion membraneuse, ce tissu spongieux commence, non pas d'une
manière insensible, mais par le renflement assez
considérable appelé le *bulbe ;* derrière lequel l'urètre paraît comme étranglé. Le bulbe, de forme
oblongue, fait saillie entre les racines du corps ca-

verneux, et ne répond, comme il a déjà été dit,
qu'à la partie inférieure de l'urètre. Il est embrassé
par les bulbo-caverneux, qui même lui sont unis
d'une manière assez serrée : on voit sur sa surface
un petit sillon tracé par une cloison intérieure. Au-
devant du bulbe, la couche spongieuse a une épaisseur beaucoup moindre, mais uniforme, et représente d'ailleurs un vrai canal cylindrique jusqu'au
gland : unie au corps caverneux par des vaisseaux
qui se voient très-bien quand on sépare l'urètre
de la gouttière dans laquelle il est reçu, elle est
fortifiée en bas et sur les côtés par un feuillet
membraneux continu à l'enveloppe fibreuse de ce
corps ; en sorte qu'on pourroit dire que depuis le
bulbe la portion spongieuse de l'urètre est logée
dans un conduit fibreux aux parois duquel elle n'est
pas continue : car, formée de cellules assez grandes
dans le bulbe, très-petites dans le reste de son étendue, cette substance est elle-même environnée d'une
pellicule très-fine ; ce qui fait qu'en divisant en bas
l'expansion fibreuse qui la recouvre, on peut la disséquer en partie sans l'intéresser et sans donner issue au sang dont elle est pénétrée.

§ IV. Du Gland.

1°. Conformation.

Le gland, continu à l'urètre et appliqué sur le
corps caverneux, termine la verge, à la longueur
de laquelle il concourt peu cependant, comme nous
l'avons déjà dit. Sa forme est celle d'un cône légè-

rement aplati dans le même sens que le corps caverneux: Sur son sommet arrondi et presque constamment à découvert, se voit l'ouverture de l'urètre; elle représente une petite fente verticale à
bords arrondis et quelquefois un peti saillans, sur
lesquels la membrane muqueuse est d'un rouge ver-
meil. La base du gland est concave, pour s'appliquer
sur l'extrémité arrondie du corps caverneux, à laquelle elle est unie par des communications vasculaires et un tissu cellulaire très-dense : elle est, en
outre, coupée obliquement de telle manière que le
gland, très-court en bas, anticipe beaucoup sur le
corps caverneux en haut, et à dans ce dernier sens
une longueur presque double. Le rebord qui la circonscrit, et qu'on nomme *la couronne du gland*,
assez saillant pour paraître à l'extérieur de la verge
au travers des tégumens, forme une espèce de bourrelet que limite en arrière un cul-de-sac formé par
la réflexion de la muqueuse du prépuce : il est interrompu au-dessous de l'urètre, ou plutôt il se porte
de chaque côté en avant, et forme les deux bords
d'un petit sillon horizontal qui s'étend presque jusqu'à l'ouverture de l'urètre, et auquel répond un
petit repli de la membrane interne du prépuce, tenant lieu, dans cet endroit, du cul-de-sac dont nous
parlions à l'instant. Mais, au reste, ce sillon n'est
pas bien prononcé chez tous les sujets; il en est
même où il existe à peine, ainsi que le repli muqueux, et chez lesquels la couronne du gland est
presque complète.

Le gland est pour l'ordinaire enveloppé par le
prépuce; de manière que son sommet seul paraît

à l'extrémité de la verge. Cependant, sur quelques individus, le prépuce est si court qu'il laisse à découvert presque toute la surface du gland, qui, exposé dès-lors au contact des vêtemens, jouit pour l'ordinaire d'une sensibilité moins vive.

2°. *Organisation.*

Une membrane extérieure et un tissu spongieux continu à celui de l'urètre sont les deux seules parties qui composent le gland.

Continue avec celle du prépuce, la membrane est si mince qu'on diroit qu'il n'y a qu'une lame épidermoïque. Elle se réfléchit à l'orifice de l'urètre, change tout de suite d'apparence, et se prolonge dans ce canal. Elle paraît complétement dépourvue de glandes muqueuses, et quoique le fait ne soit pas encore irrévocablement démontré, il s'accorderoit assez avec l'absence présumée de ces glandes dans les autres parties du système muqueux, où l'épiderme est très-prononcé. Il paraîtrait, en conséquence, que cet enduit épais et jaunâtre qui recouvre quelquefois le gland et qui répand une odeur si forte, est uniquement fourni par la muqueuse du prépuce.

Il existe à la surface du gland un grand nombre de papilles à peu près semblables à celles de la langue. Elles ne sont pas visibles lorsque le gland n'a été soumis à aucune préparation : c'est pour cela sans doute que quelques anatomistes ont nié qu'elles existassent, et que même ceux qui en ont parlé n'ont fait que présumer leur présence. Pour les ren-

dre bien sensibles, et lever toute espèce de doute à
leur égard, il suffit de plonger un instant le gland
dans l'eau bouillante : alors la membrane qui le recouvre se détache, et on le voit hérissé de petites
éminences arrondies, un peu plus saillantes vers la
couronne qu'ailleurs. Le nombre de ces tubercules
est prodigieux, ce qui fait paraître la surface du
gland toute rugueuse. Je pense bien que ces papilles
ne sont pas aussi prononcées quand, dans l'état naturel, la membrane du gland les recouvre : le racornissement que ce corps éprouve dans l'expérience
que nous indiquons ne concourt pas peu sans doute
à les rendre aussi apparentes; mais au moins est-il
impossible de douter de leur existence. Il n'est pas
présumable qu'elles soient de nature nerveuse; et,
sans supposer qu'elles soient susceptibles d'une
sorte d'érection dans le coït, le gland leur doit probablement en partie la vive sensibilité dont il jouit.

Le tissu spongieux paraît de même nature que
celui de l'urètre : seulement il est plus ferme, plus
dense, et pénétré de beaucoup moins de sang. On
demande s'il communique avec la substance intérieure du corps caverneux, de manière à ce qu'il y
ait continuité de cette substance avec le tissu spongieux que nous examinons et celui de l'urètre : cela
peut avoir lieu dans quelques sujets : Haller dit même
l'avoir observé; mais il faut convenir que cette disposition est très-rare. Ordinairement, ainsi que nous
l'avons dit, le corps caverneux forme à son extrémité un cul-de-sac arrondi, sur lequel est simplement appliqué le gland; et on doit être d'autant
moins porté à admettre une communication con-

stante entre les deux tissus spongieux de la verge, qu'ils paraissent de nature différente.

§ V. *Des Tégumens de la verge, et du Prépuce.*

Depuis la racine de la verge jusqu'à la base du gland, le corps caverneux et l'urètre réunis reçoivent des tégumens extérieurs une enveloppe qui leur est unie par une couche de tissu cellulaire, et qui vient ensuite concourir à former le prépuce. Cette enveloppe est continue au scrotum et à la peau qui recouvre le pubis. Toujours moins blanche que la peau des autres parties du corps, elle est très-mince, excepté vers le pénil, où, un peu plus épaisse, elle est en même temps garnie de quelques poils qui ont leur extrémité tournée en avant. Mais cette couche cutanée ne jouit pas de la faculté contractile que nous avons reconnue au scrotum.

Le tissu cellulaire sous-jacent est d'abord très-lâche; mais à mesure qu'on l'examine plus près du corps caverneux, il devient plus dense, blanchâtre; prend un aspect membraneux, et se continue évidemment du côté de la racine de la verge avec le ligament suspenseur, et en bas avec la cloison des bourses. Du reste, parsemé de veines, de filets nerveux, et dépourvu de graisse, si ce n'est au voisinage du pénil, il permet aux tégumens de la verge une grande mobilité.

Le *prépuce* fait suite à l'enveloppe tégumenteuse dont il vient d'être parlé; mais il en diffère en ce qu'il n'est qu'appliqué sur le gland; que d'ailleurs il résulte de deux couches membraneuses, l'une extérieure cutanée, l'autre intérieure muqueuse, séparées par du tissu cellulaire. Pour former la première, la peau de la verge se prolonge jusqu'au sommet du gland, et se termine par une ouverture plus ou moins grande, suivant les sujets, et en général d'autant plus petite que le prépuce est plus long et qu'il recouvre plus exactement le gland : dans tous les cas, le contour de cette ouverture est le lieu d'origine de la membrane muqueuse. Celle-ci se porte en arrière, et tapisse la surface interne de la couche précédente jusque un peu au-delà du gland; ensuite elle se réfléchit sur ce dernier, en formant derrière la couronne un petit cul-de-sac appliqué sur le corps caverneux, dont une partie est, en conséquence, recouverte par cette membrane : cependant ce cul-de-sac n'entoure pas complétement la base du gland; au-dessous de l'urètre il est interrompu, et la membrane muqueuse forme là un petit repli triangulaire appelé *frein* ou *filet*, qui, fixé dans le sillon de la partie inférieure du gland, se termine à peu de distance de l'ouverture de l'urètre. Naturellement long et étroit dans la jeunesse, ce repli peut quelquefois l'être au point que l'abaissement du prépuce pour découvrir le gland soit très-douloureux ou même impossible; ce qui exige qu'on le divise, comme on fait la section du frein de la langue quand celui-ci présente une semblable disposition contre nature.

La couche cutanée du prépuce diffère peu, du reste, des tégumens de la verge : seulement elle est encore plus fine, et d'ailleurs constamment dépourvue de poils.

La muqueuse est d'abord très-pâle; ce n'est qu'en approchant de la couronne du gland qu'elle se pénètre des caractères propres au système dont elle fait partie : là seulement on peut y distinguer des cryptes ou follicules muqueux, plus abondans sur les côtés du frein. Ils sont la source d'une humeur onctueuse qui, par l'abstinence du coït et la négligence des soins de propreté, s'amasse en quantité entre le prépuce et le gland, prend une couleur blanche et une certaine consistance, exhale une odeur assez forte et particulière, irrite enfin par son séjour les parties qui en sont enduites, et y détermine un état passager de phlogose.

Le tissu cellulaire intermédiaire aux deux couches membraneuses du prépuce n'a pas la même apparence que celui dont nous avons parlé plus haut; il ressemble plutôt à celui des bourses. Comme lui, pénétré de sérosité, il est fréquemment exposé à l'infiltration. Du reste, il est très-lâche, tellement même que, dans l'abaissement du prépuce, les deux membranes se détachent l'une de l'autre, et lorsque le gland est complétement découvert, le cercle qui marque leur union n'est pas immédiatement derrière la couronne, mais à quelque distance au-delà : alors la membrane muqueuse se trouve entièrement appliquée sur le corps caverneux : aussi, quand un paraphimosis succède à un phimosis, cette membrane forme un bourrelet plus ou moins saillant entre l'ouverture dont l'étroitesse cause l'étranglement, et la couronne du gland.

ARTICLE CINQUIÈME.

DÉVELOPPEMENT DES ORGANES GÉNITAUX DE L'HOMME.

La génération n'entrant en exercice qu'à une époque assez éloignée de la naissance, les organes qui, chez l'homme, sont destinés à cette fonction suivent dans leur développement une marche conforme à ce caractère : ainsi ils n'éprouvent pas de changemens importans depuis la naissance jusqu'à la puberté, époque à laquelle la nutrition y jouit d'une grande activité; mais ce qu'il y a de particulier, c'est que dans le fœtus ces organes existent de très-bonne heure, et que, sans avoir la prédominance de beaucoup d'autres, ils sont cependant déjà bien formés; on dirait que la nature, en ébauchant l'organisation de l'homme, a voulu tracer d'une manière certaine les caractères distinctifs des sexes.

§ Ier. *État des Organes génitaux dans le fœtus.*

Occupons-nous seulement ici du testicule et du cordon spermatique: eux seuls, parmi ces organes, diffèrent essentiellement dans le fœtus, au moins sous quelques rapports, de ce qu'ils sont chez l'enfant nouveau-né; toutes les autres parties de l'appareil générateur n'éprouvent pas de changemens bien remarquables depuis l'instant où elles sont développées jusqu'à la naissance; c'est pourquoi nous ne commencerons à les considérer qu'à cette dernière époque.

Jusque vers la fin de la gestation, les testicules, au lieu d'être contenus dans les bourses, sont renfermés dans l'abdomen, derrière le péritoine, qui les enveloppe en partie, sur le psoas, et au-devant de l'extrémité inférieure du rein, recouverts l'un et l'autre par les intestins. Sur un fœtus de six ou sept mois, ils sont proportionnément plus développés que les autres organes génitaux; ils ont une couleur grisâtre et une forme allongée; l'épididyme, qui surmonte chacun d'eux, est aussi assez gros. On ne peut, au reste, à cet âge rien découvrir touchant l'organisation qu'ils doivent offrir un jour; car ils sont alors pulpeux, mollasses, et se déchirent par une pression légère. Toutes les parties qui doivent former par la suite le cordon sont isolées. Les vaisseaux sanguins sont très-courts et repliés sur eux-mêmes. Le canal déférent est extrêmement petit: cependant il se distingue par sa blancheur, et offre déjà une consistance remarquable : pour se rendre aux vésicules séminales, il croise le psoas et parvient bientôt derrière la vessie ; dans ce court trajet il est très-flexueux, et cette disposition s'explique aisément par l'allongement qu'il doit éprouver, ainsi que les vaisseaux sanguins, lors de la descente du testicule dans les bourses.

De l'extrémité de chaque testicule, qui dans l'adulte est postérieure, on voit naître un corps allongé, grisâtre, d'une texture molle et délicate, qui rampe derrière le péritoine jusqu'à l'anneau, dans lequel il s'engage pour se perdre dans le tissu cellulaire des bourses. Ce corps est triangulaire et adhère par sa base au testicule : Haller lui a donné le nom de *ligament suspensoire du testicule*, et Hunter celui de *gouvernail* (*gubernaculum testis*), par rapport à l'influence qu'il paraît avoir sur la descente du testicule, dont nous allons bientôt exposer le mécanisme.

Le testicule et ce ligament sont l'un et l'autre enveloppés par le péritoine ; le premier presque complétement, excepté à l'endroit par où pénètrent et sortent les vaisseaux ; le second seulement dans sa partie antérieure. Il a aussi des adhérences beaucoup plus faibles avec cette membrane que le testicule.

A l'époque dont nous parlons, les bourses existent à peine ; ce qui fait paraître la verge d'autant plus développée.

Les recherches de Haller, Hunter, Pott, Lobstein, Camper, Wrisberg, et de quelques autres anatomistes, nous ont fait connaître dans tous ses détails le phénomène singulier de la descente du testicule dans les bourses au travers de l'anneau du grand oblique. Examinons d'abord l'époque à laquelle s'effectue ce changement de position : cela nous conduira à en indiquer le mécanisme : nous en exposerons ensuite les phénomènes subséquens.

1°. Tous les anatomistes ne s'accordent pas sur l'âge du fœtus auquel s'opère la descente des testicules. Hunter et Camper assurent avoir trouvé ces organes dans les bourses sur le plus grand nombre des enfans nouveau-nés ; et, d'après eux, ils y parviennent ordinairement dans le huitième ou neuvième mois de la grossesse. Haller dit, au contraire, qu'il est très-rare qu'ils y soient descendus à la naissance. Il semblerait donc, d'après ce résultat contradictoire des recherches d'hommes également recommandables, que le climat a quelque influence sur ce phénomène. Et ne se pourrait-il pas, en conséquence, que, dans le nombre des hernies qu'on dit être si fréquentes en Suisse, ce qu'on attribue aux exercices gymnastiques auxquels se livrent les habitans de ce pays, beaucoup fussent de celles dont je donnerai plus bas une idée, que les pathologistes, d'accord avec les anatomistes, nomment *congéniales*, puisque, d'après Haller, dans le plus grand nombre des enfans nouveau-nés, les testicules ne sont pas encore dans le scrotum. Dans le pays que nous habitons, ces organes sont presque toujours descendus à la naissance. On dit que, chez les Hongrois, il est très-ordinaire qu'ils ne changent de position et ne franchissent l'anneau qu'à un âge voisin de la puberté. Si d'une part leur descente peut être retardée jusqu'à cet âge, d'un autre côté il n'est pas sans exemple qu'elle ait lieu à une époque encore très-éloignée du terme de la gestation : ainsi Wrisberg rapporte les avoir trouvés hors de l'abdomen dans deux fœtus à demi-terme; moi-même je les ai vus une fois déjà engagés tous deux dans l'anneau sur un fœtus de quatre mois environ, chez lequel ils eussent sans doute incessamment franchi tout-à-fait cette ouverture.

Quelques-unes de ces remarques sur les deux testicules peuvent s'appliquer à un seul, c'est-à-dire qu'à la naissance il peut n'y avoir qu'un de ces deux organes dans le scrotum; l'autre étant engagé dans l'anneau, ou bien placé derrière cette ouverture, ou même se trouvant encore dans la région lombaire, qu'il abandonne à une époque plus ou moins éloignée : cependant il peut conserver cette situation toute la vie, comme on en a des exemples. Il paraît même que les deux testicules peuvent rester dans l'abdomen, anomalie singulière qui n'apporte aucun trouble dans leurs fonctions.

2°. Quoi qu'il en soit de ces variétés, et à quelqu'âge que la descente du testicule ait lieu dans le fœtus, ou après la naissance, le mécanisme en est toujours le même, et voici comment elle s'opère : pendant toute la durée du séjour du testicule dans l'abdomen, la surface interne de l'anneau est tapissée par le péritoine, qui est lâchement uni à cette ouverture de même qu'aux parties voisines, tandis qu'il est plus adhérent au *gubernaculum* qui la traverse, et au testicule. Supposons maintenant que ce corps ligamenteux se raccourcisse; comme les bourses dans lesquelles il est épanoui sont immobiles, elles lui servent de point d'appui, et nécessairement il arrive ces deux choses : 1°. le testicule est tiré en bas et rapproché de l'anneau; 2°. la portion du péritoine voisine de cette ouverture s'y engage, entraînée par son adhérence avec le ligament, et forme un petit cul-de-sac communiquant dans l'abdomen. Que le gubernaculum continue à diminuer de longueur, alors le testicule, cédant toujours à la traction que ce ligament exerce sur lui, arrive à l'anneau, s'y engage par l'extrémité qui est postérieure dans l'adulte, franchit cette ouverture et parvient dans le scrotum, précédé du cul-de-sac dont nous parlions à l'instant, qui lui-même s'agran-

dit en proportion du trajet que parcourt le testicule.
Eh bien, voilà comment cet organe sort de l'abdomen et s'introduit dans les bourses. Conséquemment
il n'est pas libre au milieu de la petite poche que
forme le péritoine par son prolongement; il proémine seulement à l'intérieur, et la portion même du
péritoine dont il était revêtu dans l'abdomen fait
partie de cette poche, hors de laquelle le testicule
se trouve à la paroi postérieure, ainsi qu'une très-
courte partie des vaisseaux qui doivent par la suite
constituer le cordon spermatique.

3°. Une ouverture existe donc à l'anneau, et
établit alors une libre communication entre la cavité abdominale et le cul-de-sac qui existe au milieu
du scrotum aux dépens du péritoine. Si une portion d'intestin vient à s'engager dans cette ouverture, elle est bientôt en contact avec le testicule,
sans avoir été précédée d'un sac herniaire; c'est
cette espèce de hernie qui est appelée *congéniale*
ou *congénitale*. Mais, dans les circonstances naturelles, cette ouverture s'oblitère aussitôt que le testicule a franchi l'anneau; après quoi le péritoine
est si poli à la surface interne de ce dernier, qu'on
pourrait douter qu'il eût jamais existé là une ouverture pour le passage de quelque corps. Par suite
de cette oblitération, le canal séreux du scrotum
se transforme en un petit sac isolé: c'est ce sac que
nous avons décrit parmi les enveloppes du testicule,
et qu'on appelle *tunique vaginale*; nous lui avons
conservé ce nom, qui pourtant conviendrait mieux
au sac fibreux, à cause de la gaîne qu'il forme au
cordon.

Comme la tunique vaginale, ou la petite poche séreuse des bourses, est très-voisine de l'anneau dans l'enfance, et que chez l'adulte, au contraire, elle en est éloignée de toute la longueur du cordon, les anatomistes ont pensé jusqu'à présent qu'il se faisait une oblitération lente et successive de cette membrane depuis l'anneau jusqu'à peu de distance du testicule ; et les chirurgiens ont expliqué, d'après cette idée, comment l'hydrocèle forme une tumeur d'autant plus éloignée de l'anneau qu'elle a lieu à un âge plus avancé, et *vice versâ*. Mais il est douteux que les choses se passent ainsi : car, dans les enfans très-jeunes, le cordon existe à peine ; c'est-à-dire que, le testicule étant très-voisin de l'anneau, les vaisseaux n'ont encore formé qu'une portion fort courte du faisceau qu'ils doivent représenter un jour. C'est donc parce que ce cordon s'allonge, et que le testicule, en s'éloignant de l'anneau quelques années après la naissance, entraîne avec lui la poche séreuse qui le recouvre en partie, que cette poche ne répond plus aux parois de l'abdomen. En cela je partage l'opinion émise dans un ouvrage moderne de physiologie.

Nous venons d'exposer ce que la simple observation a appris sur le mécanisme de la descente du testicule de la région des reins dans les bourses ; nous devons avouer maintenant qu'on ignore tout à fait la nature du *gubernaculum*, ainsi que la cause qui provoque son raccourcissement : on ne sait pas non plus ce qu'il devient après avoir joué un rôle aussi important dans ce changement de place du testicule. Enfin on n'a point encore pu déterminer d'une manière précise le temps que met à s'opérer le série des phénomènes que nous venons d'indiquer.

Joignons aux considérations précédentes quelques remarques sur l'espèce de déplacement des viscères abdominaux qui constitue la hernie *congéniale*.

Avant la connaissance exacte du mécanisme de la descente du testicule dans les bourses, on savait déjà depuis assez long-temps que, dans quelques hernies inguinales des enfans mâles, l'intestin déplacé étoit en contact immédiat avec le testicule; tandis que, dans d'autres au même âge, et dans toutes celles qui surviennent à l'adulte et au vieillard, il y avait une poche formée par le péritoine, adossée au cordon spermatique et à la tunique vaginale du testicule; mais on regardait la première disposition comme l'effet d'une rupture survenue accidentellement aux deux cavités membraneuses contiguës, et qui avait permis le passage des parties déplacées, du sac herniaire dans la poche où est contenu le testicule. Les anatomistes, par leurs recherches, ont signalé l'erreur dans laquelle on était; et voici une idée succincte de ce qu'on entend par hernie congéniale :

Il n'y a guère de *hernies congéniales* proprement dites, c'est-à-dire qu'on n'a qu'un très-petit nombre d'exemples d'enfans venus au monde avec une hernie ayant les caractères de celle dont il est question. En effet, le fœtus n'est exposé à aucun des efforts qui peuvent provoquer la sortie des viscères et leur passage dans la poche membraneuse qui précède le testicule dans le scrotum ; il n'y aurait qu'une adhérence contre nature du testicule avec quelques-uns d'entre eux qui pourrait la déterminer. Mais après la naissance, le testicule se trouvant dans les bourses, une portion d'intestin peut s'engager dans ce canal, et la hernie congéniale survient, ou bien parce que le testicule étant descendu il n'y a pas long-temps, l'ouverture qui existe à l'anneau n'a encore contracté aucune adhérence, et qu'il y a une libre communication entre la cavité abdominale et la poche séreuse du scrotum, ou bien parce que l'oblitération de l'ouverture n'est pas complète, et que les adhérences se rompent par les efforts qui décident la sortie de l'intestin. Si l'un des testicules, ou tous les deux, ne sont point encore dans les bourses à la naissance, la hernie peut survenir d'un côté seulement ou des deux à la fois, au moment où leur descente s'effectuera à un âge plus ou moins avancé. J'ai déjà remarqué plus haut que plus fréquemment, à ce qu'il paraît, dans certaines contrées que dans d'autres, la descente du testicule est retardée jusqu'à la puberté.

Sans m'étendre davantage sur cette espèce de hernie, j'observerai seulement qu'à quelque époque qu'elle se soit formée, si on n'en opère pas la réduction, elle conserve tant qu'elle existe le même caractère, c'est-à-dire qu'il y a toujours contact immédiat des parties déplacées avec le testicule : il peut même s'établir, entre elles et ce dernier, des adhérences qui s'opposent ensuite à la réduction. Tel était, entre autres exemples qu'on pourrait citer si c'était ici le lieu, le cas du célèbre Zimmermann, sur qui

Meckel parvint à faire rentrer les parties déplacées, après avoir détruit les adhérences légères que depuis bien long-temps elles avaient contractées avec le testicule.

§ II. *État des Organes génitaux de l'homme à la naissance et dans les premières années de la vie.*

A la naissance, les testicules ont pour l'ordinaire franchi l'anneau; mais comme ils sont encore très-voisins de cette ouverture, et que d'ailleurs, ainsi que les autres organes génitaux, ils n'ont pas manifestement augmenté depuis les derniers mois de la gestation, les bourses sont alors peu saillantes et comme resserrées, sans offrir cependant, au moins d'une manière bien prononcée, les rides qui, dans un âge plus avancé, sont produites par le resserrement du scrotum. La verge, quoique petite, est très-bien formée, et se termine par un prépuce allongé qui couvre exactement le gland. La peau qui la revêt, ainsi que celle des bourses, ne se distingue par aucune nuance particulière de celle des autres parties du corps. Voilà quelles sont les choses principales qui frappent en examinant, à l'extérieur seulement, les parties sexuelles d'un enfant mâle nouveau-né; mais l'examen anatomique découvre des traits particuliers de conformation et d'organisation qu'il est important de saisir et dont voici le tableau succinct:

1°. A l'égard des enveloppes du testicule, on trouve presque constamment une petite quantité de

graisse dans le scrotum; il est impossible de distinguer encore la petite poche fibreuse, c'est-à-dire
l'enveloppe commune du testicule et du cordon,
vu la situation du premier, qui est encore très-
voisin de l'anneau, et la brièveté ou même la non-
existence du second, au moins de la portion qui
doit un jour se trouver dans les bourses. Je ne reviens pas ici sur l'état de la membrane séreuse; ce
que j'ai dit des phénomènes et des suites de la descente du testicule me dispense de faire de nouvelles
réflexions.

2°. Quoique le testicule ne soit guère plus gros
que dans un fœtus de sept ou huit mois, on peut
mieux cependant y distinguer quelques traits de
l'organisation qu'il doit avoir un jour. L'albuginée
surtout est déjà plus épaisse, ce qui donne à l'organe plus de consistance; mais la substance intérieure est toujours molle, rougeâtre. Le conduit déférent encore très-petit est déjà moins flexueux, puisque le testicule s'est éloigné des vésicules séminales.

3°. Ces dernières, qui, par le peu de développement du bas-fond de la vessie à cette époque, ont
une direction voisine de la verticale, sont très-
petites, affaissées et pour ainsi dire dérobées à la
vue par le tissu cellulaire voisin. Les bosselures ne
paraissent pas. Un fluide muqueux se rencontre
toujours dans leur intérieur.

La prostate, chez l'enfant qui naît, est par comparaison plus grosse que les vésicules : elle ne présente rien d'ailleurs de particulier : seulement son
tissu, comparé à ce qu'il sera par la suite, est déjà
assez dense.

4°. Le corps caverneux de la verge, très-court et très-petit, est surtout remarquable par la petite proportion de son tissu spongieux, dans lequel on trouve peu de sang. Cette dernière circonstance d'organisation est encore plus frappante après quelques années, à cause de l'augmentation d'épaisseur de la membrane fibreuse : aussi, comme c'est surtout du gonflement de la partie spongieuse du corps caverneux que dépend l'érection, vous voyez que sur les enfans, chez lesquels les organes génitaux sont vivement excités d'une manière sympathique, la verge, quoique érigée, n'a pas augmenté en grosseur et très-peu en longueur. Je laisse à penser jusqu'à quel point cette érection fréquemment sollicitée par un vil-châtiment dont quelquefois on abuse, peut influer sur le développement précoce des organes génitaux et les penchans répréhensibles de la jeunesse.

L'urètre a, dans l'enfance et dans les premières années de la vie, une longueur assez considérable, et depuis son origine jusqu'au-dessous de la symphyse pubienne, sa direction est plus oblique que chez l'adulte : ces deux caractères dans la conformation de ce conduit tiennent à la forme allongée de la vessie, qui s'élève beaucoup du côté de l'abdomen, et à l'inclinaison du détroit supérieur.

Le prépuce, que nous avons déjà dit recouvrir complétement le gland, est très-allongé, ce qui fait que la verge se termine en pointe : son ouverture, toujours très-étroite, peut l'être au point d'empêcher la sortie de l'urine, ou bien seulement de s'opposer par la suite à ce que le gland puisse être découvert: c'est cet état qui constitue ce qu'on nomme le *phymosis de naissance.* Le frein, dans l'enfance, est ordinairement long de manière à s'étendre jusqu'à l'orifice de l'urètre; il est en même temps très-étroit : c'est parce qu'il conserve en partie ces deux dispositions jusqu'à la puberté que les premières érections, les premiers coïts sont presque toujours douloureux par l'obstacle qu'il met aux mouvemens du prépuce, obstacle qui, passager dans le plus grand nombre des sujets, peut quelquefois être durable et assez grand pour exiger la section de ce repli de la membrane du prépuce.

Depuis les premiers temps de la vie jusqu'à la puberté, on n'observe pas de grands changemens dans les organes génitaux. Occupée du soin de l'organisation générale de l'homme, attachée surtout à perfectionner les agens de ses communications avec les objets au milieu desquels il existe, à monter les ressorts de son intelligence, la nature oublie, pour ainsi dire, les organes de la réproduction, dont le développement semble rester stationnaire.. Si ces organes ne sont, pendant ce temps assez long, le siége d'aucune révolution importante, ils participent un peu néanmoins à l'accroissement général ; chacun d'eux isolément, sans augmenter d'une manière bien apparente, se perfectionne dans son organisation particulière, dont il est plus facile de saisir les traits principaux quelques années après la naissance. Mais ces changemens, qui se font d'ailleurs d'une manière très-lente, sont presque nuls en comparaison de ceux qui arrivent à la puberté.

§ III. *Changemens que les Organes génitaux de l'homme éprouvent à la puberté.*

La plupart sont connus de tout le monde : il serait, en conséquence, superflu de les exposer avec de grands détails; mais quelques-uns ne se découvrent qu'aux recherches de l'anatomiste : c'est principalement à ces derniers qu'il faut nous attacher. Observons, au reste, que la puberté est déjà accomplie, que les organes génitaux n'ont point encore atteint le terme de leur développement : c'est donc autant et plus même leur aptitude à concourir à l'acte générateur qu'un accroissement considérable, qui signale la révolution dont ils sont le siége à cette époque.

Dans les deux ou trois dernières années qui devancent immédiatement la puberté, la région du pubis se couvre d'un léger duvet qui presque toujours paraît avant la barbe. Il est de remarque aussi que son apparition est plus constante et son accroissement plus rapide : en effet, déjà le système pileux des parties génitales, quoiqu'il reste toujours plusieurs années à se développer complétement, à acquis presque toute la longueur et l'épaisseur dont il est susceptible, que la barbe est encore rare et courte.

En même temps que les poils commencent à paraître, la peau de la verge et du scrotum perd sa blancheur; elle brunit en raison de la couleur plus ou moins foncée du système cutané des autres régions du corps. Les bourses, jusqu'alors resserrées, s'agrandissent; le testicule s'éloigne de l'anneau, et le cordon spermatique s'allonge insensiblement. La verge grossit, prend plus de longueur; les érections fréquentes font que le prépuce devient plus court et que le gland se découvre en partie.

Après ce simple exposé des changemens dans les formes extérieures des organes génitaux de l'homme à la puberté, voici quelles remarques principales la dissection de ces organes, à cette époque, donne occasion de faire. Les diverses couches membraneuses qui composent les bourses existent toutes alors; le testicule est proportionnément plus développé que les vésicules séminales et que la verge : comme c'est lui dont la fonction commence l'exercice des organes génitaux de l'homme, et comme celle des autres lui est pour ainsi dire soumise, il n'est pas étonnant qu'il soit d'abord le siége d'une nutrition plus active, et que la nature y porte ses premières vues. L'épididyme n'augmente pas en proportion, par la raison qu'il prédomine beaucoup dans l'enfance, ainsi que nous l'avons dit; le canal déférent grossit sensiblement; le crémaster acquiert plus de force.

Les vésicules séminales, lorsque déjà le testicule a un certain volume, sont encore très-petites, au point même que si on examinait isolément celles d'un jeune homme de quatorze ou quinze ans, on aurait peine à croire qu'elles appartinssent à un sujet de cet âge. Remarquons cependant que, ces réservoirs ne contenant alors qu'une petite quantité de fluide muqueux, leurs parois sont affaissées, et que leur développement est plus avancé qu'il ne le paraît d'abord. La prostate prend, à l'époque dont nous parlons, seulement plus de consistance, mais n'augmente pas beaucoup de volume : il paraît que depuis l'enfance elle s'accroît d'une manière lente, et acquiert son entier développement sans aucune révolution.

Chacune des parties qui composent la verge concourt à son augmentation de longueur et de volume. Quoique l'urètre y participe moins que le corps caverneux et le gland, son tissu spongieux devient cependant plus épais et se pénètre de sang ; le diamètre même du canal s'agrandit : on peut en juger par la grosseur du jet de l'urine, qui augmente beaucoup en peu de temps.

§ IV. *État des Organes génitaux dans la vieillesse.*

Dans la plupart des vieillards les bourses sont flasques et pendantes, sans qu'aucune impression puisse les faire sortir de cet état : le scrotum a donc perdu toute son irritabilité. Le tissu cellulaire est plus fréquemment le siége d'infiltration qu'à aucun autre âge de la vie, excepté l'enfance. L'enveloppe fibreuse commune au testicule et au cordon m'a semblé mieux prononcée, plus dense, plus épaisse, et conséquemment plus facile à bien voir. La membrane séreuse ou tunique vaginale n'offre aucune disposition particulière digne de remarque : les petites concrétions que nous avons dit se rencontrer fréquemment dans son intérieur ne sont pas particulières à cette époque de la vie : on les trouve à toute autre. Il en est de même de l'état cartilagineux de l'albuginée, qui peut survenir à un âge peu avancé.

Mais le testicule est presque toujours, dans la vieillesse, petit, mou et comme flétri, du reste sans aucun changement remarquable dans son organisation; l'épididyme conserve, au contraire, à peu près le volume qu'il avait dans l'adulte. Sous ce rapport le testicule du vieillard reprend les dispositions de l'enfance; car nous avons déjà vu que, dans les premières années de la vie, l'épididyme est très-développé en comparaison du testicule même. Le conduit déférent est toujours plus grêle chez le vieillard, et le cordon spermatique ordinairement moins gros, à moins que les veines qui concourent à le former ne soient dilatées.

Les vésicules séminales sont affaissées: on a quelquefois trouvé leurs parois en partie cartilagineuses, ou au moins épaisses et denses; la prostate acquiert aussi dans la vieillesse plus de consistance, souvent même elle devient très-compacte; ce dont les chirurgiens sont à portée tous les jours de juger, en pratiquant l'opération de la taille. A cet état se trouve jointe quelquefois une diminution sensible de volume.

Aucune des parties qui composent la verge n'a éprouvé des changemens remarquables; mais la verge elle-même est dans un état permanent de flaccidité et de mollesse.

DES ORGANES GÉNITAUX

DE LA FEMME.

CONSIDÉRATIONS GÉNÉRALES.

Chez la femme, qui a plus de part que l'homme aux phénomènes de la reproduction, l'appareil destiné à cette fonction se compose des organes génitaux proprement dits et des mamelles. Destinés à un but unique, auquel ils concourent à la vérité d'une manière différente, ces deux appareils isolés sont soumis dans leur développement à une loi commune : c'est à la même époque qu'ils se disposent à entrer en activité, c'est dans le même temps qu'ils cessent leurs fonctions respectives, ou plutôt qu'ils cessent d'être propres à les remplir. On a de tout temps remarqué la connexion intime qui existe entre eux, l'étroite sympathie qui les unit. Toutefois les mamelles sont sous une dépendance manifeste des organes génitaux ; elles n'exercent, au contraire, sur eux qu'une très-faible influence, dont l'effet le plus remarquable, sans doute, est l'excitation vive de ces organes par le chatouillement du mamelon ; encore n'est-ce pas de la glande elle-même que part alors l'irradiation sympathique ; et d'ailleurs le pouvoir de cette influence n'appartient pas exclusivement aux mamelles, puisque la titillation de plusieurs autres parties peut déterminer le même excitement. Ne sait-on pas, au contraire, que les premières jouis-

sances, la conception, l'accouchement, la cessation
des règles, les dérangemens que celles-ci peuvent
éprouver pendant la période d'activité de la faculté génératrice, sont autant de circonstances
dans lesquelles l'utérus, centre des organes génitaux de la femme, exerce une influence remarquable sur les mamelles, dont les fonctions lui sont
d'ailleurs subordonnées, ou au moins s'exercent
consécutivement aux siennes?

Nous allons d'abord d'écrire les mamelles; nous
traiterons ensuite des organes immédiats de la reproduction chez la femme. L'ordre à suivre dans
l'exposition de ces derniers est naturellement tracé
par les deux états dont ils sont susceptibles : nous
devons, en effet, d'autant mieux nous occuper des
changemens qui ont lieu pendant la grossesse, qu'ils
sont essentiellement liés à la formation et au développement du fœtus, et que leur étude nous conduira à l'histoire anatomique de ce dernier.

CHAPITRE PREMIER.

DES MAMELLES.

La nourriture de l'enfant nouveau-né ayant été
exclusivement confiée à la femme, c'est chez elle
seule aussi que les organes destinés à la sécrétion du
lait existent. L'homme cependant en présente quelques traces : ainsi l'aréole et le mamelon sont chez
lui presque aussi développés que chez une fille nubile dont le sein n'a pas été déformé par les jouissances; mais la première n'est pas rugueuse, et l'une

et l'autre, à quelque âge que ce soit, ont une couleur beaucoup moins vive que chez la femme. La glande, très-petite à la vérité, existe néanmoins, et se trouve immédiatement placée sous l'aréole : on sait qu'à la puberté elle se gonfle sensiblement et devient même douloureuse : chez quelques hommes enfin, une pression soutenue peut provoquer la sortie d'un fluide particulier, ce qui prouve en outre l'existence de conduits excréteurs. La peau qui couvre la mamelle de l'homme est ordinairement garnie de poils dont le sein de la femme est toujours dépourvu.

§ Ier. *Conformation générale.*

La femme n'a que deux mamelles : entre les femelles d'animaux, quelques-unes seulement partagent ce caractère; la plupart en ont quatre, et plusieurs un plus grand nombre. La position de ces organes sur la poitrine distingue plus particulièrement encore l'espèce humaine, et atteste que la station bipède dont l'homme a le privilége exclusif est naturelle chez lui, et non pas, comme l'ont prétendu quelques philosophes, l'effet de l'habitude et de l'éducation. La forme du sein ; la blancheur et la finesse de la peau qui le recouvre, sont pour l'homme un des charmes les plus puissans dont la nature ait paré la femme. Remarquez aussi le prix que l'homme attache à une situation élevée des mamelles, quand surtout elles sont séparées par un certain intervalle : fier par instinct de la prérogative accordée à son espèce, il trouve la perfection dans la conformation la plus éloignée possible de celle

des animaux. J'entrevois à ce sujet quelques obser-
tions touchant l'origine de nos idées sur la beauté ;
mais elles exigeraient des développemens un peu
trop étendus pour trouver place ici.

Les mamelles n'ont pas chez toutes les femmes le
même volume : sans parler de l'influence des âges,
les variétés à cet égard dépendent principalement
du degré d'embonpoint et de la constitution.

Du milieu de la surface hémisphérique que chacun de ces organes représente s'élève un tubercule
plus ou moins saillant, c'est le *mamelon ;* sa couleur,
toujours différente de celle de la peau, change à diverses époques de l'existence. Le chatouillement,
auquel il est très-sensible, y détermine un état passager d'érection, en sorte que, pendant la vie, il est
tantôt déprimé, et tantôt allongé et consistant. La
base de ce corps est entourée de *l'aréole,* petite
surface colorée d'un pouce environ de diamètre, et
sur laquelle paraît un certain nombre de petits
tubercules qui la rendent rugueuse. Vermeille dans
la jeunesse, l'aréole brunit avec l'âge, et suit toutes
les nuances par lesquelles passe le mamelon.

§ II. *Organisation des Mamelles.*

La peau sert d'enveloppe à la mamelle ; le corps
glanduleux immédiatement destiné à la sécrétion
du lait est plongé au milieu d'une grande quantité
de graisse qui l'isole de toutes parts des parties voisines, même des tégumens, avec lesquels il n'a que
des rapports un peu éloignés.

Couche cutanée. La peau qui couvre les mamelles

est en général plus douce au toucher, plus fine et plus délicate que celle de la plupart des autres parties du corps. A l'âge où ces organes n'ont pas été déformés par la lactation ou par d'autres circonstances, elle est en outre blanche et unie ; aucune ride, aucun pli ne s'y remarquent. Mais elle n'a du reste dans son organisation rien qui la distingue ; seulement le chorion, dont l'épaisseur détermine partout celle de la peau, est ici très-mince ; ce qui permet de voir au travers quelques veines superficielles.

Organisation particulière de l'aréole et du mamelon. Pour constituer l'aréole, les tégumens changent subitement de couleur : c'est là la seule transformation qu'ils éprouvent. Les tubercules qui font paraître rugueuse cette petite surface sont des glandes sous-cutanées qui, lorsqu'on les examine du côté de la surface interne de la peau, se montrent très-adhérentes au chorion. Morgagni avait pensé qu'elles pouvaient participer à la sécrétion du lait ; mais on les regarde avec plus juste raison comme la source d'un fluide onctueux qui, en lubrifiant l'aréole ainsi que le mamelon, prévient l'espèce de macération qui pourrait résulter du contact prolongé de la bouche humide de l'enfant sur ces parties (1).

_____

(1). L'opinion de Bidloo, de Morgagni, de Winslow, sur la nature et les fonctions de ces éminences disséminées à la surface de l'aréole, a été adoptée par Meckel. Selon cet anatomiste, les ouvertures que présentent ces petits tubercules sont les orifices des conduits galactophores, et les petites glandes auxquelles ils aboutissent sont à la glande mammaire ce que sont à l'égard des glandes parotides et sous-maxillaires les glandes buccales et sublinguales. *(Note ajoutée.)*

Le mamelon, à la surface duquel se voient plusieurs ouvertures qui sont les orifices des conduits lactifères, est formé de ces conduits eux-mêmes, d'un tissu mou qui sert à les unir, et auquel il faut sans doute attribuer l'érection dont il est susceptible, enfin d'une enveloppe cutanée. Le système capillaire sanguin y est très-développé, et, comme celui des joues, susceptible d'être influencé par les passions : on assure que chez quelques jeunes filles la pudeur fait rougir le mamelon (1).

Tissu graisseux. C'est principalement à ce tissu que le sein doit son volume et ses formes : en effet, le corps glanduleux qui entre dans l'organisation de la mamelle est très-petit en comparaison du volume de l'organe. Aucune autre glande n'offre cette disposition; toutes celles que nous avons examinées sont complétement parenchymateuses, chacune en particulier. A la vérité le corps graisseux qui fait la plus grande partie de la mamelle n'est pas étranger à la sécrétion opérée par cet organe : il fournit un des matériaux immédiats du lait, et il paraît même que ses proportions influent sur les qualités de ce fluide; l'observation journalière démontre, en effet, que ce ne sont pas les femmes qui ont les mamelles les plus grosses qui donnent le meilleur lait.

Le tissu dont nous parlons se découvre immédia-

_____

(1) Le mamelon présente à sa surface un grand nombre de papilles nerveuses très-fines; il renferme un tissu spongieux, érectile, analogue à celui des corps caverneux de la verge et du clitoris, qui unit les vaisseaux galactophores entre eux et avec les tégumens.

(*Note ajoutée.*)

tement au-dessous de la peau, et présente une masse assez épaisse appliquée sur les parois de la poitrine, auxquelles elle est lâchement unie. D'autant plus consistant que la femme est plus jeune, il est composé de véritables pelotons graisseux renfermés dans des cellules plus grandes que celles du tissu cellulaire des autres parties. C'est dans son épaisseur même et au milieu de lui, plus près cependant des tégumens que des parois pectorales, que se trouve la glande mammaire.

Glande mammaire. Cette glande, qui se présente sous la forme d'un corps aplati, assez étendu en largeur, et plus épais au centre qu'à la circonférence, est l'assemblage de beaucoup de petits lobes qui ont une couleur blanchâtre et une apparence pulpeuse. Très-distincts les uns des autres, mais liés entre eux par du tissu cellulaire qu'une certaine densité et un état comme membraneux distinguent très-bien du tissu graisseux environnant, ces lobes sont plus rapprochés et en plus grand nombre vers le centre de la glande que dans son contour : souvent même, au lieu d'être agglomérés dans cette dernière partie, ils forment de petites appendices irrégulièrement prolongées dans le corps graisseux (1).

---

(1) La glande mammaire, qui représente un demi–sphéroïde comprimé d'avant en arrière et qui offre quelques enfoncemens dans lesquels pénètrent des pelotons adipeux, est formée, comme il est dit ici, de lobules distincts, blanchâtres et d'une apparence pulpeuse, réunis entre eux par un tissu cellulaire dense et membraniforme ; mais ces lobules résultent eux-mêmes de l'agglomération de petits grains d'un blanc rougeâtre, faciles à distinguer, surtout

Telle est l'organisation apparente de la glande mammaire; mais l'arrangement intime de son tissu est inconnu aussi bien que celui des autres parenchymes glanduleux. Sans prétendre dévoiler ce mystère, quelques anatomistes cependant ont cru qu'il importait de déterminer quels élémens d'organisation prédominent dans cette glande; et on a avancé dans ces derniers temps qu'elle est presque entièrement formée de vaisseaux lymphatiques, et que ce sont ces vaisseaux qui lui apportent les matériaux de la sécrétion du lait. Mais d'abord, leur grand nombre autour des mamelles, sur lequel a été établie la première supposition, ne doit point étonner : il répond au volume de ces organes, et surtout à la grande quantité de graisse qui entre dans leur formation. En second lieu, pour être persuadé que les principes propres à la formation du lait sont déposés par les vaisseaux lymphatiques, il faut nécessairement admettre l'une de ces deux choses : ou bien que c'est par ceux que l'anatomie nous montre étendus des mamelles aux glandes axillaires; mais la circulation se fait dans ces vaisseaux des premières aux secondes, et supposer le contraire, ce serait renverser les lois connues du cours des fluides dans le système absorbant : ou bien que c'est par ceux qui viennent des parois de l'abdomen; mais ils

---

chez les femmes mortes pendant l'allaitement; et ces petits grains, dont le volume égale à peine celui d'un grain de millet, sont formés de vésicules plus petites, oblongues et creuses. Ce sont ces grains glanduleux qui donnent naissance aux radicules des vaisseaux lactifères. (*Note ajoutée.*)

sont peu nombreux, et ne font que traverser la glande; ils en sortent même plus gros qu'ils n'étaient avant d'y parvenir, parce qu'ils se sont réunis à d'autres en suivant leur route jusqu'aux glandes de l'aisselle. Et pourquoi donc ne pas admettre que les matériaux du lait sont apportés par le sang? C'est reconnaître un mode uniforme pour toutes les sécrétions; d'ailleurs plusieurs faits prouvent la communication plus ou moins immédiate des vaisseaux sanguins avec les excréteurs des mamelles : ainsi on a vu les règles supprimées prendre leur cours par cette voie; beaucoup d'observateurs cités par Haller en rapportent des exemples : nous voyons souvent chez les femmes qui ont peu de lait la succion de l'enfant faire sortir du sang par les conduits lactifères. Concluons de tout ceci, 1°. que les vaisseaux lymphatiques ne sont pas la base principale de l'organisation de la glande mammaire, qu'ils n'en sont qu'un des élémens; 2° que loin qu'il soit présumable que c'est par eux que cette glande reçoit les matériaux de la sécrétion du lait, il est, au contraire, infiniment plus probable, on pourrait même dire démontré, que le sang en est la source (1).

_____

(1) Mauriceau a le premier élevé des doutes sur la source où la mamelle puise les matériaux du lait. « Jusqu'à présent, dit-il, on a cru que le sang était la matière dont le lait est fait aux mamelles; mais il y a grande apparence que le chyle seul, et non le sang, est destiné à sa génération. » Plus tard, lorsque les vaisseaux lymphatiques des mamelles ont été mieux connus, on a cru que ces vaisseaux étaient les voies par lesquelles le chyle était porté du canal thoracique aux glandes mammaires, et récemment encore quelques

Les artères qui se distribuent aux mamelles y arrivent par plusieurs petites branches isolées qui pénètrent par tous les points de la surface adhérente, et qu'y envoient les mammaires internes, les intercostales, les thoraciques. Il y a des veines correspondantes aux artères; en outre plusieurs se voient immédiatement au-dessous de la peau.

Sans doute que quelques-uns des nerfs qui traversent les mamelles s'arrêtent au corps glanduleux; mais la plupart sont destinés pour la peau.

Conduits excréteurs. On les nomme *vaisseaux lactifères* ou *galactophores.* Ils ont deux ordres de racines; les unes dans divers petits lobes de la glande mammaire, les autres dans le tissu graisseux environnant. Cette seconde origine des conduits excréteurs de la mamelle n'est connue que depuis Haller: sa découverte par le moyen d'injections faites avec le mercure a ajouté à l'anatomie un fait positif, et confirmé le soupçon qu'on avait déjà auparavant, que le lait tire un de ses principaux matériaux de la graisse qui entoure la glande.

Les premiers vaisseaux qui succèdent à ces radicules sont placés entre les petits lobes de la glande;

___

physiologistes ont soutenu cette opinion. D'autres, tout en regardant le chyle comme la matière dont est formé le lait, ont pensé qu'il était apporté aux glandes mammaires par les artères avec le sang. Aujourd'hui ces deux théories sont également rejetées, et l'on reconnaît généralement que l'analogie que l'on supposait exister entre le chyle et le lait n'est qu'apparente, et que les matériaux de la sécrétion mammaire sont fournis par le sang, comme ceux des autres sécrétions.   (*Note ajoutée.*)

ils se réunissent en des conduits successivement moins nombreux et plus gros, qui viennent aboutir à quinze ou vingt tubes au centre et à la surface de la glande (1). Ceux-ci n'ont plus entre eux aucune communication jusqu'à leur terminaison : ils forment un faisceau qui traverse le tissu comme spongieux du mamelon, à la surface duquel ils viennent s'ouvrir, les uns, et ce sont d'ordinaire les plus gros, au sommet de ce corps, les autres sur sa circonférence. Lorsque le mamelon est affaissé, les extrémités de ces conduits sont plissées sur elles-mêmes; mais l'érection les redresse et les met dans une disposition plus favorable à la sortie du fluide séparé par la glande, lorsque celle-ci est en activité de fonction.

Très-petits quand le lait n'est pas séparé, les vaisseaux dont il s'agit acquièrent, dans l'état de lactation, un diamètre d'autant plus considérable qu'ils sont eux-mêmes le réservoir de ce fluide. En effet, après avoir été séparé par la glande, il les dilate jusqu'à ce que l'excitation déterminée par le contact des lèvres et de la langue de l'enfant sur le mamelon

---

(1) Ces troncs des vaisseaux galactophores, ainsi rapprochés vers le centre de la mamelle derrière l'auréole, présentent chacun en cet endroit une dilatation conoïde à laquelle on a donné le nom de *sinus*. Quelques-uns de ces sinus, dont la capacité est très-variable, ont deux à trois lignes de large; ils sont unis entre eux par du tissu cellulaire. Ce sont eux qui, en se rétrécissant tout à coup, donnent naissance aux conduits excréteurs dont le faisceau occupe le centre du mamelon et qui s'ouvrent à son extrémité sans avoir communiqué entre eux.

(*Note ajoutée.*)

provoque leur contraction, qui quelquefois s'opère
spontanément lors d'une plénitude excessive des
mamelles, et opère la sortie d'une certaine quantité
de liquide. L'état dans lequel se trouvent les mamelles après l'accouchement, ou bien chez une
femme qui allaite, est donc infiniment favorable à
l'examen des conduits lactifères; alors il n'est besoin d'aucune préparation pour reconnaître leur
distribution. On peut aussi observer facilement que,
dans cet état, ils sont moins dilatés à leur terminaison que dans l'épaisseur de la glande : la raison en
est que là le lait ne les traverse qu'au moment de
son excrétion définitive. La petitesse de ces conduits dans la partie qui répond au mamelon est
d'une part favorable au séjour du fluide dans les
mamelles, et fait d'une autre qu'il n'est pas versé
trop précipitamment et en trop grande quantité
dans la bouche de l'enfant.

Les conduits excréteurs des mamelles ont une
couleur blanchâtre, abstraction faite de celle du
liquide dont ils peuvent être remplis; qui lui-même
ne présente celle-ci que lors de l'allaitement; car
sur des femmes mortes en couches, ces vaisseaux
sont gorgés d'un fluide jaunâtre et assez épais. Leurs
parois ont une certaine résistance, et admettent
dans leur organisation une division particulière du
système muqueux, dont il est impossible de tracer
les caractères distinctifs. Cette petite membrane
muqueuse isolée n'est pas d'ailleurs importante à
connaître, à moins qu'on ne présume qu'elle ait
quelque influence dans les hémorrhagies qui ont
lieu par les conduits excréteurs, et dans les affec-

tions aiguës des mamelles. Bichat l'avait omise dans son *Traité des Membranes*, il ne fait que l'indiquer dans son *Anatomie générale*.

§ III. *Développement des Mamelles.*

Depuis la naissance jusqu'à la puberté, les mamelles sont très-peu développées et ne concourent en rien à établir la différence des sexes. La place qu'elles doivent occuper n'est remarquable, durant toute cette première période de la vie, que par le mamelon et l'aréole : encore l'un et l'autre sont-ils peu marqués et d'une couleur pâle. Cependant la glande mammaire existe, même chez l'enfant nouveau-né.

Le développement de ces organes devance presque toujours l'éruption des règles et l'apparition du système pileux qui doit recouvrir l'appareil extérieur de la génération. Dans la jeunesse, le tissu cellulaire, chargé de graisse, soulevait uniformément la peau au-devant de la poitrine; bientôt on voit paraître deux saillies circonscrites qui se dessinent avec régularité; l'aréole rougit insensiblement, et le mamelon, sans proéminer beaucoup, grossit néanmoins. Chez les jeunes filles qui ont un embonpoint considérable, les mamelles peuvent acquérir en quelques mois le volume qu'elles doivent avoir; mais ce n'est pour l'ordinaire qu'après deux années environ que leur développement est parfait : alors elles sont très-fermes, exactement arrondies; le mamelon et l'aréole ont une couleur vermeille. On trouve le tissu graisseux très-consistant; la glande est aussi très-grosse; car, chez les jeunes femmes, elle contribue autant que le tissu graisseux à déterminer le volume du sein.

Si l'embonpoint général ne diminue pas extraordinairement par des causes particulières, le sein peut, chez des femmes qui s'abstiennent ou qui n'usent que modérément du coït, conserver long-temps sa forme et sa consistance; mais un changement sensible est le résultat inévitable de l'allaitement prolongé ou réitéré un plus ou moins grand nombre de fois. La déformation précoce de cet organe est souvent aussi amenée par l'usage prématuré et l'abus des jouissances.

Les mamelles participent à l'embonpoint considérable que prennent quelques femmes à l'époque de la cessation des règles; mais elles n'ont jamais alors toute la consistance qu'elles présentent dans la jeunesse : il en est de même des parties extérieures de la génération. Quand les femmes maigrissent à à cette époque, les mamelles diminuent insensiblement, deviennent molles, pendantes; la peau, en même temps qu'elle perd, ainsi que celle des autres parties du corps, sa blancheur et sa finesse, se couvre de rides qui sont d'autant plus marquées que le sein avait dans la jeunesse un volume plus considérable et qu'il a été plus souvent gonflé par la lactation; car, quand cette dernière circonstance n'a point eu lieu et que les mamelles n'étaient pas très-grosses, la peau revient sur elle-même, et ces organes peuvent disparaître au point de ne laisser presque d'autres vestiges de leur existence que le mamelon et l'aréole; encore le premier est-il souvent effacé. Toujours, au reste, à mesure que la femme avance en âge, et même avant l'époque critique, l'aréole prend une couleur brune plus ou moins foncée; et dans l'extrême vieillesse les tubercules sous-jacens à cette surface sont beaucoup plus petits; le tissu cellulaire, qui autrefois, pénétré de graisse, donnait au sein son volume, est devenu très-dense, et unit plus immédiatement aux parois thoraciques les restes de la glande mammaire. Celle-ci est elle-même fléthie, très-mince; les conduits excréteurs sont resserrés, quelques-uns même oblitérés.

Si nous observons l'influence des maladies sur les mamelles, nous voyons que, chez les femmes que des affections chroniques épuisent et mènent encore jeunes au tombeau, les mamelles s'atrophient et disparaissent comme par la vieillesse; avec cette différence, néanmoins, que la peau n'a pas perdu sa blancheur ni ne présente point les rides qui se remarquent sur les mamelles des vieilles femmes, parce que, jouissant à l'invasion de la maladie de toute sa tonicité, elle est revenue sur elle-même à mesure que les parties sous-jacentes se sont affaissées. Il n'en est point ainsi des maladies aiguës : elles diminuent un peu le volume et la fermeté du sein par la dissipation d'une partie de la graisse; mais la glande n'a pas eu le temps de dépérir, et l'organe est disposé à recouvrer ses formes par le retour plus ou moins prompt de l'embonpoint. Si le sein est plus susceptible que beaucoup d'autres organes de partager l'état de maigreur qui s'observe à la fin des maladies aiguës, c'est qu'il est un de ceux dans l'organisation desquels il entre plus de tissu cellulaire graisseux.

CHAPITRE SECOND.

DES ORGANES GÉNITAUX DE LA FEMME, CONSIDÉRÉS HORS L'ÉTAT DE GROSSESSE.

Nous avons divisé les organes génitaux de l'homme d'après les principaux phénomènes de la fonction qu'ils exercent; ceux de la femme ne se prêtent point à cette distribution. C'est uniquement d'après leur arrangement, et pour faciliter les détails de leur exposition que nous les rapportons à quatre divisions qui seront le sujet d'autant d'articles isolés : un cinquième comprendra l'histoire de leur développement.

Quelques parties de l'appareil générateur de l'homme sont susceptibles de prendre un surcroît de développement par l'exercice de leurs fonctions; c'est là la seule influence qu'ils en éprouvent : mais chez la femme la répétition fréquente de l'acte générateur altère singulièrement les formes, ou au moins change l'aspect de la plupart des organes que nous allons décrire : aussi nous faudra-t-il, à l'occasion de plusieurs, indiquer les états différens sous lesquels ils peuvent se présenter.

La description du péritoine fera suite à celle de ces organes, dont quelques-uns ont une connexion immédiate avec cette membrane, et complètent la série de ceux sur lesquels elle se déploie.

ARTICLE PREMIER.

DE LA VULVE.

On donne plus particulièrement le nom de *vulve* à la fente qui se trouve entre les parties les plus saillantes de l'appareil extérieur de la génération de la femme; mais nous pouvons rapporter à ce seul titre l'ensemble de tous les objets qui se voient au dehors.

Bornée au-devant du pubis par une surface saillante recouverte de poils, qu'on désigne sous le nom de *motte*, de *pénil*, ou *mont de Vénus*; la vulve se termine en arrière à peu de distance de l'anus; un intervalle d'un pouce seulement environ l'en sépare: cet espace, bien moins étendu conséquemment que celui qui chez l'homme se voit derrière les bourses, est aussi appelé le *périnée*: la trace du raphé s'y distingue à peine. Sur les côtés de la vulve se remarquent les *grandes lèvres*, éminences allongées, épaisses en devant, où elles se continuent avec le mont de Vénus, plus minces en arrière, où leur commissure est appelée *la fourchette*.

Au milieu de ces premiers objets qui fixent les limites de la vulve, on voit d'avant en arrière, le *clitoris*, petit corps plus ou moins allongé et saillant, séparé de la commissure antérieure des grandes lèvres par une surface muqueuse libre; les *petites lèvres* ou *nymphes*: ce sont deux replis qui naissent du clitoris et s'écartent l'un de l'autre pour se perdre sur la surface interne des grandes lèvres; le *vestibule*, surface triangulaire légèrement déprimée, bornée latéralement par la partie supérieure des nymphes, et dont le sommet répond au clitoris ; le *méat urinaire* ou l'*orifice de l'urètre*, qui est distant d'un pouce environ du clitoris ; l'entrée du vagin, garnie de l'*hymen* ou des *caroncules myrtiformes* ; enfin, entre cette ouverture et la commissure postérieure, un très-petit enfoncement transversal appelé *fosse naviculaire*.

I. *Mont de Vénus*. Il n'est formé que d'une masse de graisse, sur laquelle la peau est immédiatement appliquée : aussi la saillie est-elle en raison de l'embonpoint général. Les poils qui le garnissent, toujours un peu moins longs que ceux du pénil de l'homme, occupent aussi une surface plus limitée ; on les voit bien rarement, en effet, s'étendre sur la ligne médiane jusqu'à l'ombilic, comme cela est si commun chez l'homme. Pour l'ordinaire ils frisent moins chez les femmes qui n'ont pas encore usé du coït.

II. *Grandes lèvres*. Leur longueur, qui détermine celle de la vulve, est, à bien peu de chose près, la même chez toutes les femmes, et n'est d'ailleurs sujette à aucun changement ; mais ces replis sont d'autant plus épais et saillans que les femmes ont plus d'embonpoint.

Ils présentent deux surfaces, une externe et une interne ; la première, garnie de quelques poils, touche à la partie voisine de la cuisse ; la seconde a une couleur rouge qu'elle doit à la membrane muqueuse. Le bord libre qui réunit ces surfaces est toujours un peu convexe, mince ou arrondi, suivant que les grandes lèvres ont elles-mêmes peu ou

beaucoup d'épaisseur ; dans tous les cas, il est remarquable par les limites de la couche cutanée.
Cette couche en dehors, une muqueuse en dedans ;
un tissu graisseux intermédiaire, et un petit muscle
qui même appartient plutôt à l'orifice du vagin, sont
les seules parties qui entrent dans l'organisation des
grandes lèvres.

La *couche cutanée* se distingue des tégumens de
la plupart des autres parties du corps, par des
glandes sébacées qui se trouvent dans son épaisseur ; le fluide que ces glandes séparent donne à la
sueur de cette région une odeur particulière.

La *couche muqueuse* fait partie de la membrane
déployée sur toute la vulve, et dont nous parlerons
bientôt : remarquons ici qu'elle ne commence pas
précisément sur le bord libre, car la couche cutanée
s'étend jusque sur celui-ci.

Le *tissu graisseux* qui donne aux grandes lèvres
leur épaisseur ressemble parfaitement à celui du
mont de Vénus : seulement on trouve au milieu de
lui quelques bandes comme membraneuses, blanchâtres, continués avec les parties fibreuses voisines,
et qui en augmentent la consistance.

Le *muscle* que nous disons concourir à l'organisation des grandes lèvres a été décrit, parmi ceux du
périnée, sous le nom de *constricteur du vagin* : il
suffit de le rappeler.

III. *Clitoris.* Il ressemble beaucoup à la verge,
surtout par son organisation ; car, beaucoup plus
petit qu'elle, il se présente sous la forme d'un simple tubercule plus ou moins saillant, qui, pour
l'ordinaire, ne dépasse pas le niveau des grandes

lèvres. On sait qu'il est certaines femmes chez lesquelles la longueur excessive de ce corps peut être regardée comme une conformation vicieuse. Cette conformation a une influence particulière sur l'organisation et les goûts de celles qui la présentent. Presque toutes sont fortement constituées ; elles ont des manières mâles ; leur voix est forte, quelquefois même un peu rauque : on connaît leur penchant à un commerce que les lois naturelles de l'organisation réprouvent.

La longueur et la grosseur du clitoris peuvent être augmentées par une excitation vive et fixée d'une manière presque permanente ; c'est ce qui arrive chez des femmes très-lascives, dans lesquelles le système générateur jouit d'une grande énergie vitale.

L'extrémité libre de ce corps présente le sommet du gland, qui le termine, le bord libre d'un repli de la muqueuse de la vulve, qui lui sert de prépuce, enfin, de chaque côté, l'extrémité supérieure des petites lèvres.

Les parties qui entrent dans l'organisation du clitoris sont un corps caverneux, un petit gland et une enveloppe que fournit la membrane muqueuse de la vulve. 1°. Le *corps caverneux*, implanté comme celui de la verge aux branches de l'ischion par une double racine, n'en diffère qu'en ce qu'il est beaucoup plus petit. Il a la même structure : seulement le tissu spongieux intérieur est plus dense, moins pénétré de sang, et d'ailleurs incapable de s'en pénétrer d'une grande quantité : aussi, dans l'érection dont le clitoris est susceptible comme la verge, ce corps se raidit seulement, sans s'allonger ni grossir beaucoup, et change à peine de direction.

2°. Le gland n'est pas toujours bien distinct du corps caverneux, au moins intérieurement; car à l'extérieur on reconnaît pour telle l'extrémité arrondie du clitoris recouverte par l'espèce de prépuce formé aux dépens de la membrane muqueuse de la vulve. Plus développé sur quelques femmes, il semble naître de la partie supérieure du corps caverneux par un petit prolongement. Dans tous les cas il est complétement solide, c'est-à-dire qu'il n'offre aucune trace du canal qui traverse celui de l'homme, quoique organisé d'ailleurs de la même manière.

3°. La gaîne muqueuse dans laquelle le clitoris est caché se termine à l'extrémité de ce corps par un petit prépuce qui, sur les côtés, donne naissance aux petites lèvres. Appliqué sur l'extrémité du clitoris plus exactement que le prépuce de l'homme sur le gland, ce repli n'est susceptible que de mouvemens très-bornés.

IV. *Petites lèvres.* Il y en a deux, avons-nous dit, une de chaque côté; elles naissent des parties latérales du prépuce; et, sous la forme de crêtes étroites et allongées, elles s'écartent l'une de l'autre à angle aigu, règnent bientôt sur la surface interne des grandes lèvres et s'y terminent en s'amincissant. Leur longueur varie : d'ordinaire elles cessent vers le milieu du contour de l'orifice du vagin; quelquefois, au contraire, elles s'étendent jusqu'à peu de distance de la commissure postérieure des grandes lèvres : il n'est pas très-rare que l'une des deux soit plus longue que l'autre. Communément assez étroites pour que leur bord libre, qui est un peu convexe, ne soit pas au niveau de celui des grandes lèvres; elles peuvent offrir une largeur extraordinaire : ce phénomène, assez rare dans nos contrées, beaucoup moins chez les femmes de quelques peuples éloignés, exige quelquefois la résection de la portion excédante.

Les petites lèvres sont formées chacune par un repli de la membrane muqueuse de la vulve : il paraît cependant y avoir dans leur épaisseur une couche mince d'un tissu spongieux, à la présence duquel il est naturel d'attribuer l'érection légère dont elles sont susceptibles.

Elles sont principalement destinées à l'ampliation de la vulve lors de l'accouchement. On a cru qu'elles pouvaient aussi servir à diriger l'urine au moment où elle sort de l'urètre; c'est même d'après cette idée qu'un des noms sous lesquels on les désigne leur a été donné, par allusion aux nymphes de la fable. Il est difficile de déterminer jusqu'à quel point ce sentiment peut être fondé : en effet, les femmes urinent les cuisses écartées, et la direction du jet est absolument déterminée par celle de l'urètre, dont nous allons parler à l'instant; aussi voyons-nous que, pour ne pas mouiller leurs vêtemens lorsqu'elles urinent debout, elles inclinent le tronc en devant afin que l'urètre, d'horizontal qu'il est, soit rendu momentanément presque vertical. Il paraîtrait donc que les petites lèvres ou nymphes ne sont d'aucun usage dans l'émission de l'urine chez les femmes.

V. *Méat urinaire* et *Urètre*. L'ouverture que

nous avons dit exister au-dessous du clitoris et sur la même ligne, séparée de lui par le *vestibule*, termine l'*urètre*, qui, chez la femme, a une conformation bien différente de celle qu'il a chez l'homme. Long d'un bon pouce seulement, ce canal se porte en avant et un peu en bas, depuis le col de la vessie jusqu'au milieu de la vulve, à égale distance à peu près des deux commissures et directement sous la symphyse. Dans ce trajet, il décrit une courbure très-légère et répond en arrière à la paroi antérieure du vagin, à laquelle il est assez intimement uni, surtout près du méat urinaire; en devant ou en haut, par la concavité de sa courbure, à la symphyse, c'est-à-dire au ligament triangulaire, toutefois par l'intermède d'une couche assez dense et épaisse de tissu cellulaire; enfin sur les côtés aux racines du corps caverneux.

L'orifice de l'urètre de la femme au col de la vessie est plus grand que celui du même canal chez l'homme; mais la forme un peu allongée transversalement que lui indiquent quelques anatomistes n'est qu'apparente, et semble telle parce que cette ouverture, n'étant point soutenue par un corps résistant comme l'est la prostate chez l'homme, s'affaisse après la mort. L'urètre de la femme est aussi plus dilaté dans le reste de sa longueur : on sait même que cette conformation, jointe à son peu d'étendue, à son trajet presque droit et à l'extensibilité assez grande dont il jouit, rend ce conduit susceptible de donner passage à des calculs d'une grosseur assez considérable; ce qui fait que les pierres dans la vessie sont beaucoup moins fréquentes chez la femme que chez l'homme : il paraît d'ailleurs que la femme est vraiment moins exposée à la formation des calculs dans les reins.

Tantôt un peu plus petit, tantôt de même diamètre que l'intérieur du conduit, le méat urinaire ou l'orifice externe de l'urètre est entouré d'une espèce de bourrelet formé par la membrane muqueuse, et toujours plus saillant en bas, c'est-à-dire du côté de l'orifice du vagin.

Très-simple dans son organisation, l'urètre de la femme est uniquement formé de deux membranes : l'une extérieure, presque confondue dans un sens avec celle du vagin, et dans les autres avec le tissu cellulaire du voisinage, se distingue néanmoins par un aspect spongieux qui la rapproche de celle qui concourt à l'organisation de la plus grande partie de l'urètre chez l'homme; une autre, intérieure, essentiellement muqueuse et la continuation de celle de la vulve, est remarquable par des rides longitudinales et par de petits orifices qui mènent à des sinus muqueux : ces rides et ces sinus sont en tout parfaitement semblables à ceux que nous avons exposés au long en parlant de l'intérieur de l'urètre et de sa membrane muqueuse, dans la description de la verge.

VI. *Orifice du Vagin.* Une bride membraneuse, connue sous le nom d'*hymen*, et dont la destruction, effet ordinaire et naturel des premières jouissances auxquelles se livrent les femmes, agrandit l'entrée du vagin, rend cette ouverture assez étroite chez celles qui n'ont pas encore usé du coït.

L'existence de l'hymen a été un sujet de contestation parmi les anatomistes des siècles passés, sans qu'on sache à quoi attribuer la contrariété d'opinions qui a régné sur un fait qui dépend du plus simple examen. Parmi ceux qui l'ont niée, il en est qu'on ne pourrait accuser de prévention, et qui paraissent avoir basé leur sentiment sur la conformation des animaux dont les femelles sont dépourvues de cette organisation particulière. Peut-être aussi ont-ils tiré une fausse conséquence de l'état des parties dans les enfans très-jeunes; en effet, chez les petites filles l'entrée du vagin est proportionnément plus grande qu'à l'âge nubile. Au reste, à présent que l'hymen est généralement admis comme un être réel, on convient que son intégrité ne doit pas être regardée comme un signe certain de virginité, de même que son absence chez une jeune fille n'est pas le témoignage assuré d'un outrage fait à la vertu.

L'hymen est un simple repli de la membrane muqueuse de la vulve. Figuré en croissant ou demi-circulaire, il occupe ordinairement la partie postérieure, mais quelquefois l'un des côtés de l'orifice du vagin. Tantôt il est très-étroit, tantôt il présente une largeur assez considérable. On l'a vu aussi représenter un cercle entier limitant de toutes parts une ouverture très-petite; enfin il peut s'offrir sous l'état d'une membrane bouchant tout-à-fait l'entrée du vagin. Son épaisseur ne varie pas moins que sa largeur.

Chez les femmes qui ont usé du coït, l'orifice du vagin est garni de tubercules, d'excroissances appelés *caroncules myrtiformes*, qui sont regardées comme les débris de l'hymen. Cependant tous les anatomistes n'ont pas attribué la même origine aux caroncules : c'est ainsi que Haller les croit indépendantes de l'hymen, et pense qu'elles existent avec lui au-dessus ; il fonde son sentiment sur ce que, presque toujours placées sur les côtés de l'entrée du vagin, ces excroissances ne répondent pas à l'endroit qu'occupait la partie la plus large de l'hymen. Mais d'abord l'examen anatomique ne confirme pas la présence de ces caroncules avant la destruction de cette bride membraneuse : en outre on conçoit aisément que dans la première copulation la rupture de l'hymen doit se faire dans son milieu, et qu'ensuite l'entrée du vagin se dilatant surtout du côté du périnée, les caroncules doivent nécessairement se trouver sur les côtés de cet orifice.

Quoi qu'il en soit, leur nombre est incertain ; on en trouve depuis deux jusqu'à cinq ou six. Tantôt arrondies et très-fermes, tantôt minces et flottantes, elles ont une couleur vermeille, livide ou pâle, suivant l'état des organes génitaux. Débris du frein qui entrave la première jouissance, elles servent par la suite à l'ampliation de la vulve lors de l'accouchement.

VII. La fosse naviculaire, le vestibule et la surface intermédiaire à la commissure antérieure et au clitoris, autres objets indiqués parmi ceux qui forment la vulve, ne demandent pas une description particulière, puisqu'ils ne sont que des parties de la membrane muqueuse.

Membrane muqueuse. Cette membrane, qui commence la *génito-urinaire* chez la femme, s'étend sur toutes les parties qui composent la vulve, en forme même elle seule quelques-unes. Elle naît du bord libre des grandes lèvres ainsi que de leurs commissures, et, après avoir tapissé la face interne de ces replis, la surface qui se voit au-dessous de leur commissure antérieure et la fosse naviculaire, elle concourt à former les petites lèvres et en même temps la gaîne qui enveloppe le clitoris; elle revêt ensuite le vestibule, et s'introduit d'une part par le méat urinaire dans les voies dont il est l'orifice, et d'autre part dans le vagin, après avoir formé l'hymen ou les caroncules myrtiformes.

Cette membrane est assez lâchement unie à toutes les parties qu'elle revêt, de manière qu'il est facile de l'en détacher : mais ces adhérences sont encore plus faibles vers les deux surfaces que sépare le clitoris; on trouve là au-dessous d'elle un tissu cellulaire assez lâche et blanchâtre. Sa couleur, vermeille chez les jeunes femmes, prend différentes nuances dans les autres âges de la vie; elle s'altère surtout singulièrement par l'usage immodéré du coït.

La muqueuse de la vulve offre les particularités suivantes d'organisation : l'épiderme se voit très-distinctement dans ses divers points d'origine; mais on pourrait douter de son existence sur les autres parties. Le chorion ne donne pas seul à cette membrane l'épaisseur qu'elle présente dans certains endroits; à lui se trouve réuni un grand nombre de cryptes muqueux, dont les orifices, disséminés sur toute la surface de la vulve, ont été examinés avec beaucoup de soin par quelques anatomistes, et surtout par Haller, qui les appelle *lacunes muqueuses*. Il faut remarquer, à cette occasion, que tous les travaux faits autrefois sur chaque partie isolée du système muqueux n'offrent pas à l'époque actuelle autant d'intérêt qu'ils en ont présenté dans le temps : les grandes et belles considérations de Bichat sur l'ensemble de ce système ont déjà été et doivent être par la suite d'une utilité beaucoup plus grande. Je ne dis pas qu'il faille négliger l'étude de chacune de ses parties : cet examen particulier est d'autant plus indispensable que nul autre système de l'économie animale n'offre autant de variétés dans ses attributs extérieurs, dans les traits apparens de son organisation, variétés qu'accompagnent toujours des modifications sensibles dans le caractère des propriétés vitales, et une disposition à de grandes différences dans les maladies; mais il faut, autant que possible, s'abstenir d'observations trop minutieuses qui ne sauraient être d'aucune utilité.

Les glandes de la membrane muqueuse de la vulve sont plus considérables sur les parties supérieures que du côté du périnée. Elles fournissent le fluide qui lubrifie habituellement toutes ces parties, et qui est séparé en plus grande proportion pendant le coït, et lors de l'accouchement. Quoique la blennorrhagie chez la femme ait principalement son siége dans le vagin, cependant, soit par le caractère même de l'affection, soit par l'irritation que détermine le contact du fluide qui s'écoule, la membrane de la vulve participe assez ordinairement à la maladie : il paraît même que la phlogose s'étend jusqu'à l'intérieur de l'urètre; mais il ne faut pas ad-

mettre, avec quelques modernes, que la blennorrhagie, chez la femme, existe essentiellement dans
ce conduit.

La seule disparition des plis que forme la membrane muqueuse dont nous parlons ne suffirait pas
à l'ampliation de la vulve à l'instant de l'accouchement : il faut qu'elle-même éprouve une véritable
extension. Après la sortie de l'enfant, les parties reprennent peu à peu leur état antécédent; double
phénomène qui prouve qu'elle jouit de l'extensibilité et de la contractilité de tissu. La sensibilité animale y est très-développée; on pourrait même
admettre qu'elle y a un caractère particulier : en
effet, la membrane de la vulve n'est pas seulement
sensible au contact des corps extérieurs; mais elle a
encore quelque part au plaisir que les femmes ressentent dans le coït.

ARTICLE DEUXIÈME.

DU VAGIN.

§ Ier. *Conformation et rapports.*

Le *vagin* occupe l'intérieur du petit bassin,
placé entre la vessie et le rectum, et continu en
haut avec la matrice, dont il embrasse le col. Sa
longueur, qui est à peu près celle du pénis, ne varie
presque pas; il se pourrait cependant qu'elle fût
moindre chez les femmes qui ont usé du coït, car il
est assez présumable que le vagin se dilate un peu
aux dépens de sa longueur.

Le vagin, légèrement recourbé sur lui-même, est un peu concave du côté de la vessie, convexe du côté opposé, et, comme son entrée présente une coupe oblique, il en résulte que sa paroi antérieure est moins longue que la postérieure. Du reste, considéré abstraction faite de sa courbure légère, le vagin à, ce semble, une direction exactement verticale : cependant la plupart des anatomistes la supposent un peu oblique en haut et en arrière.

La surface externe du vagin peut se diviser en quatre régions, une antérieure, une postérieure et deux latérales. Les deux premières, tapissées par le péritoine dans leur moitié supérieure, et contiguës, l'antérieure à la vessie, la postérieure au rectum, sont unies inférieurement à ces organes par un tissu cellulaire assez dense. Les régions latérales répondent en haut aux ligamens larges, et en bas à beaucoup de tissu cellulaire, côtoyées d'ailleurs dans cette dernière partie par l'uretère, qui se rend à la vessie, et par l'artère ombilicale.

§ II. *Surface interne.*

La cavité du vagin est cylindrique, et se termine, du côté de la matrice, par un cul-de-sac circulaire, en général peu profond, mais qui l'est d'autant plus que le col de la matrice proémine davantage, puisque c'est ce dernier qui en détermine l'existence. Toujours plus étroit chez les filles que chez les femmes, le vagin est dilaté en raison de la fréquence du coït et du nombre d'enfans que celles-ci ont eus. Toute la surface interne est garnie d'un grand nom-

bre de rides qui lui donnent un aspect rugueux
semblable à celui que nous offre l'intérieur de la
vessie, de l'estomac, des intestins fortement contractés. Ces rides, un peu moins multipliées et aussi
moins saillantes au voisinage du col de l'utérus,
affectent là toutes sortes de directions, comme celles
de ces derniers organes; mais elles en diffèrent
beaucoup dans la moitié inférieure du vagin par leur
arrangement régulier. En effet, sur cette partie elles
sont toutes transversales, occupent seulement les
parois antérieure et postérieure, et se perdent insensiblement sur les côtés, ayant une longueur et
faisant une saillie d'autant plus grandes qu'on les
examine plus près de la vulve. Enfin deux tubercules, l'un antérieur, l'autre postérieur, placés sur la
ligne médiane, suivant la longueur du vagin, coupent ces rides à angle droit, et semblent servir de
point de départ aux deux moitiés de chacune d'elles.
Le premier de ces tubercules se prolonge sous le
méat urinaire.

Il y a une différence non moins remarquable entre les rides du vagin et celles que forment les
membranes muqueuses déployées sur d'autres cavités, par rapport à leur origine. En effet, celles-ci
ne sont que passagères, et produites par le resserrement de la tunique charnue ou autre sous-jacente:
aussi sont-elles irrégulières et sans aucune direction
déterminée, ou bien régulières et affectant une direction principale suivant que la cavité se resserre
en tous sens, ou dans une seule de ses dimensions.
Les rides de la surface interne du vagin sont, au
contraire, permanentes : ce conduit n'est pas ex-

posé à des alternatives fréquentes de dilatation et de resserrement; et en supposant l'influence de ce dernier état, ces rides ne devraient point être transversales. Si elles n'existaient pas chez les filles vierges, on pourrait penser qu'elles sont dues à la diminution de longueur de ce conduit par le coït : mais d'abord elles y sont également prononcées; en outre le raccourcissement du vagin déterminé par son ampliation n'est encore que présumé, comme nous l'avons dit plus haut, et ne serait pas d'ailleurs assez considérable, en supposant qu'il ait lieu, pour que les rides dont nous parlons en résultassent. Ces rides du vagin tiennent donc à la structure même des parties; et elles ont sans doute quelques usages : une organisation aussi particulière est dirigée vers un but quelconque. On les croit assez généralement destinées à favoriser l'ampliation du vagin dans l'accouchement : il est possible qu'elles y contribuent, mais beaucoup moins, je pense, qu'on ne le dit; car leur direction transversale fait déjà préjuger qu'en s'enfonçant elles doivent plutôt agrandir la membrane qui les forme suivant la longueur du vagin : en outre, chez les femmes mortes quelque temps après être accouchées, quoique le vagin soit encore extrêmement dilaté, ces rides existent, elles sont aussi nombreuses et en outre plus saillantes que dans les circonstances opposées. Je croirais donc assez volontiers qu'elles ont pour destination principale de permettre l'allongement du vagin nécessité pendant la grossesse par l'élévation de la matrice; et d'après cela on juge pourquoi elles sont si apparentes après l'accouchement, puisque le vagin s'est raccourci et dilaté en même temps. Il ne répugne pas d'admettre avec Haller que leur présence contribue à rendre plus vif le plaisir qu'éprouvent l'homme et la femme dans l'acte de la génération.

§ III. *Organisation du Vagin.*

On pourrait considérer le vagin comme formé de trois tuniques; mais celle que fournit le péritoine ne correspond qu'à la moitié supérieure de ce conduit, et n'est d'ailleurs liée que fort accessoirement à son organisation : en effet, au-dessous d'elle se remarque un tissu cellulaire assez lâche parsemé de beaucoup de vaisseaux, de veines surtout. Nous pouvons donc négliger l'examen particulier de cette première tunique, et ne décrire que les deux autres.

Membrane muqueuse. Celle-ci est une continuation de la membrane de la vulve : après avoir tapissé tout l'intérieur du vagin, elle se réfléchit sur la partie du col de la matrice saillante dans ce conduit, et communique par son orifice avec la muqueuse utérine.

Cette membrane, qui forme elle seule les rides dont nous avons fait mention, appartient évidemment au système muqueux. Son épaisseur, assez considérable vers l'entrée du vagin et dans le milieu, est sensiblement moindre vers le col. Sa couleur, d'abord vermeille, devient ensuite grisâtre; et dans la partie supérieure du vagin, cette dernière nuance se trouve singulièrement modifiée par l'existence de petites taches livides assez multipliées, ce qui donne à la surface interne du vagin, dans cet endroit, un aspect marbré qu'elle ne présente pas ailleurs. Ces taches existent constamment et sont inhérentes à l'organisation de la membrane que nous décrivons. Enfin la muqueuse du vagin présente à sa surface une infinité de pores cachés en grande partie dans les rugosités. Ces pores aboutissent à de petites lacunes qui, dans cette membrane, comme dans plusieurs autres parties du système muqueux, tiennent lieu de cryptes glanduleux : cependant ces derniers paraissent exister en petit nombre dans quelques points, surtout au milieu des rugosités de la partie inférieure du vagin. Ces sinus et ces follicules muqueux sont la source du fluide qui lubrifie habituellement l'intérieur de ce conduit, qui est fourni si abondamment dans le coït et lors de l'accouchement, et dont la sécrétion augmentée par l'inflammation de la membrane constitue l'écoulement blennorrhagique chez les femmes.

Tissu propre. Il forme une couche extérieure à la membrane muqueuse, d'une épaisseur moins considérable qu'on ne pourrait le présumer d'après la distension très-grande à laquelle l'expose la nature de ses fonctions. Confondu inférieurement avec le tissu cellulaire qui entoure la partie correspondante du vagin, uni d'une manière assez intime avec la membrane interne, ce tissu propre a une couleur grisâtre, une texture dense et serrée, surtout du côté de la matrice; il s'entrelace même avec la substance propre de cet organe, et je ne serais pas éloigné de penser qu'il est de même nature. On n'y découvre pas de fibres régulières. Un peu plus souple,

plus lâche du côté de la vulve, il se transforme à l'o-
rifice du vagin en un tissu spongieux susceptible de
se pénétrer de sang et de passer à une sorte d'érection, ce qui a probablement lieu lors du coït. C'est
cette partie que les anatomistes appellent *plexus ré-
tiforme*, et qui existe particulièrement sur les côtés
de l'ouverture.

Ce tissu, inconnu dans sa nature, jouit à un très-
haut degré de l'extensibilité et de la contractilité de
tissu : la première y est démontrée par la dilatation
du vagin lors de l'accouchement ; la seconde par le
retour de ce conduit aux dimensions qu'il avait auparavant.

Le vagin tire ses vaisseaux des hypogastriques et
ses nerfs des sacrés.

ARTICLE TROISIÈME.

DE LA MATRICE.

§ Ier. *Disposition générale.*

La *matrice* ou *utérus* est l'organe destiné, dans
l'appareil générateur de la femme, à servir d'asile au
produit de la conception pendant toute la durée de
son développement ; c'est sur elle principalement que
portent les changemens qui constituent l'état de grossesse : mais nous la considérons ici hors de cet état,
dont nous devons développer ailleurs les principaux
phénomènes. La matrice a un très-petit volume, en
raison de celui qu'elle est susceptible d'acquérir. Sa

grosseur, assez uniforme sur plusieurs femmes prises dans les mêmes circonstances, est un peu plus
considérable chez celles qui ont eu des enfans : en
effet, quoiqu'après chaque accouchement l'utérus
revienne sur lui-même, il ne reprend jamais complétement ses dimensions primitives.

Placé au milieu du bassin, entre la vessie et le
rectum, la matrice surmonte le vagin, auquel elle
est unie, et supporte en partie les circonvolutions
intestinales. Deux replis assez étendus du péritoine,
dans l'épaisseur desquels se trouvent les derniers organes de la génération de la femme, et qui sont
connus sous le nom de *ligamens larges*, la fixent
aux parois latérales du bassin : la laxité de ces replis, jointe à la disposition du vagin, qui est libre
dans sa partie supérieure, fait que la matrice jouit
dans le bassin d'une certaine mobilité, et peut changer de position quand elle y est sollicitée par les
grands mouvemens du corps, par la dilatation de la
vessie, par une forte impulsion communiquée aux
intestins. Sur le cadavre, on la trouve quelquefois in-
clinée à droite ou à gauche, par la largeur moindre
de l'un des replis latéraux du péritoine, ou par quelque adhérence contre nature.

La matrice, aplatie d'avant en arrière, a près d'un
pouce d'épaisseur : large de deux pouces environ
dans sa partie la plus élevée, elle se rétrécit du côté
du vagin, et se termine par une portion étroite et
allongée, appelée le *col*, pour la distinguer du reste
de l'organe, qu'on nomme le *corps*. La matrice a
donc la forme d'un triangle renversé, dont le sommet, allongé et tronqué, est embrassé par le vagin,

à la partie supérieure duquel il proémine plus ou moins (1).

§ II. *Conformation de la Matrice.*

Considérons d'abord chacun en particulier et à l'extérieur seulement le corps et le col; nous examinerons ensuite la cavité de l'un et de l'autre.

Corps. Le premier n'a pas de limites précises inférieurement, puisqu'il se termine par le col que le vagin embrasse. On le divise en deux faces et trois bords. L'une et l'autre faces sont convexes, l'antérieure un peu plus; elles empruntent du péritoine un aspect lisse, et sont contiguës, l'une à la vessie, l'autre au rectum, à moins que pendant la vie quelques circonvolutions de l'intestin ne soient interposées entre elles et ces organes. Des trois bords, l'un supérieur, arrondi et un peu convexe suivant sa longueur, répond à l'intestin grêle; les deux autres, latéraux, forment avec lui deux angles d'où naissent les trompes utérines; au-dessous de celles-ci le ligament rond et celui de l'ovaire en tirent leur origine: c'est vers eux que se forment les deux replis du péritoine appelés *ligamens larges.*

---

(1) L'utérus est presque toujours un peu incliné à droite de la ligne médiane, déviation qui peut être due en partie à la disposition du rectum et à la circonvolution iliaque du colon. Dans l'état ordinaire, son fond est dirigé obliquement en avant, en sorte que son col est porté en arrière et en bas, et forme avec le vagin un angle rentrant qui est surtout marqué dans la station verticale.

(*Note ajoutée.*)

Col. Une partie seulement fait saillie dans le vagin; l'autre est embrassée par l'extrémité supérieure de ce canal avec le tissu même duquel celui de la matrice s'entrelace : aussi n'est-ce qu'à l'intérieur qu'on peut observer une démarcation assez exacte entre le corps et le col de l'utérus. Toujours moins aplati, et, dans l'état naturel, plus court que le premier, le col est sujet, sans aucune altération dans son tissu, à un allongement plus ou moins considérable qu'il faut prendre garde de confondre, pendant la vie, avec une chute de matrice. Il n'y a pas long-temps que j'ai observé cette disposition sur une personne à laquelle un praticien célèbre, croyant à un commencement de descente de matrice, avait conseillé l'application d'un pessaire, qui est alors complétement inutile. Je ne sais si quelque auteur indique cet état du col, mais c'est à Bichat que j'en ai entendu parler pour la première fois; il l'avait rencontré sur deux ou trois cadavres.

La portion du col de l'utérus plus ou moins proéminente à la partie supérieure du vagin est communément appelée *museau de tanche* : sur elle il existe une fente transversale connue sous le nom d'*orifice externe du col,* celui d'*orifice interne* servant à désigner l'endroit où la cavité du corps de la matrice se rétrécit pour se transformer en celle du col. Des deux lèvres ou bords de l'orifice externe, l'antérieure est toujours plus épaisse : l'une et l'autre sont lisses et arrondies chez les femmes qui n'ont point eu d'enfans; mais la déchirure qui a presque constamment lieu dans les accouchemens même les moins laborieux fait paraître le contour de cet orifice rugueux, sillonné et comme crevassé, chez celles qui ont éprouvé une ou plusieurs grossesses.

Cavité. L'intérieur de la matrice offre une cavité très-petite en proportion du volume de l'organe, à cause de l'épaisseur considérable des parois. La partie de cette cavité qui répond au corps est, comme lui, triangulaire : les angles supérieurs sont très-déprimés et présentent chacun une ouverture étroite qui conduit dans la trompe utérine; l'inférieur est l'orifice interne du canal à peu près cylindrique appelé *cavité du col.* Un peu plus dilaté cependant au-dessus de son orifice externe, ce canal, dont les parois se touchent ainsi que celles de la cavité du corps, présente, en arrière et en devant, une ligne verticale blanchâtre et quelques rides transversales peu saillantes, à peine sensibles même chez quelques femmes, mais dans tous les cas formées par la membrane muqueuse. Ces deux parties de la cavité utérine se confondent en une seule pendant la grossesse, et surtout à l'instant de l'accouchement, par un mécanisme que nous exposerons ailleurs.

§ III. *Organisation de la Matrice.*

Une membrane extérieure ou séreuse formée par le péritoine, une couche muqueuse intérieure, un tissu propre intermédiaire, en outre des vaisseaux et des nerfs, élémens communs de l'organisation; telles sont les parties qui composent la matrice, et qu'il faut considérer ici abstraction faite des changemens que l'état de grossesse décide dans la plupart d'entre elles.

Membrane extérieure ou *séreuse*. Le péritoine, après avoir recouvert en arrière la vessie, se réfléchit sur la partie antérieure du vagin, passe au-devant de la matrice, en embrasse le fond pour se porter de haut en bas sur sa face postérieure : de cette manière il forme à cet organe une enveloppe extérieure qui ne diffère en rien du reste de la membrane dont elle fait partie. Plus adhérente au tissu propre de la matrice le long du bord supérieur, elle en est séparée sur les deux faces par un couche de tissu cellulaire assez dense et non graisseux, et par beaucoup de vaisseaux.

Membrane intérieure ou *muqueuse*. On a douté pendant un temps que la matrice fût revêtue à l'intérieur d'une membrane différente de son tissu propre ; mais cette membrane est maintenant généralement admise (1). D'abord on se convainc de

---

(1) L'existence de la membrane interne de l'utérus est encore révoquée en doute par quelques anatomistes, notamment par Chaussier et par M. Ribes. Cependant l'analogie seule suffirait pour la faire admettre, lors même qu'on ne pourrait la démontrer d'une manière directe. Que cette membrane soit ou non la continuation de la membrane muqueuse vaginale, toujours est-il vrai que la face interne de l'utérus est recouverte par une membrane rougeâtre, analogue aux membranes muqueuses, très-adhérente aux couches fibreuses sous-jacentes, mais dont on peut la séparer à l'aide d'une macération prolongée. Elle présente sur la ligne médiane une dépression, et quelquefois une saillie verticale qui partage la cavité utérine, dans le sens de sa longueur, en deux moitiés égales, et qui est ordinairement plus prononcée à la face pos-

son existence par la plus simple dissection ; en
outre, la macération, la putréfaction, la détachent
par lambeaux : enfin il se développe quelquefois
dans la cavité de l'utérus, plus rarement à la vérité
que sur plusieurs des autres parties où se déploie
le système muqueux, des excroissances fongueuses
de la nature de celles qui sont reconnues pour une
affection propre à ce système. Continue d'une part
avec celle du vagin, la muqueuse utérine envoie
d'une autre part deux petits prolongemens qui vont
revêtir l'intérieur des trompes. Elle est très-intimement unie au tissu de la matrice.

---

térieure qu'à l'antérieure. On retrouve cette saillie médiane sur les
parois de la cavité du col, où elle se continue sans interruption en
avant comme en arrière : là, elle réunit dans ces deux sens les
extrémités de replis très-multipliés, transversaux, profonds,
régulièrement superposés les uns aux autres, plus rapprochés et
plus serrés vers les orifices qu'au centre de la cavité du col, disposition apparente surtout chez les vierges. Ces replis transversaux
en cachent d'autres plus profonds, froncés irrégulièrement, occu-
pant le fond du sillon. Cette disposition remarquable explique
comment cette partie de l'utérus peut former à elle seule plus
d'un tiers de la cavité utérine vers le terme de la grossesse, les
replis et les sillons s'effaçant à mesure de l'accroissement du
fœtus. Dans ces sillons intermédiaires aux replis sont de nombreux follicules muqueux, d'où provient le mucus que renferme
la cavité du col, dans l'état de vacuité, et celui qui est si abondant au début du travail de l'accouchement. Ce sont ces follicules
tuméfiés et se présentant sous la forme de petites vésicules
globuleuses blanchâtres, dues à l'accumulation de l'humeur qu'ils
secrètent, que Naboth, auteur fort ancien, avait pris pour
des œufs ; et de là le nom d'œufs de Naboth sous lequel ces petits
corps ont été quelquefois désignés.   (Note ajoutée.)

La différence de sa couleur, qui est tantôt presque blanche, tantôt rougeâtre, a sans doute
quelques rapports avec l'époque de la période
menstruelle à laquelle ont succombé les femmes
sur lesquelles on examine la matrice. Un fait qui
appuie cette conjecture, c'est que chez les petites
filles qui ne sont point encore réglées, et chez les
femmes avancées en âge, la surface interne de la
matrice est constamment blanche.

La muqueuse utérine est très-mince : l'aspect
fongueux qui distingue plusieurs autres membranes de son espèce lui est tout-à-fait étranger. Vers
le col seulement on y voit quelques follicules muqueux. L'œil armé d'un instrument découvre sur la
surface de cette membrane un nombre prodigieux
de pores qui sont, à n'en pas douter, les orifices des
vaisseaux. Y en a-t-il de plusieurs ordres? c'est probable ; car, d'abord il est assez naturel de penser
que le mucus qui lubrifie l'intérieur de la matrice
a une source différente de celle du sang menstruel,
et qu'il est fourni par des exhalans particuliers, ou
peut-être par les excréteurs de cryptes muqueux
dont on ne peut pas nier absolument l'existence,
malgré qu'ils ne paraissent pas. On croit cependant
avoir remarqué que, chez les femmes qui ont des
flueurs blanches, cet écoulement est suspendu pendant la durée de chaque évacuation périodique :
mais il faut convenir que ce fait, qui d'ailleurs ne
suffit pas pour établir que les deux fluides sont
fournis par la même source, est difficile, pour ne
pas dire impossible, à constater. Les pores d'où
suinte le sang des règles sont les orifices d'exhalans

par lesquels se terminent les artères de l'utérus, et non pas ceux de vaisseaux venant des prétendus sinus utérins; car ces sinus n'existent pas, c'est-à-dire, qu'il n'y a pas dans le tissu de la matrice de petites cavités particulières dans lesquelles du sang apporté par les artères stagnerait pendant le cours de la révolution menstruelle, pour être ensuite exprimé dans la cavité de l'utérus à l'époque des règles. Les sinus utérins ne sont que des ramifications veineuses, qui n'ont pas avec les artères le mode de communication presque généralement admis. Comme, bien certainément, pendant la gestation, les veines de l'utérus ont des bouches ouvertes à la surface interne, pour absorber le sang qui revient du fœtus, on est conduit à se demander si elles ont également des orifices béans hors l'état de grossesse; mais il est impossible de décider le fait.

Tissu propre. La substance intermédiaire aux deux membranes dont il vient d'être parlé détermine l'organisation propre de la matrice; c'est sur elle que portent les principaux changemens de cet organe pendant la gestation. Susceptible d'une transformation dont l'économie animale ne fournit pas d'autre exemple, elle diffère sous tous les rapports dans les deux états sous lesquels on peut l'examiner : aspect extérieur, organisation, propriétés, tout prend en elle un caractère nouveau lors du développement de l'utérus. Mais ici nous devons négliger les considérations relatives à ce dernier état, et ne parler du tissu propre de la matrice que dans celui opposé.

Son épaisseur est considérable; car les membranes

séreuse et muqueuse concourent bien peu à celle
des parois de la matrice, qui est de cinq à six lignes.
Ce tissu, d'une texture dense et serrée, très-résistant à l'instrument qui le divise, s'offre sous l'état
d'une substance grisâtre au milieu de laquelle se
voit un grand nombre de vaisseaux très-petits, et
qui sans changer, d'une manière apparente au
moins, d'organisation vers le col, s'y fait remarquer par une densité plus grande encore et une
couleur blanchâtre. Ce tissu propre de la matrice
est plus intimement uni à la muqueuse intérieure
qu'à l'enveloppe séreuse, dont il est séparé par les
vaisseaux utérins et par un tissu cellulaire assez
dense avec lequel même il se confond, ou dans
lequel on dirait qu'il se transforme en diminuant
de consistance à l'extérieur.

On en ignore complétement la nature; il ne ressemble à aucun des systèmes connus de l'organisation. Nous verrons même que si ses attributs
nouveaux dans l'état de gestation le rapprochent
du tissu musculaire, il n'y a cependant point alors
entre lui et ce dernier une identité parfaite : à plus
forte raison ne peut-on pas l'y assimiler, lorsque
l'on considère la structure de la matrice hors l'état
de grossesse (1). Il se développe très-fréquemment,

---

(1) Quand on incise les parois de l'utérus, on n'observe qu'un
tissu fibreux, blanchâtre, résistant, un peu rosé vers le fond et
dans l'épaisseur du corps, plus mou en se rapprochant de la cavité,
et traversé par de nombreux rameaux vasculaires. Ce tissu, sur
la nature duquel on a émis des opinions fort différentes, a tout-à-
fait l'aspect du tissu musculaire quand l'utérus a acquis quelque

au milieu de ce tissu, une substance particulière qui fait non-seulement la base des tumeurs, de la matrice appelées *polypes*, lesquelles proéminent

---

développement, soit dans la gestation, soit par l'effet de tumeurs formées dans son épaisseur ou dans la cavité de l'organe. On sait, en effet, combien sont énergiques les contractions de l'utérus lors de l'accouchement, et l'on peut invoquer aussi à l'appui de cette opinion l'analogie avec les mammifères, chez lesquels cet organe est évidemment musculeux à toutes les époques de la vie; d'ailleurs les analyses chimiques démontrent dans ce tissu, comme dans les muscles, une grande proportion de fibrine. Quoi qu'il en soit, la nature musculaire du tissu propre de l'utérus est très-douteuse chez les vierges; elle ne devient apparente que lorsqu'une modification imprimée à la nutrition de l'organe détermine une sorte de transformation de son tissu; c'est ce qui arrive dans l'état de grossesse. La plupart des anatomistes regardent ce tissu comme analogue aux muscles des organes intérieurs, mais la description qu'ils donnent de ses fibres est très-variable. Selon quelques-uns, elles n'ont aucune disposition régulière; selon le plus grand nombre, elles sont disposées les unes dans le sens de la longueur, les autres dans le sens de la largeur de l'utérus.

Suivant madame Boivin, ces fibres forment sur chaque face de l'utérus six faisceaux distincts, trois à droite et trois à gauche de chaque paroi, et un autre vertical qui règne sur la ligne médiane et s'étend longitudinalement depuis le contour du fond jusqu'au bas du corps de l'utérus; les autres plans fibreux semblent prendre naissance de la ligne médiane sur le fond de l'organe; deux faisceaux s'étendent transversalement en dehors et se prolongent sur les trompes, dont ils concourent à former les parois; au-dessous deux autres plans fibreux occupent la moitié supérieure du corps de l'utérus, et se portent de chaque côté au-devant de l'angle tubaire, où ils se réunissent à d'autres fibres et constituent la base ou l'origine des ligamens ronds; enfin, dans le tiers inférieur, deux autres plans se dirigent de la partie

dans la cavité de cet organe et se portent même
dans celle du vagin; mais qui peut encore se présenter sous d'autres formes; observation d'anatomie

---

moyenne sur les parties latérales, se confondent en partie avec les
fibres qui forment le ligament rond, et d'un autre côté s'entrelacent avec les fibres transverses de la région postérieure de
l'organe. Dans cette dernière paroi, la disposition des plans fibreux
est à peu près la même que dans la paroi antérieure; seulement
ils fournissent quelques fibres qui contribuent à former les ligamens des ovaires. Ces divers plans fibreux éprouvent nécessairement des changemens nombreux dans leur direction, suivant le
degré de développement de l'utérus; et de là les opinions si différentes des auteurs sur la structure de cet organe.

Selon M. Meckel, il existe généralement deux couches musculaires dans les parois utérines, l'une interne et l'autre externe,
entre lesquelles la substance vasculaire est interposée; et néanmoins les divers plans et les couches s'entrelacent d'une manière
intime. La couche externe est plus épaisse que l'interne, et
l'épaisseur de ce tissu musculeux est toujours beaucoup plus
grande vers le fond de l'utérus que dans tous les autres points de
l'organe, et notamment dans le col, où l'on trouve à peine des
traces de ce tissu. Les fibres sont les unes longitudinales, les autres
circulaires ou transversales; les premières l'emportent beaucoup
sur les secondes; mais leur développement est plus prononcé
près de l'orifice vaginal, tandis que les circulaires sont plus
marquées vers le fond de l'organe. Les fibres du plan externe
sont généralement longitudinales, quoique quelques-unes affectent une direction oblique ou même transversale sur les faces
antérieure et postérieure de l'utérus; elles cessent d'être apparentes vers le col; plusieurs se prolongent dans l'épaisseur des
ligamens ronds et des trompes de Fallope. Les fibres obliques
n'existent pas dans le col, qui néanmoins est souvent composé
de plusieurs couches superposées de fibres longitudinales et
transversales. Le plan interne, bien plus mince que l'externe est

pathologique qui appartient à Bichat (1). Cette altération organique, dont l'utérus seul est susceptible, concourt à établir la nature particulière et propre du tissu de cet organe.

Vaisseaux et nerfs. Les divisions des artères utérines et quelques ramifications des spermatiques qui se distribuent à la matrice forment un ensemble de vaisseaux assez considérable en raison de la petitesse de cet organe dans l'état sous lequel nous l'envisageons actuellement. Mais cette prédominance du système vasculaire de l'utérus existe pour les changemens qui surviennent lors de la gestation : il faut regarder comme dirigée vers le même but la disposition que présentent les branches de ces vaisseaux, qui, ramifiées sur les deux faces de la ma-

---

composé de deux muscles circulaires situés chacun autour d'un des orifices des trompes, et se confondant ensemble sur la ligne médiane en avant et en arrière ; au-dessous de cette couche on trouve des fibres obliques et des fibres longitudinales qui se réu-nissent de chaque côté de manière à former deux triangles al-longés dont les sommets se confondent dans l'orifice de la trompe. Quelques fibres transversales s'entrelacent avec ces der-nières vers la partie inférieure de l'utérus.

(*Note ajoutée.*)

(1) Les *tumeurs fibreuses* de l'utérus, sur lesquelles Bichat a le premier appelé l'attention (*voy.* un mémoire à la fin des *Maladies des Voies urinaires*, de Desault), ont été décrites par Bayle avec toute l'exactitude dont ce médecin observateur a fait preuve dans ses ouvrages. On peut consulter aussi la dissertation de M. Lefaucheux sur les *Tumeurs circonscrites et indolentes du tissu cellulaire de la matrice et du vagin.*

(*Note ajoutée.*)

trice, au-dessous de la tunique péritonéale, ne sont pas simplement flexueuses comme beaucoup de petites artères des autres parties, mais décrivent des zigzags très-rapprochés.

Les veines de l'utérus ne sont pas moins nombreuses que les artères; elles proviennent également de deux sources. Celles d'entre elles qui sont placées dans l'épaisseur même du tissu propre de la matrice forment ce qu'on nomme les *sinus utérins*. Déjà nous avons fait pressentir l'erreur de la plupart des anatomistes touchant ces derniers, qui seront le sujet d'une discussion importante dans l'examen de l'utérus pendant la grossesse, examen auquel nous renvoyons aussi, pour éviter des répétitions, plusieurs choses qui pourraient être dites ici sur l'organisation de la matrice.

L'utérus admet aussi dans sa structure beaucoup de vaisseaux absorbans. Leur développement considérable dans l'état de grossesse nous fait présumer, ainsi que nous l'exposerons en traitant des eaux de l'amnios, que ce liquide est absorbé et rentre dans les voies de la circulation de la mère.

La matrice reçoit ses nerfs du plexus hypogastrique.

ARTICLE QUATRIÈME.

DU LIGAMENT ROND, DE LA TROMPE ET DE L'OVAIRE.

Ces trois organes, qui sont doubles, terminent l'appareil de la génération chez la femme : ils existent sur les côtés de la matrice, dans l'épaisseur des ligamens larges.

On connaît sous le nom de *ligamens larges* deux replis assez étendus du péritoine placés dans le bassin, formant avec la matrice et le haut du vagin une sorte de cloison transversale qui divise cette cavité en deux parties à peu près égales, occupées, l'antérieure par la vessie, la postérieure par le rectum. Ces replis sont continus d'une part au péritoine qui recouvre la matrice et le vagin, d'une autre à celui qui revêt les parois du bassin. A leur bord supérieur, qui est libre et de niveau avec la base de l'utérus, répond la duplicature de la portion péritonéale qui les compose, de manière qu'ils sont formés de deux feuillets adossés. C'est dans l'intervalle de ces deux lames, très-souvent dépourvues de graisse ou n'en contenant qu'une très-petite quantité, que se trouvent placés de chaque côté l'ovaire, le ligament rond et la trompe ; et comme les deux premiers soulèvent, l'un le feuillet postérieur, l'autre l'antérieur, tandis que le dernier occupe précisément le bord libre, chaque ligament large a l'apparence d'une division en trois petits replis secondaires que la plupart des anatomistes appelaient les *ailerons* des ligamens larges, dans le temps que ceux-ci eux-mêmes étaient appelés les *ailes* de la matrice. Comme ces deux replis du péritoine sont propres à la femme et uniquement relatifs aux organes génitaux, nous avons cru devoir en parler ici, pour ne pas les ranger parmi ceux communs aux deux sexes, qui seront le sujet de considérations particulières lors de l'exposition générale du péritoine.

§ Ier. *Des Ligamens ronds ou utérins.*

Ils naissent des parties latérales de la matrice, et viennent se perdre au-devant de l'anneau inguinal, qu'ils traversent. Leur longueur est plus considérable que l'intervalle qui sépare leurs points d'origine et de terminaison, à cause du trajet courbe qu'ils décrivent dans l'abdomen. La forme de ces ligamens n'est pas celle qu'indique le nom sous lequel on les désigne : en effet, plus larges à leurs extrémités qu'à leur partie moyenne, ils sont aplatis dans toute leur étendue.

Chacun d'eux représente un faisceau assez résistant dont la grosseur varie suivant les sujets, mais en général ne surpasse jamais celle de l'uretère. Implanté sur le bord de la matrice, au-dessous et au-devant de la trompe, il se porte en dehors et un peu en haut dans l'épaisseur du ligament large, dont il soulève le feuillet antérieur. Vers le détroit il devient horizontal, et se dirige en avant et en dedans jusqu'à l'anneau, dans lequel il s'engage obliquement. Aussitôt après avoir franchi cette ouverture, le ligament utérin se partage en trois ou quatre petits faisceaux qui se perdent dans le tissu cellulaire du mont de Vénus et des grandes lèvres, sans se fixer aux surfaces osseuses voisines.

Les ligamens ronds n'ont pas la texture des ligamens articulaires ; ils résultent seulement de l'assemblage de fibres longitudinales que pendant long-temps on a crues musculeuses, mais qui paraissent n'être que d'un tissu cellulaire très-dense :

cependant ils jouissent de très - peu d'extensibilité.
Beaucoup de vaisseaux serpentent dans leur épaisseur, et ajoutent au nombre des fibres qui les composent.

Ces ligamens assurent la situation naturelle de la
matrice, ou au moins bornent les mouvemens de
cet organe. On a pensé que dans le coït ils pouvaient
l'amener à la rencontre de la verge; mais, d'après
leur direction, il est évident que s'ils se contrac-
taient, leur action produirait un effet opposé. Une
opinion qui, sans être établie sur des faits bien avé-
rés, est au moins plus raisonnable que beaucoup
d'autres émises sur l'usage de ces ligamens, c'est
celle de Haller, qui, d'après le grand nombre de
vaisseaux dont ils sont pénétrés et leur gonflement
chez la plupart des femmes grosses, croit qu'ils peuvent servir à transmettre dans les vaisseaux fémo-
raux une partie du sang qui surcharge la matrice
pendant la gestation (1).

----

(1) Selon quelques anatomistes, ces ligamens sont composés de
tissu cellulaire, de ramifications vasculaires et de fibres musculaires longitudinales, dont les supérieures sont une continuation
des fibres utérines les plus superficielles, tandis que les inférieures
proviennent du bord inférieur des muscles oblique interne et
transverse abdominal. Ch. Bell les considère comme les tendons
des faisceaux musculaires de la face extérieure de l'utérus.

(*Note ajoutée.*)

§ II. *Des Trompes utérines.*

Les *trompes utérines* ou *de Fallope* sont deux conduits flottans dans l'abdomen, fixés par une de leurs extrémités à la matrice, dans l'intérieur de laquelle leur cavité communique, l'autre étant libre et disposée d'une manière particulière. Longue de quatre à cinq pouces environ, chaque trompe utérine, après avoir pris naissance de l'angle supérieur de la matrice, se porte horizontalement en dehors, entre les deux lames du ligament large correspondant, immédiatement au-dessous de sa duplicature ou de son bord libre. Dans une première partie de son trajet, qui comprend à peu près la moitié de sa longueur, la trompe est droite et très petite, car elle égale à peine le conduit déférent à son origine ; elle devient ensuite plus grosse et flexueuse, puis se rétrécit de nouveau et présente une espèce d'étranglement auquel succède presque immédiatement une portion évasée en manière d'entonnoir ou de pavillon appelé en conséquence le *pavillon de la trompe.* Le contour en est irrégulièrement découpé, ce qui a fait donner à cette partie qui termine la trompe le nom de *morceau frangé.* Une de ses languettes, un peu plus longue que les autres, est fixée à l'extrémité correspondante de l'ovaire, et le pavillon lui-même est presque toujours tourné en arrière : cependant il y a, à l'égard de cette dernière circonstance, quelques variétés, non-seulement chez les divers sujets, mais encore sur une même femme, pour les deux trompes ; puisque quelquefois le pavillon de l'une regarde dans un sens, en arrière, par exemple, celui de l'autre étant complétement tourné en dehors. Dans tous les cas, malgré que la trompe ait une longueur plus considérable que la distance qui existe entre la matrice et l'extrémité externe de l'ovaire, cependant par les flexuosités qu'elle décrit après avoir d'abord parcouru un trajet direct, le pavillon est assez près de l'ovaire.

La trompe utérine offre à l'intérieur un canal qui commence à l'angle supérieur de la cavité de la matrice. Presque capillaire à son origine et dans une grande partie de son étendue, il se dilate à l'endroit où la trompe elle-même devient plus grosse et flexueuse, et s'ouvre à la surface du pavillon par un orifice très-petit. Nous voyons ici l'unique exemple, dans l'économie animale, d'une voie ouverte aux membranes séreuses pour communiquer à l'extérieur, laquelle, s'il faut en croire le récit de quelques observateurs, a permis l'évacuation de fluides épanchés dans l'abdomen. L'intérieur de la trompe, qui contient assez ordinairement une certaine quantité d'un fluide comme muqueux, n'offre pas la moindre apparence des valvules indiquées par quelques anatomistes anciens.

Tapissées à l'intérieur par un prolongement de la membrane muqueuse utérine, et en rapport assez immédiat avec la membrane des ligamens larges, qui leur sert pour ainsi dire d'enveloppe, les trompes sont principalement formées d'une couche membraneuse particulière continue au tissu de la matrice.

Membrane muqueuse. Elle est encore plus mince

que celle de l'utérus : il est même difficile d'en prouver incontestablement l'existence ; on ne peut que la présumer, sur la présence d'un fluide muqueux dans l'intérieur de la trompe, et la libre communication de ce conduit avec la cavité de la matrice : mais on ne peut rien déterminer sur ses caractères particuliers de structure, non plus que sur la manière dont elle se continue avec le péritoine.

Membrane propre. On l'assimile communément au tissu spongieux de l'urètre, du corps caverneux ; c'est sans doute pour concevoir plus facilement les mouvemens de la trompe et le jeu important de ce conduit dans les premiers phénomènes de la génération ; car la nature de cette tunique particulière est complètement inconnue (1).

§ III. *Des Ovaires.*

Les ovaires, que jusqu'à Stenon on avait appelés les *testicules de la femme*, sont deux corps de forme oblongue et aplatie, un peu moins gros que les testicules de l'homme. On a rencontré des sujets sur lesquels il n'y en avait qu'un seul.

Ces deux corps, oblongs, ovoïdes, aplatis, qui

---

(1) Le docteur Gartner, de Copenhague, a décrit dans ces derniers temps deux canaux particuliers qu'il a trouvés dans l'utérus de la vache et de la truie, lesquels commençaient dans le voisinage des trompes de Fallope et s'ouvraient dans le vagin près du méat urinaire. M. Baudelocque neveu a observé une disposition à peu près analogue sur un utérus de femme.

(*Note ajoutée.*)

font saillie sur la partie postérieure des ligamens larges, entre le ligament utérin et la trompe, sont rugueux et comme ridés à leur surface. Les deux faces et l'un des bords de chacun d'eux sont libres; l'autre bord est tantôt collé au feuillet antérieur du ligament large, d'autres fois tient à lui par un petit repli qui rend l'ovaire plus flottant. A l'extrémité externe de cet organe adhère une des franges ou languettes du pavillon de la trompe : l'interne est fixée à la matrice par un petit cordon filamenteux long d'un pouce et demi environ, placé derrière le ligament rond et un peu au-dessus. Ce cordon, qu'on appelle *ligament de l'ovaire*, est très-grêle et entrelacé avec le tissu de la matrice : on l'a considéré anciennement comme un canal destiné à conduire dans celle-ci la semence que l'on pensait être séparée par l'ovaire; mais il n'est réellement qu'un faisceau solide, de même organisation apparente que le ligament utérin, et qui paraît n'avoir d'autre destination que de fixer l'ovaire à la matrice, et de lier ainsi entre eux les divers organes génitaux intérieurs.

L'ovaire, enveloppé par le feuillet postérieur du ligament large, est formé d'une membrane propre et d'un tissu particulier. Ces deux parties ne sont cependant pas très-distinctes l'une de l'autre; on dirait même qu'elles constituent une substance identique, seulement un peu plus dense à l'extérieur : ainsi, mou et comme spongieux au dedans, le tissu de l'ovaire a une couleur grisâtre et paraît pénétré d'une petite quantité de fluide qui lui donne en partie la mollesse qui le caractérise. Il contient des pé-

tites vésicules dont il paraît simplement destiné à
être le réceptacle. Leur nombre, assez ordinairement de quinze à vingt, est quelquefois plus considérable; mais on peut aussi en trouver beaucoup
moins. Leur grosseur est indéterminée. La plupart
sont placées au centre de l'ovaire, mais quelques-
unes sont plus voisines de sa surface. On dit qu'une
ou plusieurs proéminent à l'extérieur plus que les
autres, dans le système de la génération où l'on regarde ces vésicules comme autant de germes dont
l'imprégnation est opérée par la semence de l'homme,
celles-là sont les plus disposées à recevoir l'influence
du principe fécondant. Ces vésicules sont formées
d'une membrane très-mince qui renferme un fluide
visqueux, rougeâtre ou jaunâtre (1). Je n'ai jamais
mieux vu la structure de l'ovaire que dernièrement
sur une femme morte de suites de couche : ce corps
avait de chaque côté un volume triple de celui
sous lequel il se présente dans l'état de non-grossesse; les vésicules étaient toutes très-grosses; on
pouvait les enlever intactes de l'espèce de petite loge
dans laquelle chacune était comme chatonnée, et
avec d'autant plus de facilité que le tissu spongieux
de l'ovaire était très-lâche. J'aurai occasion de
rappeler ce fait en présentant l'histoire de la matrice
pendant la gestation.

Les vaisseaux et les nerfs qui vont se distribuer à

___

(1) Les vésicules auxquelles l'ovaire sert de réceptacle ne sont
pas elles-mêmes les germes destinés à être fécondés, mais elles
constituent les enveloppes au milieu desquelles se développe
l'ovule.   (*Note ajoutée.*)

chacun des ovaires sont les mêmes que ceux qui chez l'homme appartiennent au testicule.

ARTICLE CINQUIÈME.

DÉVELOPPEMENT DES ORGANES GÉNITAUX DE LA FEMME.

§ Ier. *État de ces Organes dans le fœtus.*

Les organes génitaux de la femme sont, ainsi que ceux de l'homme, très-précoces dans leur formation primitive; mais leur accroissement est moins rapide dans les derniers temps de la gestation. Ceci doit surtout s'entendre de ceux placés à l'intérieur; car la vulve, qui établit le caractère extérieur distinctif du sexe, prend, à mesure que le fœtus approche du moment de sa naissance, des formes mieux prononcées. Il faut cependant, dans les diverses parties qui la composent, excepter le clitoris : en effet, malgré que, sur un fœtus à terme, il ait encore une longueur considérable en raison de celle qu'il présente quand l'accroissement de l'appareil générateur est terminé, il est pourtant alors beaucoup moins développé, proportionnément, que sur un de trois ou quatre mois, et on peut dire qu'il paraît d'autant plus à l'extérieur que le fœtus est plus éloigné de l'instant de sa naissance (1).

---

(1) Dans le deuxième mois de la conception, on voit se développer à la partie inférieure de la paroi antérieure de l'abdomen un tubercule ou corps triangulaire formé de deux parties latérales

Tous les organes intérieurs, la matrice, les ovaires, les trompes, les ligamens utérins sont si petits dans les premiers mois de l'existence du fœtus, qu'il est difficile de les soumettre à un examen sévère (1).

---

séparées par un sillon médian. L'angle antérieur inférieur de ce corps s'allongeant progressivement forme le clitoris, qui est déjà très-distinct quand se développent sur ses parties latérales deux replis de la peau dirigés d'avant en arrière et non réunis à la partie postérieure : ces replis sont les rudimens des grandes lèvres.

Au commencement du troisième mois on peut déjà distinguer les diverses parties de la vulve de l'embryon. La longueur du clitoris est d'une ligne, et son épaisseur d'une demi-ligne; la saillie arrondie qui forme son extrémité libre est tout-à-fait découverte jusqu'au quatrième mois. Après cette époque le prépuce qui doit la recouvrir croît avec assez de rapidité et la cache entièrement. Il se continue immédiatement avec le prépuce; les petites lèvres en sont d'abord peu distinctes, mais à mesure que le prépuce s'étend au-devant du clitoris, et que leur bord, qui d'abord était droit, commence à s'arrondir, on les reconnaît plus facilement. En même temps elles se partagent à leur partie antérieure et de chaque côté en deux branches, l'une petite et interne qui gagne le gland, l'autre externe qui se porte au prépuce.

(Note ajoutée.)

(1) On n'a pas encore de notions bien précises sur le mode primitif du développement des parties internes de la génération : D'après les observations qui paraissent mériter le plus de confiance, on aperçoit le long de la région lombaire, à une époque très-rapprochée du moment de la conception, deux corps assez volumineux, allongés, vermiformes, aboutissans à l'ouraque, et regardés par Meckel comme les rudimens des reins, des capsules surrénales et des organes génitaux. Un peu plus tard on voit paraître les ovaires (ou chez le fœtus mâle, les testicules) à

Quoiqu'il n'y ait dans le fœtus du sexe féminin, à l'égard du ligament rond qui traverse l'anneau, rien de semblable au phénomène de la descente du testicule dans les fœtus mâles, on a quelquefois trouvé avec ce ligament un petit prolongement du

---

l'extrémité de ces corps vermiformes. Les observations de Rosenmueller prouvent qu'à neuf semaines l'ovaire, qui est situé obliquement au-dessous et en dedans du rein, dont il égale le volume, est ovoïde, très-allongé, plus gros que l'utérus et la vessie, recouvert et maintenu par le péritoine, et qu'il tient à l'une des cornes de l'utérus par deux ligamens fixés à ses deux extrémités. A quatorze semaines l'ovaire n'a changé, ni de forme, ni de situation; il est uni à la trompe par son extrémité externe. A terme, cette extrémité de l'ovaire est située au-dessus du détroit supérieur, tandis que l'interne est déjà dans le bassin. La trompe, qui l'entoure et dépasse son extrémité interne, y adhère toujours par un ligament. Il existe en outre entre elle et l'ovaire un faisceau vasculaire qui est encore très-visible quelques mois après la naissance, et qui paraît formé de la réunion d'une vingtaine de petits conduits tortueux et contournés, qui se confondent en un seul point fixé à l'ovaire. Rosenmueller, qui l'a décrit le premier sous le nom de *corps conique*, se demande si ce corps ne serait pas l'analogue de l'épididyme et du canal déférent.

L'utérus commence à se former de la huitième à la dixième semaine (ainsi que les vésicules séminales, chez le fœtus mâle). Jusqu'à trois mois, il ne consiste qu'en un col très-gros et deux cornes qui donnent attache à l'ovaire et au ligament rond. A trois mois et demi, les cornes sont moins prononcées, le corps de l'utérus est distinct; à la fin du quatrième mois ces prolongemens ont disparu, et une cavité unique le remplace. Le corps continue à se développer, mais il est encore plus mince que le col lorsque le fœtus est déjà parvenu au neuvième mois.

(Note ajoutée.)

péritoine, disposé en cul-de-sac comme celui qui forme la tunique vaginale. L'existence de ce canal, appelé *canal de Nuck*, du nom de l'anatomiste qui l'a décrit le premier, fut ensuite mise en doute et même tout-à-fait niée par la plupart des auteurs : cependant elle a été trop bien confirmée par les recherches de plusieurs, et surtout de Camper, pour ne pas l'admettre. A dire vrai, ce canal, qui est très-petit, ne se rencontre pas chez tous les fœtus; et n'existe d'ailleurs que dans ceux très-jeunes. Il n'est pourtant pas sans exemple que son existence se soit prolongée jusqu'au terme de la grossesse; et même quelques faits de cette nature ont donné à penser qu'une semblable conformation pourrait bien être une cause prédisposante à la hernie inguinale chez les petites filles, au moment de la naissance; mais comme, en admettant cette supposition, l'état des parties ne différerait nullement de celui sous lequel elles se présentent dans une hernie dont le sac est formé à l'instant même du déplacement, il sera toujours impossible de confirmer le soupçon qu'on peut avoir sur cet objet, ce qui serait, au reste, une chose plus curieuse que vraiment utile, et tout-à-fait indifférente au traitement de la maladie.

§ II. *État des Organes génitaux de la femme à la naissance.*

A la naissance, la région du pubis est déjà soulevée par beaucoup de graisse; les grandes lèvres sont également bien formées, et le clitoris est proportionnément plus long qu'il ne le sera par la suite, disposition qui, d'ailleurs fort singulière, a quelquefois donné lieu à des méprises sur le sexe d'enfans nouveau-nés : du reste, on ne remarque rien de particulier dans l'organisation de ce corps. Les nymphes, assez larges pour dépasser le niveau des grandes lèvres, ont aussi une épaisseur et une longueur remarquables : d'ordinaire elles ne se terminent pas en pointe, ainsi que cela a lieu dans un âge plus avancé, mais au contraire par une extrémité arrondie. La fosse naviculaire paraît très-grande : ce n'est pas qu'elle le soit réellement; cet état dépend de la présence de l'hymen, qui nécessairement agrandit l'espace intermédiaire à la commissure postérieure de la vulve et à l'orifice du vagin. Quant à cet orifice lui-même, malgré qu'il devrait être fort étroit, vu l'existence de l'hymen, qui n'est à aucune autre époque de la vie aussi certaine qu'à celle dont nous parlons, il est pourtant assez dilaté relativement au diamètre qu'il présente à la puberté, par exemple, quand jusqu'alors les parties ont conservé leur intégrité; on dirait donc que cette ouverture participe moins que les autres parties de la vulve au développement qui suit la naissance. Nous avons déjà eu occasion de faire cette remarque.

Le vagin, très-développé à la naissance en comparaison de la matrice et de ses annexes, a surtout une longueur remarquable. Sa membrane interne, dont les rugosités sont bien marquées, est presque blanche, et n'offre point encore les nuances successives qui, dans un âge plus avancé, en distinguent l'origine, le milieu et la partie voisine de l'orifice utérin.

Chez l'enfant nouveau-né et dans les premiers temps de la vie, la matrice n'occupe pas le petit bassin : on la trouve, ainsi que les ovaires et les trompes, au-dessus du détroit supérieur. Fort petite alors, elle a en outre une figure différente de celle que nous lui avons reconnue à l'époque où elle est complétement développée : le col est, en effet, plus gros, plus épais que le corps, qui, étroit et allongé, n'a vraiment pas une forme triangulaire; mais aussi, comme ce dernier a des parois de peu d'épaisseur, sa cavité, quoique très-étroite, se voit mieux que celle du col, qui semble au premier coup d'œil ne pas exister. Enfin à la naissance, on peut déjà saisir les principaux traits de l'organisation de la matrice; mais on ne remarque rien qu'il soit essentiel de rapporter.

Les trompes ont une longueur proportionnée à celle qu'elles auront un jour; c'est la seule remarque qu'on puisse faire sur ces conduits, dont la délicatesse ne permet pas de plus amples recherches, qui d'ailleurs seraient évidemment superflues. Le ligament rond est aussi très-petit. Les ovaires, un peu éloignés de la matrice et appliqués sur le psoas, sont assez développés, et fort remarquables par une forme allongée et très-étroite, et par l'aspect lisse de leur surface : leur tissu, pulpeux et mollasse, ne laisse à cette époque rien préjuger sur son organisation à venir.

§ III. *Développement de ces Organes jusqu'à la puberté, et changemens qui arrivent à cette époque.*

Depuis la naissance jusqu'à la puberté, toutes les parties de la génération de la femme éprouvent encore moins de changemens que celles de l'homme. Cependant, à mesure que l'enfant s'éloigne du moment de la naissance, elles acquièrent plus de développement, ou plutôt s'établissent insensiblement dans les rapports qu'elles doivent offrir un jour : en effet, par l'accroissement plus rapide de quelques-unes, il en est qui perdent la prédominance qu'elles avaient dans le fœtus ou chez l'enfant en bas âge; c'est ainsi qu'on voit le clitoris, les nymphes, proéminer beaucoup moins. Le vagin se maintient long-temps dans les mêmes dispositions. La matrice s'élève moins au-dessus du pubis à mesure que le bassin change de forme et que l'inclinaison du détroit supérieur diminue : l'accroissement qu'elle éprouve a surtout lieu suivant sa largeur et son épaisseur; toutefois il est peu rapide; celui des ovaires, des trompes et des ligamens ronds l'est davantage.

La puberté est, comme on sait, plus précoce et aussi plus orageuse chez la femme que chez l'homme. Beaucoup d'auteurs ont traité ce sujet, qu'ils ont orné de tous les charmes de l'éloquence et des grâces du style : il serait difficile d'ajouter à ce qu'ils ont dit, et ce serait nous écarter de notre objet principal que d'entreprendre l'histoire de cette époque importante de la vie du sexe; car en ne considérant les changemens qui surviennent alors dans le système générateur que sous le point de vue qui nous occupe, ils se réduisent à peu de chose. En effet, la puberté est remarquable plutôt par la révolution qui s'opère dans les forces vitales de ce système que par un accroissement considérable des parties qui le composent : seulement les organes intérieurs atteignent en un temps assez court le terme de leur développement, et la région du pubis se couvre de poils.

§ IV. *État des Organes génitaux de la femme dans la vieillesse.*

Dans l'extrême vieillesse, les organes génitaux de la femme, déjà réduits depuis long-temps à une inaction complète, portent l'empreinte de la décrépitude commune à toutes les parties de l'organisation.

C'est la vulve qui offre les plus grands changemens, parce qu'en effet c'est elle que les jouissances affectent davantage, et que d'ailleurs plusieurs des parties qui s'y rencontrent sont susceptibles de partager l'état de maigreur générale. Le mont de Vénus, presque effacé, est dépouillé d'une grande partie des poils qui le recouvraient : ceux qui restent sont devenus gris et droits. Les grandes et petites lèvres sont flasques, molles; les dernières existent même à peine quelquefois : la membrane muqueuse a pris une couleur blanchâtre, ou au moins très-pâle.

Le vagin ne présente rien de remarquable à cet

âge : assez dilaté chez quelques femmes, il est sur d'autres dans un état manifeste de resserrement, déterminé sans doute par une longue abstinence de l'acte générateur.

La matrice paraît avoir diminué de volume : cependant sa cavité n'est pas beaucoup moindre ; ses parois seules ont perdu une partie de leur épaisseur. La substance qui les compose spécialement est devenue plus dense, plus ferme ; et comme naturellement ce tissu est plus consistant au col, celui-ci conserve à peu près le même volume qu'il avait dans un âge moins avancé.

Les ligamens utérins et les trompes sont seulement un peu moins gros. Quant aux ovaires, réduits presque à la moitié du volume qu'ils présentent dans le milieu de la vie, ils sont quelquefois très-denses, comme racornis, et de profonds sillons en rendent la surface très-rugueuse : d'autres fois on les trouve flétris et transformés en un corps assez mince. Les vésicules, que nous avons dit être logées dans l'épaisseur de leur parenchyme, ont, dans certains sujets, presque complétement disparu ; ou bien elles paraissent comme desséchées et converties en de petits tubercules denses et compactes (1).

_____

(1) Chez les femmes avancées en âge, les trompes de Fallope sont souvent oblitérées, et cette oblitération s'étend progressivement de la partie moyenne à leurs extrémités. Le professeur Mayer, de Berne, a observé aussi que, chez les femmes septuagénaires et octogénaires, une cloison transversale se forme dans le point correspondant à l'orifice supérieur de la cavité du col de l'utérus, et qu'en même temps cet organe présente extérieurement

DU PÉRITOINE.

Le péritoine aurait pu être décrit à l'occasion de ceux des viscères abdominaux qui concourent à l'appareil digestif; non pas qu'il en soit une dépendance spéciale, mais seulement parce qu'ils forment la plus grande partie des organes sur lesquels il se déploie, et que c'est autour d'eux qu'il existe un plus grand nombre de replis de cette membrane. C'était l'intention de Bichat, à ce qu'il paraît au moins d'après le plan de son oüvrage; c'est aussi en traitant de ces organes que Haller et Sœmmering parlent du péritoine. Mais sa description n'ayant point été faite lors de l'exposition de l'appareil digestif, nous avons cru pouvoir la remettre jusqu'à ce moment; la connaissance de tous les organes auxquels il appartient en rendra l'intelligence plus facile : car, si l'on peut aisément prendre une idée générale du péritoine en se le représentant, ainsi que chaque autre membrane du système séreux auquel il appartient, comme un sac ou une poche

---

un rétrécissement sensible entre son corps et son col. Cette cloison, qui a quelquefois trois à quatre lignes d'épaisseur, présente d'abord des fissures étroites, plus ou moins obliques; mais celles-ci se ferment insensiblement, et l'utérus offre alors deux cavités distinctes, l'une au-dessus de l'autre, qui contiennent un mucus blanchâtre, plus consistant dans la supérieure (celle du corps) que dans l'inférieure.

(*Note ajoutée.*)

sans ouverture, dont une partie revêt la surface interne de l'abdomen et l'autre se déploie sur presque
tous les organes de cette cavité sans qu'aucun d'eux
soit réellement contenu dans ce sac ou cette poche,
il n'est pas aussi facile de saisir tous les détails de
son exposition, à cause de son étendue, qui surpasse celle des autres membranes séreuses réunies;
et de l'arrangement très-irrégulier des nombreux
viscères abdominaux.

Quelques anatomistes, Haller, Sœmmering, Sabatier, n'ont considéré cette membrane que sur les
parois abdominales, sans regarder comme lui appartenant la portion déployée sur les organes. Cette
manière d'envisager le péritoine n'en donne qu'une
idée très-imparfaite : elle a même conduit Haller,
qui est forcé de regarder comme partie de cette
membrane la portion qui recouvre les organes du
bassin, à une inexactitude frappante, puisqu'il admet au péritoine deux ouvertures, l'une vers le
bord postérieur du mésocolon transverse, à l'endroit où commence l'iléon, l'autre vers la fin du
rectum.

Pour mieux comprendre l'arrangement de cette
membrane, il faut la supposer divisée en trois portions, une moyenne, une supérieure et une inférieure : en suivant isolément le trajet du péritoine
dans chacune d'elles, ne perdons pas de vue que
cette marche n'est qu'un moyen auxiliaire employé
pour amoindrir la difficulté de concevoir l'ensemble
de cette membrane.

Le partage du péritoine en trois portions pour en
mieux saisir la disposition générale nous donne oc-

casion d'indiquer celui qu'on fait de la cavité abdominale en plusieurs parties. Cette division est de
pure convention et n'existe pas naturellement; mais
elle sert avantageusement à désigner la situation
précise des viscères, et évite dans le langage anatomique des expressions trop longues : c'est pourquoi il importe de la rappeler succinctement. Si l'on
suppose à l'extérieur du ventre deux lignes hori-
zontales, l'une au niveau de la base de la poitrine,
et l'autre au niveau de la base du bassin, coupées
par deux autres verticales et parallèles qui s'élèvent
des épines iliaques antérieures et supérieures jusqu'au rebord cartilagineux des côtes, on aura
l'abdomen divisé en neuf parties inégales, trois
moyennes de haut en bas, et trois de chaque côté.

Les premières sont l'*ombilic* dans le milieu, l'*épigastre* en haut, l'*hypogastre* inférieurement : ce
dernier n'est censé étendu que jusqu'au bassin; au-
dessous de lui se trouve le pubis. Ces diverses parties sont encore appelées *régions ombilicale*, *épigastrique* ou *sus-ombilicale*, *hypogastrique* ou *sous-
ombilicale*; on peut ajouter la *région pubienne*, que
rarement néanmoins on distingue de la dernière.
A l'extérieur du bassin et sur chacun des côtés du
pubis, existent les *aines* ou *régions inguinales*, qui
sont également au-dessous de l'hypogastre.

Les trois latérales sont d'abord les *hypochondres*
ou régions hypochondriaques droite et gauche, au-
dessous les *lombes* ou régions lombaires; enfin les
îles ou régions iliaques.

§ Ier. *Trajet du Péritoine.*

Première portion. En la considérant comme isolée des deux autres, la première portion du péritoine comprend toute la circonférence du milieu de la cavité abdominale, et décrit, en conséquence, un trajet circulaire très-facile à saisir. Faisons-la naître de l'ombilic, et supposons le péritoine se porter de droite à gauche : il tapisse d'abord la partie gauche de la paroi abdominale intermédiaire à la base de la poitrine et à celle du bassin jusqu'à la région lombaire; là, il rencontre le colon descendant, que tantôt il ne fait que recouvrir en avant et un peu en dehors et en dedans, mais que le plus souvent il embrasse de manière à former derrière lui un repli nommé *mésocolon lombaire gauche.* Le péritoine passe en même temps devant le rein, au-dessus duquel il forme, conjointement avec l'épiploon gastro-colique, un repli transversal qui répond à l'extrémité inférieure de la rate. Il gagne ensuite la partie antérieure de la colonne vertébrale, et se réfléchit d'arrière en avant, suivant une ligne oblique en bas et à droite, pour se porter sur l'intestin grêle, dont il découvre presque toute la circonférence, et revenir au-devant de la colonne vertébrale, en formant ainsi le mésentère, large repli dans la duplicature duquel l'intestin grêle se trouve. Enfin le péritoine se porte sur le rein et le colon lombaire droit, se comporte sur ces organes comme sur ceux du côté gauche, et se rend à l'ombilic, d'où nous l'avons fait partir; en revêtant depuis le colon la paroi abdominale correspondante. Indépendamment de ses rapports avec les organes qu'elle embrasse dans une plus ou moins grande étendue, cette première portion du péritoine recouvre en arrière et de chaque côté les uretères, les vaisseaux rénaux et spermatiques, de plus, à gauche les mésentériques inférieurs et l'aorte, à droite enfin la veine cave, étant unie à tous par du tissu cellulaire très-lâche.

Seconde portion. Pris également à l'ombilic, le péritoine de cette seconde division descend derrière les parois abdominales jusqu'à l'échancrure de la base du bassin. Dans ce premier trajet, il est un peu soulevé par les deux artères ombilicales et l'ouraque, qu'il recouvre de manière à former trois petits replis allongés, confondus à l'anneau ombilical, mais écartés en bas; l'un de ces replis répond à la ligne médiane, et les deux autres se dirigent sur les côtés de la vessie. Depuis l'échancrure du bassin jusqu'à la paroi postérieure de l'abdomen, endroit où nous devons faire terminer cette seconde division, le péritoine se comporte différemment dans le milieu et de chaque côté, c'est-à-dire dans l'excavation du bassin et sur chacune des deux fosses iliaques.

1°. En s'enfonçant dans le bassin, le péritoine recouvre en partie la région supérieure de la vessie, pour s'appliquer sur la postérieure, qu'il revêt complétement, et continue ensuite son trajet d'une manière différente dans l'homme et dans la femme. Chez l'homme, il se réfléchit sur le rectum, et forme, entre la vessie et cet intestin, deux replis assez rapprochés, appelés *ligamens postérieurs de la ves-*

sie, et dont le bord libre supérieur représente un croissant : le cul-de-sac qui les sépare est assez profond. Au niveau de ce cul-de-sac et de ces replis, le péritoine est seulement appliqué sur la partie antérieure du rectum ; mais au-dessus, il enveloppe cet intestin presque en totalité et lui forme un repli triangulaire fixé d'autre part au sacrum : c'est le *mésorectum*; après quoi le péritoine s'unit au-devant de la colonne vertébrale avec celui du mésentère.

Chez la femme, le péritoine se réfléchit de la vessie sur le vagin, au-devant de l'extrémité supérieure duquel il forme deux replis latéraux et un cul-de-sac intermédiaire, semblables à ceux indiqués entre la vessie et le rectum chez l'homme, mais moins prononcés que ceux-ci. Il revêt ensuite la face antérieure, le fond et la face postérieure de la matrice, couvre en partie le côté du vagin correspondant à cette dernière, et forme latéralement les ligamens larges, qu'il suffit de rappeler ici, puisqu'ils ont été ailleurs exposés en détail. Derrière le vagin, le trajet et la disposition du péritoine à l'égard du rectum sont les mêmes que dans l'homme depuis la région postérieure de la vessie : cependant les deux replis qui se trouvent dans cette partie sont en général irréguliers; fréquemment même il y en a plusieurs autres petits.

2°. Sur les côtés, le péritoine se réfléchit de la paroi antérieure abdominale sur chaque fosse iliaque, recouvre une partie du muscle de même nom et du psoas, et embrasse à gauche l'S du colon en lui formant un mésentère assez lâche ; à droite il en-

veloppe bien aussi complétement le cœcum, mais
cependant de manière que cet intestin est beaucoup moins mobile dans la fosse iliaque que ne l'est
l'S du colon de son côté : ce n'est qu'à son appendice que le péritoine forme un petit repli qui par
sa disposition en détermine l'apparence vermicu-
laire. Enfin, après s'être ainsi comporté à l'égard du
cœcum et de l'S du colon, le péritoine se continue
de chaque côté avec celui de la région lombaire.

Troisième portion. C'est la plus étendue et celle
dont le trajet est le plus compliqué. Nous allons la
supposer naître, comme la précédente, de la région ombilicale, et la suivre sur les organes de l'é-
pigastre et des hypochondres. Parti de cet endroit,
le péritoine revêt d'abord la portion des parois abdominales comprise entre les rebords cartilagineux
des côtes, et vient ensuite recouvrir toute la surface
concave du diaphragme, en s'étendant plus ou
moins loin sur ce muscle, suivant sa manière d'être
à l'égard de chacun des organes voisins. Pour en déterminer le trajet ultérieur, il faut le considérer
1° à gauche, 2° entre la rate et le foie, 3° au niveau du bord postérieur du foie.

1°. Sur la partie gauche du diaphragme, le péritoine se trouve étendu jusqu'à l'épine : là il se réfléchit sur les vaisseaux spléniques en arrière, recouvre
la portion postérieure de la face interne, la face
externe, toute la circonférence, et la portion antérieure de la face interne de la rate pour se trouver
au-devant des vaisseaux ci-dessus ; ensuite il se porte
sur la grosse extrémité de l'estomac, se continue
avec le feuillet antérieur de l'épiploon gastro-coli-

que, et forme avec le péritoine de la région lombaire le petit repli qui existe sous l'extrémité inférieure de la rate.

2°. Entre la rate et le foie, le péritoine abandonne le diaphragme au-devant de l'ouverture œsophagienne, se réfléchit sur le cardia et vient recouvrir la face antérieure de l'estomac.

3°. Il s'étend un peu moins loin sur le diaphragme au niveau du foie, car il se réfléchit sur le bord postérieur de cet organe, dont il recouvre d'abord toute la face supérieure, en formant le repli triangulaire appelé *ligament suspenseur* ou *grande faux du péritoine*, dont la base répond, d'une part, au commencement du sillon ombilical de la face inférieure du foie, et d'une autre se continue avec ce qu'on nomme la *faux de la veine ombilicale*, qui n'est autre chose que le soulèvement du péritoine par cette veine depuis l'ombilic. Nous savons déjà que, fixé par un de ses bords au diaphragme, le ligament suspenseur divise par l'autre la surface supérieure du foie en deux parties inégales. — Après avoir tapissé la partie convexe du foie, le péritoine embrasse les bords antérieur, droit et gauche de l'organe, pour se réfléchir sur la face inférieure ou concave; mais comme les deux extrémités du bord postérieur ne touchent pas immédiatement au diaphragme, le péritoine forme entre chacune d'elles et ce muscle un petit repli : les deux sont appelés *ligamens triangulaires du foie*, l'un droit, l'autre gauche; la base ou la duplicature de chacun fait suite au bord correspondant du foie. — Voici maintenant de quelle manière le péritoine se comporte sur la face concave de cet or-

gane, après avoir ainsi embrassé toute la partie libre
de la circonférence : 1° à gauche, il tapisse tout le
moyen lobe; 2° au milieu, il revêt la moitié antérieure du sillon longitudinal par l'intermède de la
veine ombilicale, l'éminence porte antérieure et la
surface inférieure de la vésicule; puis il se réfléchit
au-devant des vaisseaux biliaires pour se porter sur
l'estomac, formant ainsi le premier feuillet ou la
lame superficielle de ce qu'on nomme l'*épiploon
gastro-hépatique* : nous verrons dans un instant
d'où provient la partie du péritoine dont est recouvert le petit lobe. 3°. Enfin, à droite de la vésicule biliaire, le péritoine s'étend sans interruption jusqu'au
bord postérieur du foie, tapisse exactement les deux
fossettes contiguës au colon et à l'extrémité du
rein, et là se continue avec celui de la région lombaire droite.

Nous savons jusqu'à présent comment la portion
supérieure du péritoine, partie de l'ombilic, vient
de chaque côté et dans les régions lombaires se réunir à la portion moyenne; mais nous n'avons point
encore déterminé le trajet qu'elle parcourt pour
venir joindre celle-ci dans le milieu. En effet, nous
l'avons laissée sur la face antérieure de l'estomac,
venant à gauche de la rate, à droite du foie, et dans
le milieu du diaphragme directement : abandon-
nons-la encore momentanément vers la grande
courbure de l'estomac, et occupons-nous, avant
d'en poursuivre le trajet, d'une dépendance du péritoine que nous n'avons point encore indiquée.

Précisément au-dessous du col de la vésicule biliaire, et par une ouverture qu'une adhérence con-

tre nature oblitère quelquefois, mais qui dans l'état
ordinaire permet avec facilité l'entrée d'un ou deux
doigts, et qu'enfin les anatomistes appellent assez
ordinairement l'*hiatus de Winslow*; le péritoine
envoie un grand prolongement en forme de cul-de-
sac, tapissant et concourant même à former les
parois d'une cavité qui n'a d'autre moyen de communication avec la principale du péritoine que
l'ouverture dont nous venons de parler. Placée au-
devant de la colonne vertébrale, derrière l'estomac,
au-dessus du mésocolon transverse, cette cavité
n'est qu'un espace dans lequel plusieurs parties sont
simplement contiguës. On la nomme *arrière* ou
petite cavité péritonéale, ou *cavité épiploïque*: elle
est au péritoine ce que sont à l'arachnoïde les ventricules du cerveau, dont cette membrane revêt
tout l'intérieur, et dans lesquels elle s'introduit par
l'ouverture que Bichat a découverte au-dessous de
l'extrémité postérieure du corps calleux. Nous pouvons suivre, sur les différens points de la cavité
épiploïque, le prolongement du péritoine que nous
venons de supposer s'introduire par l'ouverture qui
se voit au-dessous du col de la vésicule biliaire : or,
voici quel est son trajet : il tapisse la partie postérieure des vaisseaux biliaires, et forme ainsi le
feuillet profond de l'épiploon gastro-hépatique; se
porte ensuite sur toute la surface postérieure de
l'estomac et vers sa grosse extrémité, s'adosse avec
la partie du péritoine qui, après avoir embrassé la
rate, vient concourir à l'épiploon; tout le long de la
grande courbure il s'unit à celui qui a recouvert
la face antérieure de l'estomac, et que nous avons

abandonné plus haut. Unies intimément, ces deux parties du péritoine se portent en bas, passent au-devant du colon transverse, s'étendent sur l'intestin grêle jusqu'à la base du bassin, puis se réfléchissent en arrière sur elles-mêmes et reviennent au colon transverse; là, après avoir conséquemment formé, au-devant des circonvolutions intestinales, un ample repli composé de quatre feuillets, ces deux lames péritonéales se séparent pour embrasser la circonférence du colon transverse et se joindre de nouveau sur le côté postérieur de cet intestin, qui, de cette manière, est placé dans leur intervalle. De leur nouvelle réunion résulte un repli très-lâche étendu jusqu'à la paroi postérieure de l'abdomen : c'est le *mésocolon transverse*. Elles se séparent ensuite définitivement : celle qui a formé le feuillet inférieur de ce dernier repli et qui est, en conséquence, la suite de la portion du péritoine qui a recouvert la face antérieure de l'estomac, celle-là, dis-je, se réfléchit en bas et vient se joindre à la portion moyenne du péritoine. Le feuillet supérieur est la continuation du prolongement de l'arrière-cavité, lequel se réfléchit de bas en haut, passe au-devant de la troisième portion du duodénum, du pancréas, de la base des piliers du diaphragme, de la veine cave, puis tapisse le petit lobe du foie, et se rend enfin au sillon transversal, où nous avions commencé son trajet. On voit donc que la portion du péritoine qui s'introduit par l'hiatus de Winslow est plus étendue qu'elle ne le paraît d'abord; car, indépendamment qu'elle revêt les diverses parties qui forment essentiellement les parois de la cavité épiploïque, elle concourt encore à former le grand épiploon, qui est lui-même un prolongement de cette cavité, puisqu'il représente un cul-de-sac y communiquant, dont les parois sont, il est vrai, pour ainsi dire agglutinées, et ne peuvent être séparées que dans l'enfance, disposition, au reste, sur laquelle nous reviendrons en décrivant en particulier cet épiploon.

Tel est donc le trajet compliqué de la portion supérieure du péritoine. Le sens dans lequel nous l'avons suivie s'opposait à ce que nous la ramenassions au point d'où nous l'avions fait partir ; il en a été de même de l'inférieure : nous avons fait terminer l'une et l'autre à la paroi postérieure de l'abdomen, en les supposant se confondre avec la portion moyenne, soit dans le milieu, soit sur les côtés ; tandis qu'ayant fait marcher cette dernière transversalement, nous lui avons fait parcourir tout le cercle de la cavité abdominale.

Tel est aussi l'arrangement du péritoine sur les divers viscères abdominaux et sur la paroi de la cavité qui les renferme. Instruit déjà par ce qui a été dit à l'occasion de chacun de ces organes, on a pu voir, d'après la description générale de cette membrane, qu'elle n'a pas avec tous des rapports uniformes. Elle recouvre à peine ceux qui sont le plus profondément placés, tels que les reins, le duodénum et le pancréas ; elle ne fait non plus que passer au-devant des gros vaisseaux qui sont couchés sur la colonne vertébrale : tandis que d'autres organes, très-volumineux même, n'en sont dépourvus que dans les endroits par où les vaisseaux les pénètrent, privation d'ailleurs absolument nécessaire, puisqu'aucun des organes de l'abdomen n'est réellement renfermé dans la poche que le péritoine représente.

§ II. *Rapports généraux du Péritoine, et caractères particuliers d'organisation.*

Le péritoine présente deux surfaces, l'une extérieure, l'autre intérieure.

La première, appliquée sur les parois de l'abdomen et sur les organes avec lesquels le péritoine est en rapport, se correspond en partie à elle-même dans les replis, qui sont formés de deux et même de plusieurs portions adossées. Or, l'adhérence de cette surface, soit à elle-même, soit aux parties sous-jacentes, n'est point uniforme : très-grande sur le foie, la rate et les intestins, à l'exception d'une petite partie du duodénum, puisqu'on a peine à dépouiller ces organes de la portion du péritoine qui les recouvre, elle est moindre sur le pancréas, la vessie, la matrice et le vagin. Le péritoine n'adhère également qu'assez peu aux parois abdominales et au diaphragme; voilà pourquoi, par exemple, il est si aisé de disséquer ce dernier muscle : cependant l'union est un peu plus forte sur le centre aponévrotique. Mais c'est surtout dans les régions lombaires, au-devant de la colonne vertébrale, sur les parois du bassin, que le péritoine est lâchement uni aux parties qu'il revêt : là un tissu cellulaire abondant existe au-dessous de lui, et établit même une communication facile entre l'abdomen et les parties extérieures; ainsi voit-on le pus produit par une carie des vertèbres se frayer une route au milieu de ce tissu cellulaire, et venir former dépôt vers l'anus, à l'aîne, etc.

On trouve encore au-dessus du pubis, derrière les muscles droits, beaucoup de tissu cellulaire dont la laxité permet au péritoine d'abandonner ces muscles pour s'appliquer sur la vessie, lorsque celle-ci, très-dilatée, proémine au-dessus du détroit supérieur. Je n'indique pas ici le degré d'adhérence qu'ont entre elles les diverses lames qui composent les replis : cette adhérence varie dans chacun d'eux : nous en parlerons dans leur description particulière.

Partout où le tissu cellulaire abonde au-dessous du péritoine, il y est chargé d'une plus ou moins grande quantité de graisse. En outre ce fluide se trouve en assez grande proportion dans les divers replis, même dans ceux dont les lames ou feuillets sont étroitement unis, comme dans le grand épiploon. La membrane séreuse du péricarde offre un semblable caractère : malgré qu'elle soit, pour l'ordinaire, assez adhérente au cœur, la graisse s'accumule cependant quelquefois au-dessous d'elle, principalement sur la face antérieure de cet organe, de manière à former une véritable couche adipeuse.

La surface libre du péritoine n'a rien qui la distingue particulièrement : comme celle des autres membranes séreuses, polie et humide de la sérosité qu'y déposent les exhalans et que reprennent les absorbans, elle est partout contiguë à elle-même. Les adhérences contre nature y sont beaucoup moins fréquentes que dans les plèvres ; cela tient à deux causes : d'abord l'inflammation ou l'irritation plus ou moins vive, indispensable pour que ces adhérences aient lieu, sans être rare, n'est pas, à beaucoup près, aussi commune dans le péritoine que dans la plèvre. En second lieu, on se persuade aisément que les grands mouvemens du corps, ceux non interrompus de la respiration ; la dilatation et le resserrement alternatifs de la vessie, et surtout de l'estomac, des intestins, par la succession naturelle des phénomènes digestifs, peuvent déterminer dans les viscères abdominaux, qui d'ailleurs se correspondent la plupart par des surfaces arrondies, une variation continuelle de rapports soit entre eux, soit avec les parois de la cavité qui s'opposent jusqu'à un certain point à ce qu'ils contractent facilement des adhérences : aussi celles-ci sont-elles plus fréquentes là où il y a moins de mobilité, comme entre les organes placés supérieurement, ou bien entre eux et le diaphragme : ainsi les voyons-nous très-communes dans les hernies anciennes, puisque les parties déplacées sont d'abord plus exposées à des irritations extérieures, et qu'elles sont les unes avec les autres dans un contact moins variable que si elles étaient dans l'abdomen.

En général assez mince, comme toutes les membranes qui appartiennent au système séreux, le péritoine ne l'est cependant pas également dans toutes ses parties. Son épaisseur est plus grande aux lombes et sur les parois antérieures et latérales de l'abdomen que partout ailleurs : déjà moindre aux mésentères, elle diminue encore sur le foie, la rate, l'estomac, les intestins ; enfin elle est si peu considérable aux épiploons, que l'esprit conçoit à peine la réunion, pourtant bien démontrée, ainsi que nous le verrons, de quatre lames membraneuses adossées dans le plus grand de ces replis.

Le péritoine, diaphane comme les autres membranes séreuses, transmet la couleur des divers organes placés au-dessous de lui, au moins de ceux auxquels il est intimement uni; il a la même organisation que les autres parties du système séreux, et jouit des mêmes propriétés: il est, en conséquence, inutile de rappeler, à son égard, des considérations développées avec beaucoup d'extension dans l'*Anatomie générale*.

§ III. *Des principaux replis du Péritoine en particulier.*

On peut rapporter les nombreux replis du péritoine à trois classes principales: 1.° les uns répondent à quelques vaisseaux qui, transformés chez l'adulte en cordons ligamenteux, soulèvent simplement cette membrane : tels sont ceux des artères et de la veine ombilicales, auxquels il faut joindre celui de l'ouraque. 2.° D'autres, et ce sont ceux auxquels on a donné le nom de *ligamens*, paraissent destinés à assurer la position de quelques viscères et leurs rapports respectifs: en effet, sans admettre l'influence beaucoup trop grande qu'on a accordée à ces replis, et bien qu'ils n'aient dans leur structure rien qui les rapproche des ligamens articulaires, on ne peut cependant pas leur refuser cette destination. Il faut ranger dans cette seconde classe de replis du péri-

toine, ceux qui environnent le foie, ceux intermédiaires à la vessie et au rectum chez l'homme, à la matrice
et à ces deux derniers organes dans la femme. Enfin
la troisième comprend ceux qui, rangés principalement autour des organes digestifs, se prêtent aux
variations de capacité que ces organes sont susceptibles d'éprouver, et en favorisent l'ampliation. Les
ligamens larges de la matrice, chez la femme, doivent aussi être rapportés à cette classe.

Tous ces replis n'exigent pas ici un examen particulier : en effet, les premiers, qui ne doivent et
ne peuvent être qu'indiqués, l'ont été dans l'exposition du trajet général du péritoine ; quant à ceux
de la seconde classe, qui méritent d'être plus exactement connus, nous nous sommes aussi arrêtés à
dessein sur chacun d'eux dans cette exposition, pour
n'avoir plus à nous occuper ici que des épiploons et
des mésentères.

1°, *Des Épiploons.*

Il y en a deux : ils répondent aux deux courbures
de l'estomac : l'un est appelé *gastro-hépatique*,
l'autre *gastro-colique* ; on les connaît encore, par
rapport à leur étendue différente, sous les noms
de *petit* et de *grand épiploons.*

Épiploon gastro-hépatique. Celui-ci est, en effet,
très-petit en comparaison de l'autre. Placé entre
la face concave du foie et l'estomac, il répond,
sur le premier de ces organes, à la moitié postérieure du sillon ombilical et à celui de la veine porte,
et se trouve fixé, d'autre part, à la fin de l'œso-

phage, à la petite courbure de l'estomac, au pylore
et au commencement du duodénum. Une de ses
extrémités adhère au diaphragme : l'opposée est libre ; c'est au-dessous d'elle qu'existe l'ouverture qui
conduit dans l'arrière-cavité du péritoine. Cet épiploon est appliqué sur le petit lobe du foie, qu'on
voit même au travers. Entre les deux lames ou feuillets qui le constituent, se trouvent les conduits
biliaires, ainsi que les vaisseaux hépatiques, coronaires stomachiques et pyloriques. Il est, en général, moins pénétré de graisse que le gastro-colique et que les mésentères.

Épiploon gastro-colique. On comprend, sous ce
nom, l'intervalle membraneux qui sépare la grande
courbure de l'estomac du colon transverse, et l'ample repli libre et flottant sur les circonvolutions intestinales ; mais ces deux portions doivent être considérées isolément.

La première forme, avec l'estomac, la paroi antérieure de l'arrière-cavité péritonéale. Son étendue
transversale est invariablement déterminée par la
longueur de l'arc du colon ; mais sa hauteur est un
peu plus considérable à gauche, et moindre dans
l'état de plénitude de l'estomac que lors de la vacuité
de cet organe, puisque, d'après ce qui a été plus
spécialement exposé ailleurs, quand il revient sur
lui-même, une partie du péritoine qui le recouvrait
pendant son ampliation l'abandonne, ce qui agrandit d'autant les divers replis qui l'entourent. Ajoutons aux remarques faites sur ce sujet dans la description de l'appareil digestif, que ce changement
d'état des replis dont l'estomac est environné est

d'autant plus remarquable dans celui qui nous occupe que c'est principalement de son côté que l'estomac s'agrandit.

Du reste, cette première portion de l'épiploon
gastro-colique résulte de deux lames péritonéales,
l'une superficielle et l'autre profonde, continues à
celles des deux surfaces de l'estomac, la première
l'étant en outre à l'enveloppe de la rate : entre elles
se voient les vaisseaux gastro-épiploïques droits et
gauches, et leurs nombreuses divisions.

La seconde portion du grand épiploon est plus
étendue que la première : c'est elle dont on parle
quand, dans l'exposition des maladies chirurgicales
ou dans toute autre circonstance, on dit simplement
l'*épiploon*. Irrégulièrement quadrilatère, plus large
en haut qu'en bas, et fixée dans le premier sens à
l'arc du colon et aux parties les plus voisines des
deux portions lombaires du même intestin, mais
libre dans le reste de son contour, à moins d'adhérence contre nature, cette partie de l'épiploon gastro-colique représente une couche membraneuse
placée entre les parois de l'abdomen et les circonvolutions de l'intestin grêle. Elle est simplement
contiguë aux unes et aux autres, et quelquefois étendue jusqu'au bassin, ce qui paraît être sa conformation naturelle; mais très-souvent elle est repliée sur
elle-même, ou bien roulée et comme pelotonnée,
de manière à former un paquet sur un des côtés de
l'abdomen. Ce repli, dans l'épaisseur duquel se
voient beaucoup de vaisseaux, est aussi pénétré de
graisse : les proportions dans lesquelles celle-ci s'y
trouve déterminent son épaisseur; quand elle y

existe par flocons épars, ce qui est le plus ordinaire,
alors l'épiploon se montre très-mince dans leurs intervalles; mais elle peut y dominer au point de lui
donner partout une épaisseur assez grande, et cela
presque toujours en partie aux dépens de sa longueur.

On décrit en particulier, sous le nom d'*épiploon
colique*, un petit repli qui, placé derrière celui que
nous examinons maintenant, n'existe qu'à droite, et
remplit en quelque sorte l'angle de réunion du
colon lombaire droit avec le transverse. Il est quelquefois assez développé pour s'étendre, d'une part,
jusqu'au cœcum, de l'autre jusqu'au milieu de l'arc
du colon et même plus loin : dans tous les cas, ce
repli, formé seulement de deux feuillets, n'est,
pour ainsi dire, qu'une grande appendice de la tunique péritonéale du colon.

Je reviens à l'épiploon proprement dit. En expo-
sant le trajet général du péritoine, nous avons déjà
eu occasion d'indiquer que ce repli forme un ample
cul-de-sac communiquant avec la petite cavité péritonéale, et dont les deux parois résultent chacune
de deux feuillets adossés, de manière que cette partie
de l'épiploon gastro-colique, quoique très-mince,
est formée de quatre lames membraneuses. Prou-
vons d'abord l'existence d'une cavité dans son épaisseur : mais auparavant observons que par *cavité*
nous n'entendons point ici un vide réel, ni même
une simple contiguité de parois; car celles du cul-de-
sac formé par l'épiploon ne sont pas seulement affaissées, elles adhèrent toujours l'une à l'autre. C'est
donc uniquement de la possibilité de les désunir et

d'établir entre elles un intervalle qui communique dans l'arrière-cavité péritonéale qu'il s'agit ici. Or, si, sur un jeune sujet (car dans l'adulte, et le vieillard, à plus forte raison, ces parois ont contracté de trop fortes adhérences, et il est impossible de les isoler), si, dis-je, sur un jeune sujet on insuffle cette arrière-cavité au moyen d'un tube introduit par l'hiatus de Winslow, on voit bientôt l'air s'insinuer entre les parois de l'épiploon, les séparer, et remplir toute la poche membraneuse, dont on change alors la forme. On peut encore opérer cette désunion, ce décollement des parois du cul-de-sac épiploïque avec la main simplement, après avoir divisé la portion intermédiaire à l'estomac et au colon. Prouver l'existence d'une cavité dans l'épaisseur de l'épiploon, c'est démontrer que ce repli est l'assemblage de quatre feuillets, puisque les deux parois, qui sont la continuation l'une de l'autre, font suite à l'espace membraneux intermédiaire à l'estomac et au colon, c'est-à-dire à la première portion de l'épiploon gastro-colique, qui est bien évidemment formée de deux lames péritonéales : ajoutez, 1° que la paroi postérieure se partage pour embrasser l'arc du colon et se prolonger derrière lui sous le nom de *mésocolon transverse*; 2° que sur chacune de ces parois, quand elles sont isolées, on voit des vaisseaux qui sont dans son épaisseur même. Quelques altérations organiques du péritoine démontrent aussi que l'épiploon flottant est formé de plusieurs lames adossées : je conserve une pièce pathologique dans laquelle le péritoine est, dans toute son étendue, couvert de tubercules dont la plupart sont gros comme l'extrémité du petit doigt; eh bien, l'épiploon est converti en une masse comme squirreuse d'une épaisseur considérable, état qui dépend de l'affection de chaque feuillet en particulier.

2°. *Des Appendices graisseuses ou épiploïques.*

On nomme ainsi de petits prolongemens qui garnissent en manière de franges la surface des gros intestins, principalement le cœcum et les trois premières portions du colon, car la portion iliaque de ce dernier, et la partie supérieure du rectum, qui est seule embrassée par le péritoine, en offrent beaucoup moins.

Leur nombre est considérable, mais indéterminé. Quelquefois dispersées irrégulièrement, elles sont d'autres fois placées à côté les unes des autres sur un ou deux rangs; elles peuvent être, dans l'un et l'autre cas, ou bien isolées les unes des autres, ou bien continues par leurs extrémités adhérentes. Toutes ces variétés se présentent souvent sur un même sujet. Enfin, il est à observer que les appendices graisseuses existent sur les bosselures de l'intestin, et bien rarement sur les bandes formées par les fibres longitudinales de la tunique charnue.

Quoi qu'il en soit de leur conformation, ces appendices sont autant de petits culs-de-sac formés par le péritoine qui recouvre la partie du conduit intestinal sur laquelle on les rencontre. Pour l'ordinaire pénétrées d'une certaine quantité de graisse, elles en sont bien rarement tout-à-fait dépourvues;

elles participent à la surcharge que peut éprouver tout le tissu cellulaire de l'abdomen.

3°. *Des Mésentères.*

Le duodénum et la fin du rectum sont les seules parties du conduit intestinal qui aient dans l'abdomen une situation fixe et invariable; toutes les autres sont attachées aux parois de cette cavité par des liens plus ou moins lâches qui donnent à chacune une mobilité différente. Ces divers liens sont autant de replis du péritoine connus sous le nom de *mésentères*. Un seul appartient à tout l'intestin grêle ; c'est le *mésentère* proprement dit; quatre autres ; appelés *mésocolons*, et distingués en *lombaires droit* et *gauche*, *tranverse* et *iliaque*, maintiennent les diverses portions de l'intestin colon dans leur situation respective; le lombaire droit appartient aussi au cœcum ; enfin un dernier correspond à la partie supérieure du rectum, c'est le *mésorectum*. Le duodénum est donc le seul intestin auquel le péritoine ne forme pas de mésentère : très-profondément placé, il n'est que recouvert par cette membrane; cependant sa partie la plus voisine du pylore se trouve comprise entre les deux épiploons, et jouit d'une certaine liberté : en cela le duodénum se rapproche donc du rectum, qui n'est immobile qu'inférieurement.

I. *Mésentère proprement dit.* C'est le plus grand de tous les replis du péritoine. Fixé, d'une part, à l'intestin grêle, puisque les deux feuillets qui le composent ne sont qu'une même lame membraneuse repliée sur elle-même et dont la duplicature embrasse cet intestin, il adhère, d'autre part, à la paroi postérieure de l'abdomen, au-devant de la colonne vertébrale, et suivant une ligne oblique qui s'étendrait de la partie antérieure et gauche de la seconde vertèbre lombaire jusqu'à la fosse iliaque droite. Il y a, en conséquence, une disproportion très-grande dans l'étendue des deux bords de ce repli : en outre, l'un est droit et l'autre convexe. Très-étroit vers l'extrémité supérieure de l'intestin, le mésentère a huit à dix pouces de largeur dans son milieu, et se rétrécit ensuite successivement jusqu'à la réunion de l'iléon au cœcum.

La comparaison que fait Gavard de ce repli avec une pièce de peau demi-circulaire dont la partie convexe aurait été fortement tiraillée est très-juste, et donne une excellente idée du changement que le mésentère éprouve vers le milieu de sa largeur pour prendre une longueur proportionnée à celle de l'intestin grêle.

Les deux lames du mésentère sont unies par un tissu cellulaire assez lâche en général, et plus ou moins pénétré de graisse. Entre elles existent les vaisseaux mésentériques, les glandes lymphatiques du même nom et les vaisseaux absorbans de l'intestin grêle, objets qui ont tous été décrits ailleurs.

II. *Mésocolon transverse.* Son étendue transversale est mesurée par la longueur de l'arc du côlon, et sa largeur inégale est déterminée par l'intervalle, moindre sur les côtés qu'au milieu, qui sépare cette partie du conduit intestinal de la paroi postérieure de l'abdomen. Cependant il faut remarquer

qu'en raison de la saillie des vertèbres, la différence
n'est pas aussi grande qu'on pourrait d'abord le
croire. Quoiqu'il soit inexact de regarder telle partie du péritoine comme la continuation de telle autre,
nous pouvons cependant user ici encore de la liberté que nous nous sommes accordée à cet égard
en commençant la description de cette membrane,
et dire que le mésocolon transverse peut être regardé comme la suite du grand épiploon, qui, après
avoir formé l'ample cul-de-sac flottant au-devant
des circonvolutions intestinales, s'est approché de
l'arc du colon, et dont les deux feuillets jusque là
réunis, depuis la grande courbure de l'estomac, se
sont écartés pour embrasser cet intestin et se re-
joindre ensuite derrière lui. Le mésocolon transverse, réuni sur ses côtés avec les deux lombaires,
sépare les circonvolutions de l'intestin grêle de l'arrière-cavité péritonéale, dont il forme la paroi inférieure. On trouve dans son épaisseur plusieurs
des artères et des veines coliques droites et gauches;
peu de glandes et de vaisseaux absorbans s'y rencontrent : la portion transversale du duodénum
répond à l'écartement de ces deux feuillets en arrière.

III. *Mésocolons lombaires.* Ceux-ci ne sont pas
constans; leur absence fréquente dépend de ce que
le péritoine, en se portant de la paroi antérieure de
l'abdomen sur les régions lombaires, n'a fait que
passer au-devant de l'une et de l'autre portions verticales du colon. Assez ordinairement tous deux existent ou manquent à la fois; mais quelquefois aussi
l'un d'eux se rencontre, l'autre n'existant point.

Toujours plus lâches supérieurement, ils se joignent dans ce sens au mésocolon transverse ; en
bas, celui du côté gauche se continue avec le mésocolon iliaque ; et le droit se termine derrière le
cœcum, qui est fixé d'une manière plus ou moins
lâche à la fosse iliaque. Chacun de ces replis contient diverses branches de vaisseaux mésentériques.

IV. *Mésocolon iliaque.* Il existe toujours, c'est-
à-dire que l'S du colon n'est jamais immobile dans
la place qu'elle occupe, mais constamment soutenue
par un repli qui, assez lâche, offre en petit la disposition du mésentère ; car il est plus large dans
son milieu qu'à ses extrémités, et accommodé à la
double courbure que décrit l'S du colon. Il fait suite
au mésocolon gauche, quand celui-ci existe ; dans
le cas contraire, il se termine supérieurement en
pointe ; en bas, il se continue avec le mésentère du
rectum.

V. *Mésorectum.* Celui-ci, qui ne manque jamais,
est assez petit ; il n'y a pas entre lui et le précédent une
démarcation exacte, non plus d'ailleurs qu'entre les
deux intestins auxquels ils appartiennent. Étendu
seulement jusqu'au milieu du rectum, dont la moitié inférieure est d'abord adhérente au sacrum en
arrière, à la vessie et à la prostate en devant, puis
plongée au milieu d'un tissu cellulaire abondant, le
mésorectum est triangulaire ; son sommet est tourné
en bas. On trouve au milieu de ce repli et du mésocolon iliaque la fin des vaisseaux mésentériques
inférieurs.

Remarques sur les principaux replis du Péritoine.

L'usage de fixer les viscères abdominaux aux parois de la cavité qui les renferme, et de les maintenir dans une situation et des rapports convenables à l'exercice de leurs fonctions, est le premier qu'on accorda aux mésentères et à quelques autres replis du péritoine ; mais comme il ne peut appartenir à l'épiploon proprement dit, c'est-à-dire à la seconde portion du gastro-colique, qui, libre et flottante, est simplement appliquée sur les circonvolutions intestinales, on fut conduit à rechercher quelles pouvaient être les fonctions de cet ample repli ; et depuis assez long-temps on l'a considéré comme entretenant la chaleur de l'abdomen, et destiné à prévenir les adhérences que les viscères pourraient contracter soit entre eux, soit avec les parois abdominales. Si quelques faits semblent venir à l'appui de ces deux opinions, notamment de la première, mille autres se réunissent pour montrer qu'elles n'ont pas de véritables fondemens, et pourraient même faire jeter des doutes sur la réalité des premiers, ou au moins faire croire qu'ils ont été mal interprétés.

Quelques modernes ont accordé à l'épiploon proprement dit, et aux autres replis qui entourent immédiatement l'estomac, le double usage, 1.º de se pénétrer, dans l'intervalle des digestions, du sang qui ne peut aborder à l'estomac ; 2.º de donner au sang de la veine porte des qualités favorables à la sécrétion de la bile ; mais ils paraissent avoir beau-

coup trop étendu les usages de ces replis. En effet,
par la première idée, on entend que lors de la contraction de l'estomac, les vaisseaux de cet organe,
froncés, plissés sur eux-mêmes, n'admettent qu'avec
difficulté le sang, qui dès lors reflue dans les épiploons ainsi que dans la rate, où il est mis en réserve pour être ensuite versé de cette dernière dans
la veine porte, qui le transmet au foie, et des épiploons dans l'estomac, lors d'une nouvelle distension de cet organe, auquel il fournit les matériaux
d'une plus grande quantité de suc gastrique. Mais
dans cette idée, tout est contredit par les expériences sévères et les lois connues du cours du sang dans
les vaisseaux : Bichat en a déjà lui-même exposé
toute l'invraisemblance ; quelques remarques à
ce sujet ont aussi été faites dans la description de
l'appareil digestif. Ce que nous avons dit à l'occasion de la rate peut s'appliquer ici pour combattre
cette opinion, contre laquelle se présentent une
foule d'objections concluantes.

Que penser de la destination accordée aux épiploons de donner au sang de la veine porte des
qualités favorables à la sécrétion de la bile? On
pourrait bien dire que peut-être le sang de la veine
porte n'est pas la source de la bile; mais se serait
opposer à une hypothèse une idée qui n'a point
encore reçu l'assentiment de tous les physiologistes.
Raisonnons donc d'après le sentiment le plus général sur le sang qui apporte au foie les matériaux
de la bile. Il est évident que si les épiploons influent
en quelque manière sur la nature de ce fluide, ce
n'est pas comme replis membraneux, mais bien à

cause de la graisse dont ils sont pénétrés : or, cette
fonction ne leur serait pas propre ; plusieurs autres
replis du péritoine, comme les appendices épiploïques, les mésentères, la partageraient avec eux,
puisque, contenant beaucoup de graisse, ils sont
également l'origine du système veineux abdominal.
Mais il n'est rien moins que démontré que le sang
de la veine porte se charge d'une partie de la graisse
abdominale : l'idée dans laquelle ont été et sont
encore quelques physiologistes à cet égard repose
moins sur des expériences sévères que sur les qualités de la bile, d'après lesquelles on a présumé que
le sang qui porte au foie les matériaux de ce fluide
devait contenir une grande quantité de principes
propres à former la substance huileuse qui prédomine dans sa composition.

Placés autour d'organes qui, par la nature de
leurs fonctions, sont exposés à de grands changemens, les épiploons et les mésentères n'en assurent
pas seulement la situation et les rapports, ils se prêtent, en outre, à toutes les variations de capacité
que peuvent éprouver ces organes, dont ils favorisent surtout l'ampliation. Cet usage des épiploons et
des mésentères, reconnu par tous les anatomistes,
est établi sur la structure de ces replis, qui est telle
que les deux lames péritonéales qui composent chacun d'eux sont très-lâchement unies près des organes
auxquels ils correspondent, en sorte qu'elles peuvent se séparer pour recevoir entre elles chacun de
ces organes dans l'état de plénitude, et reprendre
leur première disposition quand cet état vient à
cesser. L'épiploon proprement dit, par sa manière

d'être, est évidemment étranger à cette destination
des principaux replis du péritoine. Quelle peut donc
être la sienne propre, puisque déjà nous avons vu
qu'il ne partage pas le premier usage accordé à ces
replis? Disons-le, on l'ignore complétement : ses
fonctions, si toutefois il en a de particulières, sont
encore à déterminer.

§ IV. *Variétés de conformation et d'organisation
du Péritoine dans le fœtus et chez le vieillard.*

Dans le fœtus, le péritoine est très-étendu; puisque la plupart des organes sur lesquels il se déploie
offrent un développement précoce; et comme presque tous ont déjà leurs formes extérieures bien caractérisées, il en résulte que cette membrane n'offre
aucune particularité à l'égard de son trajet sur chacun d'eux. Mais ces divers replis présentent, à cet
âge, de remarquables différences : tous ceux appelés
faux et *ligamens*, à l'exception des postérieurs de
la vessie, sont très-prononcés, quelques-uns même
plus proportionnellement que dans l'adulte, parce
qu'ils correspondent à des parties très-développées :
tels sont ceux qui embrassent les artères ombilicales, la veine de même nom, l'ouraque. Quant aux
épiploons, le gastro-colique est très-court, et s'étend
très-peu au-dessous du colon; aussi, comme cet état
persiste pendant les premières années de la vie, il
est de remarque générale que ce repli ne compose
que très-rarement les hernies inguinales ou crurales
des enfans. L'épiploon gastro-hépatique est, au contraire, développé en raison de ce qu'il sera par là

suite, un peu plus même, à cause du volume du foie et de la direction de l'estomac dans le fœtus. Les mésentères, très-bien formés, ne le paraissent cependant pas tous également aux diverses époques de la vie du fœtus, et voici ce qu'on remarque à ce sujet : jusqu'au cinquième ou sixième mois de la gestation, tout le méconium se trouve dans l'intestin grêle, qui est en conséquence très-dilaté ; les gros intestins, dans lesquels il y a seulement une petite quantité de mucus, ont alors un diamètre réellement moindre que celui de l'intestin grêle : or, les replis qui leur appartiennent sont assez lâches, le mésentère proprement dit paraissant, au contraire, moins étendu. Dans les derniers mois de la gestation, l'intestin grêle dépose le méconium dans les gros, qui se dilatent ; en conséquence, son mésentère s'agrandit, tandis que les replis de ces derniers disparaissent presque. Les appendices appelées *graisseuses* ne sont pas encore développées dans le fœtus.

Tous les replis du péritoine sont à cet âge entièrement dépourvus de graisse ; ce qui a encore lieu dans les premières années de la vie. Cette absence de graisse dans l'abdomen contraste chez les enfans avec la grande quantité qui se trouve au-dessous de la peau ; tandis qu'aux époques plus éloignées de la vie, quand un embonpoint considérable survient, la graisse abonde dans tout le tissu cellulaire qui est susceptible de s'en pénétrer.

Ainsi que toutes les autres parties du système séreux sur leurs organes respectifs, le péritoine n'a dans le fœtus que de légères adhérences avec ceux qu'il enveloppe ou qu'il revêt. Il est extrêmement mince et d'une transparence parfaite.

Après la naissance, les replis qui existaient à peine se forment insensiblement; le péritoine prend une épaisseur plus considérable, contracte de plus fortes adhérences avec les parties sous-jacentes, et parvient à l'état sous lequel nous l'avons considéré.

Dans la vieillesse, cette membrane est susceptible de deux états, qui cependant, à bien considérer, appartiennent moins à elle qu'au tissu cellulaire abdominal. Tantôt ces replis, presque complétement privés de graisse, sont mous et flasques; d'autres fois, au contraire, ils sont chargés d'une énorme quantité de ce fluide. Ces deux états différens coïncident, l'un avec la maigreur générale du corps, l'autre avec un embonpoint considérable de toutes les parties: mais remarquez que le premier appartient surtout à l'extrême vieillesse, et que le second s'observe plutôt vers le déclin de l'âge viril, et même presque uniquement à cette époque. On sait, en effet, que les personnes très-grasses n'acquièrent l'heureux privilége d'atteindre à une vieillesse avancée qu'en perdant cet embonpoint excessif : sans cela elles périssent de bonne heure; et l'observation journalière apprend encore que l'apoplexie est l'affection à laquelle elles succombent assez ordinairement.

CHAPITRE TROISIÈME.

DES ORGANES GÉNITAUX DE LA FEMME CONSIDÉRÉS DANS L'ÉTAT DE GROSSESSE.

CONSIDÉRATIONS GÉNÉRALES.

Jusque dans l'exercice des fonctions de la génération, on peut observer la démarcation établie entre l'homme et les animaux, même les plus voisins de son espèce. Chez ceux-ci, durant la période de la vie marquée pour la reproduction, il est d'asséz longs intervalles pendant lesquels les deux sexes sont presque indifférens l'un à l'autre : l'accouplement ne se fait qu'à des époques déterminées : mais aussi, décidé par le besoin pressant dont les animaux sont tourmentés à l'instant du rut, il est presque toujours suivi de la fécondation. Dans l'espèce humaine, au contraire, la perspective du plaisir peut renaître à chaque instant ; jamais l'union des sexes n'est impérieusement commandée, à moins que ce ne soit dans quelques circonstances maladives plus fréquentes chez la femme, et qu'accompagne pour l'ordinaire le trouble de la raison. Mais remarquez que si, pendant que la faculté génératrice est en activité, les deux sexes, dans l'espèce humaine, sont presque à tous les instans disposés à l'acte qui ouvre la série des phénomènes de la reproduction, la fécondation n'en est pas constamment la suite. Quelques femmes, qui conçoivent avec une extraordinaire facilité, semblent faire exception ; de même que dans les animaux, il est des femelles infécondes lors du rut.

Les phénomènes de la génération qui procèdent de l'union des sexes sont particuliers à la femme, et se rangent naturellement sous deux séries qui se succèdent. Une première comprend ceux qui suivent immédiatement cette union jusqu'à la présence du germe fécondé dans l'utérus. Depuis cet instant jusqu'au terme de la gestation, le fœtus se développe, et la matrice, qui le renferme, s'agrandit, prend une organisation nouvelle : ce développement simultané de l'utérus et du produit de la conception forme la seconde série. Toutefois il est indispensable, dans l'examen de cette dernière, d'isoler les considérations relatives aux organes génitaux de la femme de celles qui concernent plus spécialement le fœtus.

ARTICLE PREMIER.

PHÉNOMÈNES PRINCIPAUX DE LA CONCEPTION SOUS LE RAPPORT ANATOMIQUE.

A l'instant du coït, la semence de l'homme est lancée dans les parties génitales de la femme ; c'est-à-dire dans le vagin, car il est rare que la verge, malgré qu'elle soit accommodée à la longueur de ce conduit, atteigne jusqu'au museau de tanche. Excitée par l'orgasme vénérien, la matrice saisit la liqueur fécondante qui, dans le même moment, est transmise dans la cavité de cet organe. On a prétendu que ce n'était pas là semence elle-même, mais seulement un principe subtil qui s'en dégage, une vapeur que les partisans de cette opinion ont appelée *aura seminalis*. Parmi les faits sur lesquels on a voulu établir cette donnée très-conjecturale, et que des expériences décisives ont démontré n'avoir aucun fondement, un, surtout, a paru presque concluant, c'est que quelques femmes ont pu concevoir sans que l'hymen fût détruit, puisqu'il existait encore à l'époque de l'accouchement : mais ne se peut-il pas que l'intégrité de cette membrane, détruite à l'instant du coït fécondant, se rétablisse dans le cours de la gestation, par l'absence de nouveaux efforts? conséquemment on ne peut, d'après l'état dans lequel on a pu la trouver au terme de la grossesse, rien présumer de ce qui avait eu lieu à l'instant du coït. D'un autre côté, en supposant que l'hymen n'ait pas été alors rompu, et qu'il n'y ait point eu intromission parfaite du membre viril, toujours on ne peut douter que la liqueur séminale n'ait été déposée dans le vagin, ce qui suffit d'après l'absorption qu'exerce la matrice dans l'instant du coït.

Il y a dans les phénomènes ultérieurs de la conception deux choses qui peuvent être éclairées par les expériences et l'observation, indépendamment de toute hypothèse, savoir, le lieu où s'opère la fécondation, et les phénomènes qui en sont la suite immédiate.

Plusieurs faits démontrent, au-delà de tout doute raisonnable, que la fécondation a lieu dans l'ovaire; mais ceux qui ont admis qu'elle s'opérait dans la matrice, ont donné à ces faits une interprétation favorable à leur système, en regardant la vésicule de laquelle s'échappe le germe fécondé comme versant par les trompes dans la matrice un fluide séminal qui se mêle à celui de l'homme; c'est ainsi qu'a pensé Buffon; tel est encore le sentiment de Blumembach. Mais, 1°. ce n'est pas seulement un liquide qui de l'ovaire est transmis par la trompe dans la matrice, mais bien un corps particulier : Haller a vu sur une lapine une vésicule encore soutenue au premier de ces organes et déjà engagée dans la trompe. 2°. Un grand nombre d'observateurs ont trouvé des débris de fœtus dans les ovaires, quelques-uns des fœtus entiers : je conserve une pièce de cette dernière nature. 3°. N'a-t-on pas aussi beaucoup d'exemples de fœtus tombés dans l'abdomen, quelques-uns d'après d'amples crevasses à l'ovaire ou à la trompe, où ils avaient d'abord pris un certain accroissement, d'autres sans aucune dilacération apparente? Haller indique les ouvrages dans lesquels ces faits divers sont consignés. 4°. Nuck, également cité par Haller, a lié, après trois jours de l'accouplement, la trompe sur une chienne; on a trouvé ensuite deux fœtus au-dessus de la ligature du côté de l'ovaire. Tous ces faits donnent la preuve certaine que la fécondation a lieu dans l'ovaire, et que le fœtus peut même s'y développer, ainsi que dans les trompes; mais il périt presque constamment alors avant le terme ordinaire de la grossesse, parce qu'à une certaine époque son développement est trop considérable pour celui dont chacun de ces organes est susceptible. L'intérieur de l'abdomen est plus favorable à ces écarts de la nature; et, malgré que le péritoine n'ait aucun rapport avec l'organisation de la matrice, le placenta peut y prendre,

ses adhérences, et trouver même dans les vaisseaux
des parties voisines les matériaux propres au parfait
développement du produit de la conception.

On peut faire une application assez exacte des
données fournies par les expériences sur les animaux
aux phénomènes de la conception dans l'espèce humaine, en y joignant toutefois les résultats d'observations, rares à la vérité, faites sur la femme elle-
même. Nous avons vu que l'ovaire est composé d'un
certain nombre de petites vésicules placées au milieu d'un tissu spongieux d'une nature particulière;
ces vésicules sont les germes destinés à être fécondés.
Mais on présume qu'elles ne sont pas toutes également disposées, à une même époque de la vie, à
recevoir l'impression vivifiante du fluide séminal;
une seule ordinairement dans l'espèce humaine et
dans quelques quadrupèdes vivipares; quelquefois
cependant deux et même plusieurs, soit d'un seul
ovaire, soit de l'un et de l'autre, se détachent par
suite de l'influence qu'elles éprouvent (1).

_____

(1) Il paraît aujourd'hui démontré que l'ovule se forme dans
l'ovaire avant la fécondation et non par suite de la fécondation,
et que les corps jaunes y existent également. Déjà Valisniéri,
Santorini, etc., avaient indiqué la préexistence des corps jaunes,
et M. Home les a rencontrés sur les ovaires de filles vierges.
Selon ce dernier auteur, à la puberté, apparaissent tout à coup
à la surface des ovaires des vésicules qui semblaient n'y pas exister
d'abord. Pendant toute la période de la vie intermédiaire à la
puberté et à l'âge critique, on voit, à des époques indéterminées,
l'ovaire devenir vasculaire, et se développer un corps jaunâtre,
arrondi, glandiforme, saillant en forme de mamelon. Parvenu à
un certain degré de grosseur, il se crève et laisse échapper un

Au moment du coït, toutes les parties génitales intérieures de la femme s'érigent, se gonflent, s'épanouissent, la semence passe de la matrice dans les trompes, ou dans l'une des deux seulement; et l'ovaire, sur lequel le pavillon s'applique exactement, en reçoit l'impression fécondante. Bientôt, et en vertu de cette impression, il s'élève sur lui une vésicule rougeâtre et comme phlogosée qui occupe le tiers ou même la moitié environ de sa surface. Après quelques jours cette vésicule éprouve une rupture, une sorte de crevasse par laquelle s'échappe un petit corps qui, d'abord suspendu à l'ovaire, s'en détache complétement; le pavillon, resté jusqu'alors appliqué sur l'ovaire, s'en empare,

---

ovule : réduit dès lors à une cupule pleine de sang qui est graduellement résorbé, il s'efface et il n'en reste sur l'ovaire d'autres traces qu'une cicatrice. Pendant cette maturation des vésicules dans l'ovaire, les trompes sont en turgescence; leur pavillon est si fortement attaché à l'ovaire qu'on le déchirerait plutôt que de l'en séparer. Ainsi l'ovaire présenterait successivement, à des époques plus ou moins éloignées, des vésicules qui, par une sorte de maturité, se trouveraient prêtes à la fécondation; chez la femme, et chez toutes les femelles des vivipares, beaucoup d'ovules inféconds seraient rejetés, et la fécondité dépendrait de la coïncidence de vésicules mûres avec la copulation. M. Plaage, dont les observations sont postérieures à celles de M. Home, partage en grande partie les opinions de cet anatomiste; mais, selon lui, c'est dans la vésicule même et non dans le corps jaune que se développe l'ovule; le corps jaune, placé à l'extrémité du pédicule de l'ovule, correspond parfaitement au placenta de l'œuf contenu dans l'utérus, et la vésicule est l'analogue de l'œuf dans lequel l'embryon doit se développer.

(*Note ajoutée.*)

et la trompe, par un mouvement particulier, le dépose dans la matrice.

La descente du germe paraît se faire plus promptement dans l'espèce humaine que chez les amimaux vivipares : il est bien constaté, en effet, que chez la femme l'œuf existe dans la matrice vers la fin de la seconde semaine qui suit la conception ; tandis que, d'après les expériences de Haller et de plusieurs autres physiologistes, cette série de phénomènes met un temps plus long à s'opérer dans les femelles d'animaux (1).

Immédiatement après la sortie du germe, la vésicule qui le contenait s'affaise, l'ouverture s'oblitère, et bientôt forme ce qu'on nomme le *corps jaune* (*corpus luteum*). Ce corps n'est qu'un aspect nouveau sous lequel se présente la partie de l'ovaire où siégeait la vésicule. Le tissu de l'organe est plus dense dans cet endroit, où s'établit bientôt une petite cavité. Le corps jaune ne disparaît que plusieurs mois après la conception ; car on le trouve encore très-apparent dans le milieu de la grossesse : Hunter le représente dans ses planches tel qu'il l'a vu sur deux

---

(1) On ignore encore combien l'ovule met de temps à parcourir la longueur de la trompe pour arriver dans l'utérus; mais d'après, les expériences de Graaf, le passage de l'ovule dans l'utérus a lieu trois jours après la fécondation, dans les lapines ; et du huit au onzième jour chez la chienne, d'après celles de MM. Prevost et Dumas. M. Home a trouvé dans l'utérus d'une femme morte huit jours après l'imprégnation un ovule membraneux d'une ligne de longueur, d'une demi-ligne d'épaisseur, entouré d'une exsudation de lymphe coagulable. (*Note ajoutée.*)

femmes mortes l'une dans le cours du quatrième
mois, l'autre au cinquième accompli. Je l'ai rencontré aussi sur une femme morte à mi-terme environ;
il était moins apparent néanmoins que ceux observés par Hunter. La couleur jaune se dissipe insensiblement; le corps lui-même devient arrondi, plus
petit et plus dur; enfin il disparaît entièrement, et,
dans la suite, on ne trouve plus d'autre vestige du
changement survenu à l'ovaire qu'une petite cicatrice; et comme la même série de phénomènes se
renouvelle à chaque conception, il suit de là que
l'ovaire ou les ovaires sont garnis d'autant de petites
cicatrices que les femmes ont eu d'enfans. Cependant
il n'est pas possible de déterminer sur le cadavre, au
moins d'une manière précise, le nombre des grossesses antécédentes par celui de ces cicatricules;
car, il paraît que beaucoup d'entre elles s'effacent
avec l'âge : en outre, la surface de l'ovaire présente
des rides avec lesquelles il est possible de les confondre.

Le corps jaune étant pour ainsi dire le produit
de la conception, n'a pas été vu chez les femmes
vierges, ni sur celles qui n'ont point eu d'enfans,
quoiqu'ayant joui des plaisirs de l'hymen (1).

Après quelques jours d'un coït fécondant, le
germe ou l'œuf est donc transmis dans la matrice; il
s'attache, se fixe à un point de la cavité de cet organe; et l'endroit de cette primitive adhérence est
ordinairement le lieu d'insertion du placenta. Tant
qu'il n'est pas assez développé pour dilater l'utérus;

---

(1) *Voyez* la note précédente.

cet organe est resserré, non qu'il embrasse exactement le germe, car nous verrons dans un autre moment qu'un tissu floconneux et vasculaire environne celui-ci de toutes parts dans les premiers temps de la conception, excepté à l'endroit où il adhère aux parois de la matrice. On croit avoir observé que, pendant ces premiers phénomènes de la grossesse, le col de la matrice s'allonge, proémine davantage dans le vagin; fait établi moins sans doute sur la sévère observation que présumé d'après l'état dans lequel on se représente alors le corps de l'organe, contracté, revenu sur lui-même pour protéger le produit de la conception et en assurer la conservation.

ARTICLE DEUXIÈME.

DÉVELOPPEMENT DE L'UTÉRUS ET DES AUTRES ORGANES GÉNITAUX PENDANT LA GROSSESSE.

Nous abandonnons momentanément le produit de la conception pour ne nous occuper que de l'utérus et de ses dépendances pendant toute la durée de la gestation. Or, la matrice, destinée à servir d'asile au fœtus, se dilate, s'agrandit en suivant les progrès de son développement : les vaisseaux y apportent beaucoup de sang qui est la source où le fœtus puise les matériaux de sa nutrition ; enfin, à une époque déterminée et fixée par la nature, en vertu des propriétés vitales dont il s'est pénétré en changeant d'organisation, l'utérus se débarrasse du produit de la conception. Tel est le triple but auquel se rapportent les nouvelles dispositions de cet organe pendant la gestation.

§ Ier. *Changemens de forme, et nouveaux rapports de la Matrice elle-même.*

Exposons le plus succinctement possible ce premier point de vue de l'histoire de la matrice dans l'état de grossesse, sur lequel les ouvrages d'accouchement contiennent des détails qu'il serait inutile de retracer ici.

C'est le liquide entourant le fœtus, et non pas le fœtus lui-même, dont l'effort contre les parois de l'utérus provoque le développement de cet organe; et, à l'exception des cas où la grossesse se compose de deux ou de plusieurs fœtus, toujours les différences dans le volume que la matrice peut acquérir dépendent de la quantité plus ou moins grande des eaux de l'amnios, et non pas de la grosseur du corps plongé au milieu d'elle (1).

_____

(1) L'accumulation progressive des eaux de l'amnios n'est point l'unique cause de la dilatation de l'utérus; cet organe ne cède pas seulement à une distension mécanique, comme on l'a pensé pendant long-temps. La preuve en est que, dans les grossesses extra-utérines, lorsque le fœtus se développe dans la trompe, ou lorsque le placenta est attaché sur le fond de la matrice, ce dernier organe augmente de volume, et sa cavité devient plus spacieuse quoique vide. Il faut donc admettre avec Levret une dilatation active de l'utérus : la turgescence des parois de cet organe à l'époque de la conception, déterminant leur accroissement en tout sens, produit l'ampliation de la cavité utérine

Pendant une assez longue époque de la gestation l'ampliation de la matrice se fait uniquement aux dépens de son corps ; le col n'éprouve aucun changement. Il suit de là que cet organe, qui cesse d'être aplati dès qu'il commence à prendre un volume plus considérable, conserve assez long-temps sa disposition pyriforme. Seulement, vers le septième ou le huitième mois dans les premières grossesses, un peu plus tôt chez les femmes qui ont eu déjà plusieurs enfans, le col diminue de longueur, fait une saillie moindre dans le vagin, et s'entr'ouvre légèrement. L'utérus dès lors prend une forme décidément ovalaire : cependant, si ce n'est à l'instant même de l'accouchement, son extrémité inférieure est toujours plus petite et allongée.

Pendant les trois premiers mois de la grossesse,

---

et l'afflux dans cette cavité d'une lymphe plastique destinée à former l'épichorion, avant l'arrivée de l'œuf dans l'utérus, comme Bertrandi et Hunter l'ont observé. Cette dilatation active se continue, tandis que l'œuf, croissant simultanément, agit en soutenant et en distendant les parois utérines ; et en y entretenant l'excitation qui y appelle les liquides. Ces phénomènes commencent d'abord dans le fond et le corps de l'organe ; ils se propagent ensuite de haut en bas dans toute la longueur du col, jusqu'à ce qu'il soit totalement dilaté, et que sa cavité soit complettement confondue avec celle du corps. Deux causes agissent donc de concert, la turgescence des parois utérines et l'action dilatante de l'œuf. La première est plus efficace dans le commencement de la grossesse, tandis que vers la fin la seconde prédomine : ce n'est que dans les cas où, par une cause quelconque, l'œuf se développe plus rapidement que dans l'état naturel, que la dilatation de l'utérus devient purement passive.   (*Note ajoutée.*)

là matrice est encore contenue dans le bassin, maintenue de tous côtés par les parois de cette cavité et par les autres organes qui y sont renfermés. Mais dans le cours du quatrième elle franchit le détroit supérieur, et peut être aisément sentie au travers des parois abdominales, un peu au-dessus du pubis. Au cinquième mois accompli, le fond n'est guère éloigné de l'ombilic que de deux travers de doigt; il l'atteint durant le sixième, le dépasse au septième, et parvient dans la région épigastrique vers la fin du huitième. Mais alors, soit à cause de la part que prend le col au développement de l'utérus, soit parce que le corps même de l'organe cesse d'augmenter en hauteur, et qu'il s'agrandit davantage transversalement et d'avant en arrière, le fond de la matrice se rapproche véritablement de l'ombilic, au-dessus duquel il s'élève beaucoup moins aux approches de l'accouchement.

Les différences qui peuvent exister chez plusieurs femmes, ou chez la même à diverses grossesses, dans le volume de la matrice à une époque déterminée de la gestation, font un peu varier les rapports que nous venons d'exposer, lesquels, d'après cela, ne peuvent être regardés comme constans et invariables. Une autre circonstance les modifie singulièrement : c'est l'inclinaison de la matrice en devant, qui est de plus en plus sensible à mesure que les grossesses se multiplient chez une même femme, parce que les parois de l'abdomen cèdent avec plus de facilité : en effet, le fond de l'utérus doit répondre à une partie d'autant moins élevée que l'organe en totalité se portera davantage en devant.

L'inclinaison antérieure n'est pas, au reste, la seule dont l'utérus soit susceptible après avoir surmonté le détroit supérieur; deux autres peuvent avoir lieu et sont ce que les accoucheurs nomment *obliquités latérales*. On s'accorde à dire que celle à droite est plus fréquente. Quoi qu'il en soit, ces inclinaisons latérales diffèrent de l'antérieure en ce qu'elles ne surviennent pas dans toutes les grossesses, tandis que celle-ci a constamment lieu : en effet, dans le cas même de première grossesse, alors que les parois abdominales résistent davantage, la matrice n'affecte jamais une direction verticale; la raison en est que, tandis qu'elle se développe dans l'intérieur du bassin, elle doit nécessairement partager l'obliquité de l'axe de cette cavité, et qu'en s'élevant au-dessus du détroit elle est maintenue dans son inclinaison primitive par la saillie que fait la région lombaire de la colonne vertébrale. Assez ordinairement, dans les obliquités de la matrice, le col est incliné en sens inverse du fond; néanmoins le contraire a souvent lieu, ou bien le col peut seulement ne pas cesser de correspondre au centre du bassin : l'une et l'autre circonstances supposent une déviation dans l'axe de l'utérus à la réunion du corps et du col de cet organe.

La matrice, chargée du produit de la conception, conserve ses rapports avec les organes du bassin; elle est même en contact plus immédiat avec eux, car en se développant elle doit soulever et soulève en effet les parties de l'intestin grêle qui la séparaient de la vessie et du rectum. Dans l'abdomen, elle est toujours immédiatement contiguë à la paroi

antérieure de cette cavité ; l'épiploon et les circonvolutions intestinales sont partagées sur ses régions
latérales.

§ II. *État des dépendances de la Matrice et des*
autres organes génitaux pendant la grossesse.

Nous n'avons pas de remarques bien importantes
à faire sur les dispositions que contractent les divers autres organes génitaux durant la grossesse :
voici néanmoins une idée des changemens qu'ils
éprouvent.

A mesure que la matrice se développe, les ligamens larges s'appliquent sur elle et concourent à former l'enveloppe séreuse que le péritoine lui fournit
dans la grossesse comme hors cet état : ils deviennent, en conséquence, beaucoup plus étroits, mais
ne disparaissent jamais complétement. Les ligamens
ronds, les trompes et les ovaires s'élèvent avec l'u-
térus dans l'abdomen et changent manifestement
sous tous les rapports. D'abord comme le fond de
cet organe concourt proportionnément plus à son
extension que les autres parties, l'insertion des trois
objets dont nous parlons en est plus éloignée que
dans l'état de non-grossesse. Le ligament rond suit
en outre un trajet plus direct pour se rendre à l'anneau ; il est d'ailleurs plus ou moins distendu, et on
ne peut douter que son tiraillement ne cause en partie les douleurs vives que les femmes grosses éprouvent dans les aînes. L'irritation fixée dans ce lieu
d'une manière permanente pendant une grande
partie de la grossesse aurait-elle quelque influence

sur le siége qu'affectent plus ordinairement les dépôts qui arrivent chez quelques femmes à la suite des couches, et qu'on nomme assez improprement *dépôts laiteux*? J'ai eu deux ou trois fois occasion de les observer; ils étaient à la cuisse : je ne sais si les praticiens ont fait la même remarque.

Les trompes acquièrent une grosseur remarquable; en outre elles s'appliquent sur les parties latérales de l'utérus, auquel elles sont étroitement unies dans presque toute leur longueur; nouveau rapport qui est une suite du développement de l'utérus lui-même et de la diminution d'étendue des ligamens larges.

Les ovaires deviennent eux-mêmes aussi plus gros, plus spongieux. J'ai déjà dit que sur une femme morte promptement à la suite des couches, leur organisation m'avait paru mieux caractérisée. On ne voyait sur ce sujet aucune trace du corps jaune.

La vulve, dans les derniers temps, se gonfle, se tuméfie et devient le siége d'une infiltration ou séreuse ou sanguine, et le ramollissement qui s'en empare n'est pas sans quelque avantage pour la dilatation de cette partie dans l'accouchement.

Le vagin contracte un état à peu près semblable; mais le changement principal qu'on y remarque, c'est son allongement lorsqu'à une certaine époque de la gestation la matrice s'élève au-dessus du détroit supérieur. Les rides transversales qui existent à sa surface interne favorisent, comme nous l'avons dit, ce changement d'état.

§ III. *Changemens dans l'organisation de l'Utérus.*

État de la membrane séreuse. Comme le développement de l'utérus se fait d'une manière lente, il n'est pas impossible que le péritoine qui le recouvre éprouve une véritable extension ; c'est, en effet, ce qui a lieu : l'enveloppe séreuse de cet organe, pendant la grossesse, n'existe pas autant aux dépens du péritoine voisin qu'on le croirait d'abord. Cependant, comme nous le remarquions à l'instant, les ligamens larges disparaissent en grande partie ; mais la vessie, le rectum, ne se dépouillent pas du péritoine qui les revêt ordinairement ; et, si l'on y réfléchit, on verra que les choses doivent se passer ainsi à l'égard de ces deux derniers organes : car observez qu'il n'en est pas de la matrice pendant la grossesse comme d'un corps qui changerait complétement de situation ; elle ne cesse pas de leur correspondre, et bien certainement le péritoine ne les abandonne pas pour s'appliquer sur elle. Ainsi, la matrice dans son développement, est revêtue de cette membrane comme hors l'état de grossesse, et cela en partie aux dépens des ligamens larges et en partie par l'extension véritable de la tunique qu'elle en emprunte habituellement (1). En tous

---

(1) Puisque les ligamens larges ne disparaissent jamais entièrement pendant la gestation, que la vessie et le rectum ne se dépouillent pas de leur péritoine, et que les auteurs regardent comme constant *que la membrane péritonéale de l'utérus ne s'amincit pas*, il faut nécessairement admettre, avec M. Ristel-huebert, que cette membrane s'étend, et qu'une nutrition plus

cas le péritoine adhère plus intimement au tissu de la matrice pendant la grossesse. Dans deux ou trois circonstances je l'ai trouvé sensiblement aminci ; mais je n'assurerais pas que cela fût une disposition constante.

État de la membrane muqueuse. Elle est le moyen intermédiaire de communication du tissu de la matrice avec les dépendances du fœtus : c'est sur elle que se passent tous les principaux phénomènes de cette connexion nécessaire. A ces seules idées se réduit ce qu'on sait sur l'état de cette membrane, qu'une immensité de vaisseaux, assez gros vers le lieu d'adhérence du placenta, moins développés ailleurs, traversent, et des changemens de laquelle il est impossible de rendre un compte plus détaillé.

Indiquons l'état du système vasculaire de la matrice avant de parler de la transformation du tissu propre : cela est assez indifférent en soi; mais il est plus naturel que l'examen de cette dernière précède immédiatement celui des propriétés vitales de l'utérus pendant la gestation.

État du système vasculaire. Les vaisseaux absorbans de l'utérus grossissent considérablement pendant la grossesse; mais ce changement observé par Cruikshank et Mascagni, et que nous aurons encore occasion de rappeler, importe beaucoup moins à connaître ici que ceux qui arrivent dans le système vasculaire sanguin.

---

active prévient son amincissement; car il n'est pas possible qu'une portion des ligamens larges puisse suffire à une extension aussi considérable.   (*Note ajoutée.*)

Les artères utérines se dilatent insensiblement et deviennent moins flexueuses. C'est un des beaux phénomènes de l'économie que cette disposition des vaisseaux à s'étendre quand une nouvelle partie se forme, ou à se développer quand un organe croît ou qu'une douleur vive y est opiniâtrément établie. Dans le cas qui nous occupe, les artères ne doivent pas seulement apporter plus de sang pour la nutrition et l'accroissement de l'utérus, elles doivent encore en déposer pour le fœtus et ses dépendances : aussi observe-t-on qu'elles sont plus dilatées du côté où adhère le placenta, puisqu'elles versent immédiatement du sang dans ce corps spongieux.

Les veines de l'utérus, qui, hors l'état de grossesse, sont déjà plus multipliées et plus considérables que les artères, conservent en augmentant de diamètre leur prédominance sur ces dernières, en sorte qu'elles sont très-grosses pendant la gestation. Leur dilatation n'est pas seulement remarquable à l'extérieur, elle l'est encore dans l'épaisseur même des parois de l'utérus, ce qui fait paraître le tissu de cet organe comme creusé de cavités dont quelques-unes, au terme de la gestation, admettent facilement l'extrémité du doigt. Ce sont ces canaux flexueux disséminés dans le tissu de la matrice, et dépendant réellement du système veineux de cet organe, que l'on connaît sous le nom de *sinus utérins*.

Il est bien surprenant que la plupart des anatomistes et des accoucheurs qui ont écrit sur la matrice dans l'état de grossesse désignent les sinus utérins comme de petites cavités dont les rudimens seuls existent hors l'état de grossesse, et qui se

développent en suivant les progrès de l'accroissement du produit de la conception. Ils admettent que
ces sinus sont des espèces de réservoirs pour le sang
apporté par les artères, qui est de là transmis par un
ordre particulier de vaisseaux à la surface interne de
la matrice ; de même qu'on suppose assez généralement que, hors l'état de gestation, le sang des règles
s'y accumule dans les intervalles qui séparent les
évacuations menstruelles. Haller s'est pourtant déjà
expliqué d'une manière précise sur cet objet : il décrit, en effet, ces cavités, que d'ailleurs il n'appelle
pas sinus utérins, mais bien *sinus veineux* (*sinus
venosi*), comme la dilatation des veines qui serpentent dans l'épaisseur du tissu de la matrice, et
il signale l'erreur des anatomistes et surtout d'Astruc, qui les avaient regardés comme les aboutissans des artères de la matrice. Je ne connaissais
point encore le sentiment de Haller sur les sinus
utérins lorsqu'une circonstance particulière m'en
fit avoir la même idée. Sur un cadavre de femme
enceinte de quatre à cinq mois, préparé pour des
travaux angéiologiques, sans qu'on soupçonnât l'état
de grossesse, les artères utérines se trouvèrent parfaitement bien injectées, puisqu'il y avait de la matière épanchée sur la surface utérine du placenta ;
mais il ne s'en trouva pas la plus petite quantité dans
les sinus : et au-dessous de la membrane qui les tapisse, ou plutôt au-dessous des parois veineuses, se
voyaient des artères injectées. Il est évident que,
d'après la manière ordinaire de les considérer, ils
eussent dû en être remplis : ce n'est pas cependant
qu'il faille regarder la présence de la matière injectée

dans ces sinus, après l'injection des artères de l'utérus sur une femme grosse, comme une preuve convaincante de leur communication immédiate avec ces dernières : en effet, on se persuade aisément qu'une injection un peu fine et poussée avec force pourrait y refluer par les embouchures des veines utérines au placenta, et en vertu des communications anastomotiques qui, d'après Hunter, ont lieu dans cet endroit, entre ces veines et les artères à la surface interne de la matrice. Au reste, je ne puis croire que la vraie disposition des sinus utérins n'ait pas été reconnue par d'autres anatomistes que Haller; et, par exemple, il n'est pas probable que Hunter, dont nous parlions à l'instant, qui a fait beaucoup de recherches sur l'état des vaisseaux sanguins de l'utérus pendant la grossesse, n'ait point eu sur eux des idées exactes: cependant, on ne trouve dans son ouvrage rien qui les concerne spécialement.

Les sinus utérins ne sont donc vraiment que les veines très-dilatées qui serpentent dans l'épaisseur du tissu de la matrice ; ils ont dès lors une membrane qui les tapisse, et cette membrane, dont Astruc a nié l'existence, n'est autre chose que les parois mêmes de ces veines. Les espèces d'éperons, de valvules, de petites cloisons incomplètes qui semblent partager ces sinus, résultent des flexuosités des veines qui en se dilatant ont conservé leur disposition tortueuse. Enfin, il ne faut plus discuter maintenant si les sinus utérins sont toujours plus amples au fond de la matrice qu'ailleurs, comme l'ont dit quelques anatomistes, ou constamment sur les côtés, ainsi que d'autres l'ont voulu : ils le sont là où le placenta adhère, comme les artères y sont aussi plus dilatées.

Les sinus utérins n'étant donc que les veines des parois de la matrice, il est clair qu'ils ne remplissent pas les fonctions qui leur ont été départies jusqu'à présent, et qu'au lieu d'être un moyen intermédiaire de communication des artères de l'utérus avec les parties adhérentes à la surface interne de cet organe pendant la gestation, ils sont, au contraire, traversés par le sang qui revient de ces parties après y avoir été immédiatement distribué par les artères.

Ce qui vient d'être dit sur l'état des vaisseaux utérins pendant la grossesse n'a encore fait connaître que leur développement, que leur dilatation, qui est d'autant plus grande que le fœtus est plus éloigné de l'instant de sa formation; mais on demande quelle est leur disposition à la surface interne de l'utérus. Hors l'état de gestation, les artères s'y terminent par des exhalans très-fins, très-déliés, qui donnent passage au sang à des époques régulières; les veines sont beaucoup moins connues dans leur origine, et nous ignorons, comme il a déjà été dit, si alors elles ont des orifices ouverts qui feraient la fonction d'absorbans sur la muqueuse utérine. Mais pendant la grossesse, les artères étendent leurs ramifications et les veines leurs racines, sur les parties qui sont en contact immédiat avec l'utérus, c'est-à-dire sur le placenta et la caduque. Soit qu'on suppose une véritable extension des vaisseaux de l'utérus, soit qu'on admette que leurs orifices ouverts à la surface interne s'abouchent avec les parties d'un appareil vasculaire, produit de la conception, l'esprit est étonné d'un semblable phénomène; mais les expériences écartent toute espèce de doute. En effet, l'injection des artères et des veines de la matrice a fait voir à Hunter des ramifications distribuées dans la membrane caduque et d'autres se prolongeant dans le placenta. Il est vrai qu'il n'est pas ordinaire que les vaisseaux de l'utérus pénètrent dans la substance de ce dernier ; et quoiqu'on ne connaisse pas encore parfaitement, comme nous le dirons, le mode d'adhérence et de communication de la matrice avec le placenta, il paraît cependant que les orifices des vaisseaux utérins ne font que s'unir à la surface de cette masse spongieuse : l'existence de branches assez considérables se prolongeant dans son épaisseur, observée et rapportée par Hunter, est une chose assez rare, ce que lui-même indique : il y a constamment, au contraire, pour moyen d'union de la matrice avec la membrane caduque, de nombreuses ramifications vasculaires(1) qui, à n'en pas douter, fournissent même aux deux autres membranes plus intérieurement placées, le chorion et l'amnios.

État du tissu propre. Malgré l'extension très-grande des parois de l'utérus, ce tissu conserve à peu près l'épaisseur qu'il nous a présentée en l'étudiant hors l'état de grossesse : c'est un fait bien reconnu maintenant, mais à l'égard duquel on a été long-temps dans le doute, et qui pour être établi

---

(1) *Voyez*, à l'article membrane caduque, une opinion contraire.

a exigé l'ouverture de femmes mortes enceintes ;
car sur celles qui périssent quelque temps après
l'accouchement, les parois de la matrice, contractées et revenues sur elles-mêmes, offrent alors une
épaisseur très-grande qui a trompé plusieurs observateurs et leur a fait croire à une augmentation constante pendant la grossesse, erreur opposée à celle
de quelques autres, qui, n'ayant égard qu'à l'état
du col dans les derniers temps de la gestation, ont
présumé que les parois du corps devaient en partager l'amincissement. Observons, toutefois, que
cette permanence dans l'épaisseur des parois de
l'utérus pendant la grossesse n'est pas tellement rigoureuse, qu'on ne puisse trouver celles-ci légèrement amincies sur quelques femmes et un peu
augmentées sur d'autres. Il faut encore remarquer
que, quelle que soit cette épaisseur, elle n'est jamais parfaitement uniforme dans toute l'étendue
de ces parois. Plus grande assez ordinairement vers
l'insertion du placenta, on peut la trouver dans
plusieurs points sensiblement moindre que dans les
autres parties. Il est, à l'égard de cette dernière circonstance, un cas très-singulier rapporté par Hunter :
c'est celui d'une femme morte à une époque assez
avancée de la gestation, et chez laquelle toute la
moitié postérieure des parois de la matrice était
extrêmement mince, l'antérieure ayant, au contraire, une épaisseur considérable.

En se développant ainsi, le tissu de la matrice acquiert une couleur rouge assez foncée ; il perd en
partie sa densité, devient très-spongieux, et par sa
propre conversion, et par la dilatation des nombreux

vaisseaux qui le pénètrent. A la superficie extérieure
de l'organe, immédiatement au-desssous de la tunique péritonéale, il existe un plan très-mince de
fibres longitudinales coupées au voisinage du col par
quelques-unes transversales. On trouve aussi, à la
surface interne, des fibres concentriques formant un
double plan, également très-mince, autour des
orifices des trompes. Plus profondément, le tissu
du l'utérus résulte d'un entrelacement inextricable
de fibres parmi lesquelles on ne saurait distinguer
aucuns plans, aucuns faisceaux réguliers. Tel est
au moins le résultat des recherches de ceux qui
paraissent avoir observé avec un esprit dégagé de
toute prévention, de Hunter spécialement : car dans
le grand nombre des anatomistes qui ont écrit sur
cet objet, beaucoup, pour rendre compte de la
structure de la matrice, ont moins consulté la sévère
inspection que leur opinion sur les phénomènes de
la contraction de l'utérus.

On a tout lieu, ce me semble, d'être étonné de
la manière indéterminée et vague avec laquelle on
a discuté la question de savoir si l'utérus a, dans
l'état de gestation, une structure vraiment musculeuse. En effet, veut-on simplement comparer le
tissu de la matrice, ainsi transformé, à un système
connu de l'organisation? certainement il n'en est
aucun avec lequel il ait plus de ressemblance qu'avec
le système musculaire. On peut même remarquer,
en faveur de cette analogie, que c'est dans ce seul
système qu'on trouve un autre exemple de l'accroissement considérable d'un organe par un surcroît de
nutrition, sans altération de tissu: je veux parler des

anévrysmes du cœur. Il ne faut cependant pas établir un rapprochement trop exact entre eux et le développement de la matrice pendant la gestation : en effet, celui-ci, sous l'influence des lois naturelles de la vie, est sollicité par la présence du produit de la conception ; il n'est d'ailleurs que momentané, puisque l'utérus reprend son premier état après l'expulsion de ce même produit de la conception. Ceux-là, au contraire, c'est-à-dire les anévrysmes du cœur, reconnaissent des causes particulières, ne sont jamais susceptibles d'une disparition spontanée, et constituent un genre particulier d'affection organique remarquable entre toutes les autres par l'intégrité du tissu même de l'organe.

Veut-on, au contraire, établir une exacte similitude entre le tissu de la matrice et le tissu musculaire ? on est dans l'erreur ; car bien certainement il n'a pas tous les attributs extérieurs des muscles de la vie animale : il diffère beaucoup aussi du cœur, le seul muscle organique auquel on puisse le comparer. Au reste, ce qui, plus que les traits apparens de son organisation, rapproche ce tissu du système musculaire, c'est la faculté contractile dont il est doué : et après tout je ne vois pas de quelle utilité si grande il serait de démontrer une identité parfaite entre lui et ce système, comme aussi de découvrir l'arrangement tant recherché de ses fibres, en supposant que cet arrangement soit autre qu'il ne paraît (1).

Quoi qu'il en soit, c'est par un surcroît de nutrition, par une véritable addition de substance, que

---

(1) *Voy.* précédemment la note relative à l'organisation de l'utérus.

le tissu propre de l'utérus acquiert pendant la grossesse les dispositions sous lesquelles nous venons
de le présenter, et qui sont d'autant mieux caractérisées qu'on le considère à une époque plus voisine
du terme de la gestation. Dans le temps où le goût
de l'application de la physique à l'économie animale
dominait, on a beaucoup accordé à l'abord du sang
et à la présence de ce fluide dans les parois de la
matrice, pour en expliquer le développement, sans
songer que la dilatation des vaisseaux utérins dépend
elle-même de la force active sous l'influence de laquelle s'opère l'accroissement du tissu propre.

§ IV. *Propriétés vitales de l'Utérus.*

Jusqu'au moment de l'imprégnation, la matrice
ne jouit que des propriétés toniques nécessaires à sa
nutrition et à l'évacuation menstruelle : il faut remarquer cependant que, quoique dans l'attente de
l'exercice de ses plus importantes fonctions, elle manifeste sa vitalité par de nombreuses sympathies, et
exerce une influence remarquable sur tous les phénomènes de la vie; et quand on réfléchit combien
elle modifie tous les actes de l'organisation, on est
tenté de croire que les modernes ont affaibli cette
idée des anciens, qui se représentaient cet organe
comme un animal vivant dans un autre animal,
ayant ses goûts, ses désirs, ses caprices, et que cette
manière d'exprimer le rôle important que joue la
matrice dans l'économie de la femme ne doit pas
être assimilée simplement à l'idée que nous avons
ordinairement de la vie propre des organes, mais

qu'elle doit être prise dans un sens plus rigoureux.

Le développement de l'utérus et les changemens qui surviennent dans son organisation dépendent de la sensibilité organique et de la tonicité, qui sont les forces vitales permanentes et habituelles de cet organe. Le même principe de formation qui anime de vie le produit de la conception et décide son ac-croissement donne à ces propriétés vitales de l'uté-rus une activité plus grande et leur imprime un caractère particulier.

En changeant ainsi d'organisation, l'utérus se pénètre d'une nouvelle propriété, qui dès lors de-vient sa faculté dominante, et de laquelle dépend l'expulsion du fœtus au terme de la gestation, ou à une époque antérieure, quand des circonstances accidentelles la mettent en exercice. La matrice acquiert en même temps la sensibilité animale : cette donnée est établie sur la connaissance qu'ont les femmes grosses des mouvemens du fœtus, et le sentiment même assez pénible qu'elles éprouvent quand il heurte violemment les parois de l'utérus. La section de cet organe dans l'opération césarienne pourrait éclairer la question : à la vérité, semblable sous ce rapport à beaucoup d'autres organes dont la sensibilité n'est en rapport qu'avec certains exci-tans, la matrice peut être fort sensible aux percus-sions exercées par le fœtus contre ses parois, et non pas à la lésion de celles-ci par un instrument tranchant : je ne sache pas, au reste, qu'on ait fait quelque remarque sur ce sujet. Les douleurs de l'enfantement attestent également que la sensibilité animale est très-développée dans l'utérus; car, si à, l'instant même de l'expulsion du fœtus ces douleurs sont déterminées par la compression des parties molles du bassin, et surtout par la dilatation du vagin et de la vulve, il est néanmoins hors de doute que pendant toute la durée du travail elles ont leur siége principal dans l'utérus.

Quand aucune circonstance ne trouble la série ordinaire des phénomènes de la grossesse, nous n'avons jusqu'au terme naturel de cet état aucun indice que l'utérus soit doué d'une faculté contractile aussi énergique que celle dont le mécanisme de l'accouchement nous donne connaissance : on pourrait même croire que cette faculté ne se développe que vers la fin de la grossesse; mais il n'est, depuis les premiers temps de la présence du germe dans l'utérus, aucune époque de la gestation à laquelle elle ne puisse être mise en jeu par des causes particulières qui, dans certains cas, sont assez puissantes pour que la sortie du fœtus soit le résultat de leur influence. Ainsi les contusions violentes de l'abdomen chez les femmes grosses; les plaies pénétrantes dans cette cavité avec lésion de la matrice, ont l'avortement pour suite fréquente. Cette expulsion accidentelle et prématurée du fœtus est souvent provoquée par une passion violente. La sortie des eaux de l'amnios, indépendamment de toute autre circonstance, produit le même effet : n'étant plus distendue, la matrice se resserre, sa contraction persiste, et l'avortement a lieu.

Cette faculté contractile dont l'utérus se pénètre en changeant d'organisation, présente à la fois les caractères de la contractilité animale et de l'irrita-

bilité. Ainsi, d'une part, l'état d'inertie des parois
de l'utérus jusqu'au terme de la gestation ressemble
en quelque sorte à l'état de repos des muscles de
la vie animale, tant qu'ils ne sont pas excités par
l'influx cérébral : ce n'est qu'à la puissance de ces
muscles qu'on peut comparer l'action de la matrice
pour expulser le corps qu'elle renferme. Mais d'une
autre part, la faculté contractile de l'utérus est indépendante de l'influence du cerveau, son exercice
est absolument involontaire; c'est le caractère essentiel de l'irritabilité dans les organes qui en sont
éminemment doués, comme le cœur. Ainsi que
cette dernière, elle peut être ranimée sympathiquement quand, pendant l'accouchement et surtout
après, les contractions de l'utérus sont suspendues :
c'est l'effet qui résulte de l'application de corps
froids ou de liqueurs spiritueuses sur l'abdomen;
comme dans la syncope on ranime les mouvemens
du cœur par des frictions sur la région précordiale,
par des odeurs fortes, par l'aspersion d'eau froide
sur le visage, etc. On sait qu'un des grands caractères de l'irritabilité, c'est de survivre quelque temps
à la mort générale : eh bien, la contractilité de la
matrice le partage; des expériences faites sur des
animaux ont montré que cet organe peut répondre
aux excitations galvaniques après que la vie générale a cessé.

La recherche de la cause immédiate de l'accouchement, c'est-à-dire de la cause qui, au terme de
la grossesse, met en jeu la faculté contractile de
l'utérus, a de tout temps occupé les physiologistes.
Peu satisfaits des opinions anciennes, la plupart des

modernes ont embrassé la suivante : ils admettent, entre les parois du corps de la matrice et le col de cet organe, une sorte de lutte dans laquelle, pendant tout le cours de la gestation, la résistance de ce dernier, c'est-à-dire du col, surmonte la tendance des premières à se contracter ; et ils supposent que la supériorité qu'acquièrent celles-ci sur le col, par l'affaiblissement insensible qu'il éprouve, est ce qui sollicite leur contraction définitive. Mais remarquez que, par cette explication, on donne une idée du phénomène même de l'accouchement, et non pas de la cause qui décide du travail de l'enfantement : car c'est d'une manière presque subite que les contractions de l'utérus se manifestent; et cet exercice soudain de la faculté contractile de cet organe, après neuf mois de la conception dans l'espèce humaine, marque le terme de la gestation sans qu'il y ait d'autre raison connue que les lois immuables auxquelles sont soumises les opérations de la nature.

Quoi qu'il en soit, les contractions de l'utérus n'opèrent pas seules l'expulsion du fœtus : l'action du diaphragme et des parois abdominales les seconde; et c'est parce que ces muscles ont une influence puissante sur l'accouchement qu'il est en partie volontaire, et que dans certains cas il est accéléré par le courage de la femme, tandis que dans d'autres circonstances il ne peut se terminer sans les secours de l'art, à cause de l'épuisement des forces générales. Cependant cette action des muscles abdominaux n'est pas tellement indispensable que la matrice ne puisse se débarrasser sans elle du produit de la conception. On sait avec quelle extraordinaire facilité quelques femmes accouchent lors même que, par des circonstances dans lesquelles elles se trouvent, elles font effort pour retarder leur délivrance. On a vu l'accouchement se terminer aux approches de la mort, et lorsque bien certainement les muscles abdominaux ne pouvaient y contribuer. Sans recourir aux observations rapportées par les auteurs, je citerai à ce sujet un cas dont j'ai été témoin : c'est celui d'une femme qui, touchant au terme de sa grossesse, succomba à une maladie aiguë. On avait résolu de pratiquer l'opération césarienne aussitôt après la mort, et on allait y procéder, lorsque l'enfant fut trouvé mort entre les cuisses de la femme, qui, par l'état où elle était dans les derniers instans de son existence, n'avait bien certainement pu se livrer aux efforts qui accompagnent d'ordinaire l'enfantement, et dont on se serait aperçu s'ils avaient eu lieu dans cette circonstance.

Après l'expulsion du fœtus et de ses dépendances la matrice continue d'agir, revient sur elle-même, mais avec calme. Ses parois prennent momentanément une épaisseur plus considérable ; les vaisseaux, comprimés par l'état permanent de contraction, ne laissent échapper, malgré la dilatation de leurs orifices, qu'une petite quantité de sang qui, fournie lentement, est bientôt remplacée par des mucosités que sépare abondamment l'intérieur de la matrice, et qui constituent l'écoulement propre aux femmes nouvellement accouchées, et connu sous le nom de *lochies*. Cette évacuation dure un temps plus ou moins long, et ne cesse sans doute que lorsque l'utérus a repris l'état dans lequel il était avant la conception. Le retour de cet organe à son volume primitif est d'abord dû à l'évacuation, au resserrement des vaisseaux; mais bientôt la nutrition y diminue d'activité, les phénomènes de la décomposition prédominent jusqu'à ce que l'excédant des principes déposés pour le développement de cet organe ait été soustrait.

On pourrait présenter, sur les forces vitales de l'utérus pendant la gestation et surtout à l'époque de l'accouchement, des remarques plus étendues; mais celles que nous venons d'offrir suffisent au point de vue sous lequel nous venons de considérer les organes génitaux de la femme dans l'état de grossesse.

DU FŒTUS

ET

DE SES DÉPENDANCES.

CONSIDÉRATIONS GÉNÉRALES.

Le fœtus est plongé au milieu d'un fluide assez abondant, et contenu dans une poche membraneuse résultant de plusieurs couches superposées qui revêtent les parois de l'utérus. Un corps spongieux, connu sous le nom de *placenta*, fixé sur un point de la surface interne de cet organe, fait aussi partie de ce qu'on nomme les *dépendances du fœtus*, auquel ce corps est lié par l'intermède d'un faisceau vasculaire appelé *cordon ombilical*. On a coutume de réunir sous le nom de *secondines* ou d'*arrièrefaix*, et de présenter sous un même ordre de considérations, toutes ces parties extérieures au fœtus. Cette manière de les envisager peut convenir dans quelques occasions; mais quand on réfléchit soigneusement sur les rapports de chacune avec les phénomènes de l'existence du fœtus, on se convainc aisément qu'elle ne cadrerait pas avec l'ordre méthodique dans lequel nous devons chercher à présenter son histoire anatomique. En effet, ajoutées aux parois de la matrice, et concourant à former la cavité qui le renferme, les membranes lui sont vraiment accessoires, surtout au milieu et à la fin de la gestation; car, dans le principe, elles ont avec lui des liaisons plus intimes et plus nécessaires : elles doivent donc être considérées isolément. Le placenta, au contraire, et le cordon ombilical ne peuvent être ainsi séparés du fœtus : ils font essentiellement partie de l'appareil circulatoire.

Commençons par faire l'exposition des membranes, et dans des considérations où seront d'abord présentés les phénomènes observables du développement du fœtus et tout ce qui concerne son habitude extérieure, nous tracerons, en jetant un coup d'œil rapide sur son mode d'existence, la marche à suivre pour décrire les diverses parties de son organisation.

ARTICLE PREMIER.

DE L'ŒUF, ET DE SES MEMBRANES EN PARTICULIER.

§ Ier. *Idée générale de l'Œuf.*

On appelle *œuf*, dans l'espèce humaine et chez les animaux vivipares, la poche membraneuse qui, renfermée dans la matrice, contient immédiatement le fœtus et le liquide qui l'environne de toutes parts. L'œuf est formé de plusieurs parties qui n'ont point entre elles le même arrangement aux diverses époques de la grossesse ; et voici quelle est l'idée générale qu'il faut s'en former avant d'aborder l'exposition particulière de chacune des membranes qui le constituent. Dans les premiers jours de l'imprégnation, il se produit dans la matrice une substance molle, disposée sous la forme de membrane ou plutôt d'une couche plus ou moins épaisse, et connue par les anatomistes modernes sous le nom de *membrane caduque*. Cette membrane existe donc lorsque le germe, transmis dans la matrice sous l'état d'une vésicule plus petite que la cavité de cet organe, se fixe à un point indéterminé de ses parois. Environné d'abord de tous côtés par la caduque, le germe en est bientôt séparé, excepté à l'endroit de son adhérence, par un amas de filamens qui sont les rudimens du placenta. Mais il est lui-même formé de deux membranes si bien distinctes dans les premiers temps de la gestation, malgré la délicatesse des parties, qu'il existe entre elles un certain intervalle, et que l'intérieure, appelée *amnios*, est plus petite que l'extérieure, nommée *chorion*. Voilà donc dans le principe de la gestation et quelque temps après que le germe a été déposé dans l'utérus, voilà, dis-je, l'œuf formé de trois membranes : la caduque, qui est la plus extérieure, le chorion et l'amnios. Réunies dans un point, celui où le germe s'est implanté, ces membranes sont séparées dans le reste de leur étendue : la membrane caduque est séparée du chorion par les rudimens du placenta; et le chorion est séparé de l'amnios par un tissu cellulaire rempli de sérosité dont il sera fait ailleurs mention. Dans le cours du second mois, les filamens dispersés qui sont la base primitive du placenta, se rassemblent pour constituer cette masse spongieuse dans l'endroit d'adhérence du germe, et entre la membrane caduque et le chorion ; après quoi, au lieu que ce dernier dans le reste de son étendue soit immédiatement contigu à la membrane caduque, puisque les filamens intermédiaires se sont réunis pour former le placenta; il est bientôt revêtu d'une autre production membraneuse très-mince qui, par rapport à la manière dont on en conçoit la formation, a été nommée *caduque réfléchie*. Celle-ci, dont l'existence ne date que du second mois environ, forme dès cette époque une quatrième membrane de l'œuf; mais elle n'existe pas long-temps d'une manière distincte, car, d'abord contiguë ou lâchement unie à la caduque de la matrice, elle se confond ensuite avec elle, et ces deux membranes vers le milieu de la grossesse n'en font vraiment plus qu'une seule. Alors cessent les révolutions de l'œuf; le chorion et l'amnios, qui étaient d'abord isolés dans la plus grande partie de leur étendue, sont depuis long-temps immédiatement juxta-posés l'un à l'autre. En conséquence, depuis le quatrième ou cinquième mois de la grossesse, l'œuf résulte de trois membranes, tandis que pendant les deux ou trois mois qui ont précédé, il était formé de quatre; et le placenta, dont les rudimens étaient dans le principe de la gestation interposés entre la caduque utérine et le chorion, occupe une partie déterminée de la surface interne de la matrice.

C'est à Hunter qu'est due la connaissance de la disposition des membranes de l'œuf aux diverses époques de la grossesse. Il paraît néanmoins que beaucoup d'anatomistes avaient parlé avant lui de la membrane caduque; et Haller, avec les matériaux recueillis dans les ouvrages de ceux qui l'avaient précédé et les résultats de ses propres recherches, décrit les quatre membranes que nous avons dit exister depuis le second mois environ jusqu'au quatrième ou cinquième : il désigne la caduque de la matrice sous le nom de *membrane extérieure de l'œuf*, la caduque réfléchie de Hunter sous celui de *chorion*, et il appelle les deux autres *membrane moyenne de l'œuf* et *amnios*. Nous suivrons de préférence la nomenclature de Hunter, qui est la plus généralement admise (1).

---

(1) Selon M. Velpeau, dont les recherches ont jeté un grand jour sur plusieurs points importans de l'histoire du fœtus, l'imprégnation détermine dans l'utérus une excitation suivie de l'exhalation d'une matière coagulable qui se transforme bientôt en une espèce d'ampoule pleine d'un liquide transparent et légèrement rosé. En contact avec toute l'étendue des parois de la cavité utérine, cette sorte de vessie ou de membrane se prolonge quelquefois dans l'origine des trompes, et toujours dans la partie supérieure du col, sous la forme de cordons pleins et concrets ; jamais elle n'est percée naturellement ; et l'ovule, après avoir parcouru la trompe, déprime nécessairement la membrane caduque pour se glisser entre elle et l'utérus, à la surface interne duquel il finit par se coller. Dès ce moment la membrane préexistante se trouve formée de deux portions : l'une très-grande, tapissant tout l'intérieur de la matrice, à l'exception du point qui est en contact avec le germe ; l'autre, très-petite, déprimée par la partie inférieure de la vésicule fécondée qu'elle enveloppe. La première conserve une assez grande épaisseur, surtout aux environs du placenta, jusqu'à la fin de la grossesse; la seconde (la caduque réfléchie ou épichorion), au contraire, s'amincit insensiblement et finit par être d'une ténuité extrême. L'une, en s'enfonçant dans l'autre à mesure que le fœtus se développe, finit par la toucher, et ces deux feuillets restent

§ II. *De la Membrane caduque.*

D'après ce qui vient d'être dit, il est évident que la membrane caduque préexiste dans la matrice à la descente du germe : les transformations qu'elle éprouve exigent que nous la considérions à trois époques différentes de la gestation.

1°. Dans les premiers temps, elle consiste en une couche molle, floconneuse, d'autant plus épaisse que le fœtus est plus près de l'instant de la conception, et, suivant Hunter, percée de trois ouvertures correspondant aux orifices des trompes et au col de l'utérus. Les vaisseaux utérins paraissent s'étendre au milieu de cette substance, et c'est par son moyen qu'ils s'anastomosent et communiquent avec ceux innombrables qui, placés entre elle et le chorion, sont les rudimens du placenta (1). Ainsi dis-

---

dans un état de contiguïté plus ou moins parfaite jusqu'à l'expulsion du délivre, *sans jamais se confondre* comme l'ont avancé Hunter et en général les auteurs qui ont décrit cette membrane.   (*Note ajoutée.*)

(1) M. Velpeau nie qu'il existe jamais de vaisseaux sanguins dans l'épaisseur de la membrane caduque; il regarde cette membrane comme ne renfermant aucun vestige d'élémens organiques, comme n'étant que contiguë à l'utérus et ne tenant au chorion que par le moyen du velouté qui recouvre l'ovule. Il est vrai, ajoute-t-il, que quelquefois elle est tachetée de points rougeâtres ou de stries sanguines qui ont pu faire croire à l'existence de vaisseaux sanguins dans son épaisseur ; que l'on y voit aussi, surtout à sa face interne, une pellicule qui a pu en imposer pour une lame celluleuse ; que fréquemment encore elle

posée, la caduque est lâchement unie aux parois de
l'utérus, elle s'en détache même avec facilité, puisqu'on la trouve souvent à l'extérieur de l'œuf dans
les avortemens qui n'ont pas été précédés de l'évacuation des eaux de l'amnios, et où toutes les parties du produit de la conception ont été rendues
en un seul corps : c'est même dans cet état plus souvent que sur la matrice et dans ses rapports naturels, que cette membrane a été étudiée. Vue par sa
surface interne et au microscope, elle a paru à Hunter
criblée de petites ouvertures.

Quelle peut être l'origine de cette substance, puisqu'elle n'appartient pas au germe? Hunter, dont la
plupart des anatomistes ont embrassé le sentiment,
lui donne pour base un fluide coagulable, une
lymphe concrescible, qu'il suppose séparée à la
surface interne de l'utérus par suite d'un coït fé-

---

semble formée de fibres placées à côté les unes des autres, ou
même diversement entrecroisées; mais ces taches, ces stries de
sang n'indiquent pas plus la présence de vaisseaux dans la membrane caduque que quand on les rencontre à la surface des concrétions membraniformes que rendent les enfans atteints du
croup. Si cette membrane était organique, dit encore M. Velpeau, si elle était le siége d'une véritable circulation, conce-
vrait-on qu'elle ne contractât aucune adhérence avec les surfaces interne de la matrice, et externe du chorion, avec lesquelles elle est si long-temps en contact? Enfin il doit suffire,
pour trancher cette question, de faire observer que, pendant
tout le temps de la grossesse, elle conserve les mêmes caractères
qu'elle présentait dès le commencement, époque à laquelle on
n'a jamais prétendu y trouver une trame organique. (*Voy.* le
Traité Élémentaire de l'Art des Accouchemens, que vient de
publier M. Velpeau.)   (*Note ajoutée.*)

condant. Il faut convenir que sur une question de cette nature toute opinion peut être bonne, puisqu'on ne peut ni l'établir sur des faits ni prendre l'analogie pour guide. Pour moi, je croirais assez volontiers qu'elle est le produit d'une dégénération propre de la liqueur séminale.

2°. Après la formation du placenta, c'est-à-dire après la réunion, vers le lieu d'adhérence du germe aux parois de l'utérus, des nombreux vaisseaux disséminés à la surface du chorion, la couche dont nous venons de parler reste appliquée immédiatement à la surface interne de la matrice ; il existe en outre sur le chorion une membrane mince continue à la précédente vers la circonférence du placenta, et communiquant ailleurs avec elle par des prolongemens vasculaires disséminés çà et là. Mais cette membrane mince appliquée immédiatement sur le chorion depuis le second mois jusqu'au milieu de la grossesse environ, et qui à cette époque se confond avec la couche plus épaisse qui revêt immédiatement les parois de l'utérus, est-elle bien dans le principe une continuation, une dépendance de cette dernière, comme l'a admis Hunter, comme nous l'avons supposé d'après lui et les anatomistes qui ont écrit dans son sens, et comme enfin l'exprime le nom de *caduque réfléchie* qui lui a été donné ? on peut en douter. En effet, il est bien vrai qu'à l'époque où ces deux couches membraneuses sont isolées, c'est-à-dire, lâchement unies, car elles ne sont jamais simplement contiguës, il est bien vrai, dis-je, qu'à cette époque elles se continuent l'une avec l'autre vers le disque, ou dans toute l'é-

tendue de la circonférence du placenta ; en sorte
que, ainsi réunies, elles pourraient être comparées
à une poche séreuse dont une partie serait appliquée
sur l'œuf et l'autre sur la surface utérine, toutefois
en observant que la caduque utérine est interrompue vers le col. Mais la substance tomenteuse et vasculaire qui doit former le placenta ne se concentre
que successivement vers le lieu d'adhérence ; ce
n'est donc évidemment qu'après la formation complète du placenta que la caduque de la matrice pourrait se porter sur le chorion. En second lieu, il est
impossible de concevoir comment de la circonférence du placenta elle s'épanouirait sur tout l'extérieur de l'œuf : ajoutez enfin que la face utérine
du placenta ne cesse pas d'en être garnie. Il semble
donc plus naturel de penser que ce qu'on nomme
caduque réfléchie n'est pas une dépendance de la
caduque de la matrice, mais seulement qu'elle doit
sa formation aux débris, aux restes du tissu filamenteux et vasculaire qui, pendant les deux premiers mois, garnissait l'extérieur de l'œuf.

3°. Quand, par le développement du produit de la
conception, la caduque de la matrice s'est jointe à
l'œuf en se confondant avec ce qu'on nomme la
caduque réfléchie, la couche qui résulte de la réunion de ces deux membranes ; soit qu'on les regarde comme deux portions de la même, soit qu'on
donne à la seconde l'origine que nous venons de
proposer ; la couche, dis-je, qui résulte de leur
réunion devient très-mince à mesure que le terme
de la gestation approche. Continue avec le tissu
spongieux du placenta, et surtout avec l'expansion

membraneuse qui revêt la surface utérine de ce corps, elle se détache de la matrice lors de l'accouchement, et se trouve appliquée sur le chorion : quelquefois cependant des portions restent adhérentes aux parois de l'utérus, et alors les enveloppes sont plus minces et plus transparentes dans certains endroits. Quoique assez mince à cette époque, la membrane caduque est encore plus épaisse que le chorion, auquel elle est immédiatement unie, et dont on peut aisément la séparer par lambeaux, de manière à se convaincre qu'elle en est très-distincte. Molle, pulpeuse et de couleur grisâtre, elle ressemble assez à la couenne qui, dans certaines circonstances, recouvre le sang qu'on tire par la saignée.

§ III. *Du Chorion.*

Le chorion forme la troisième membrane de l'œuf du deuxième au cinquième mois, et la seconde depuis cette dernière époque jusqu'au terme de la grossesse : il ne présente qu'une lame unique, puisque la caduque, pendant la dernière moitié de la gestation, est ce que quelques anatomistes ont appelé *lame externe du chorion*, ou *chorion velouté*, *pulpeux*, etc. J'observerai, à cette occasion, que les anatomistes et les accoucheurs français n'ont pas distingué ces deux lames membraneuses, même depuis les travaux de Hunter : tous n'admettent que deux membranes, l'*amnios* et le *chorion*, en disant que ce dernier est uni à la matrice par du tissu cellulaire et des vaisseaux. Il est bon de prévenir que, confondant ainsi les restes de la caduque avec le chorion, ils donnent à la membrane qu'ils décrivent sous cette dernière dénomination plus d'épaisseur qu'à l'amnios; tandis qu'en admettant trois membranes, c'est-à-dire, en isolant la caduque du chorion, celui-ci est plus mince que l'amnios.

Nous avons déjà dit que presque aussitôt la présence du germe dans la matrice, il se détache de la surface externe du chorion des flocons qui doivent par suite former le placenta; mais sur la fin de la grossesse, et surtout à l'époque naturelle de l'accouchement, cette surface est immédiatement unie à la caduque d'une manière assez lâche, et au placenta un peu plus fortement, au point même qu'il est impossible d'en détacher la membrane elle-même sans déchirer la substance de ce corps, sur lequel d'ailleurs elle est un peu plus épaisse. Le chorion se réfléchit du placenta sur le cordon ombilical, et forme à ce faisceau vasculaire une gaîne étendue jusqu'à l'ombilic du fœtus. Si on trouve des fœtus dans lesquels l'amnios est très-étroitement uni au chorion dans toute la longueur du cordon, en sorte qu'on pourrait douter qu'il y eût sur ce dernier une double couche membraneuse, il en est d'autres sur lesquels il est très-facile de détacher dans une assez grande étendue la gaîne formée par la première de ces deux membranes, de manière à constater qu'elles concourent l'une et l'autre à former l'enveloppe commune des vaisseaux ombilicaux (1).

---

(1) Selon M. Velpeau (*loco citato*), dans un embryon de dix ou douze jours, le chorion offre les apparences d'une hydatide velue.

Le chorion ne ressemble à aucune des membranes connues. On pourrait croire au premier coup d'œi qu'il ne diffère pas essentiellement de l'amnios ;

---

ou d'une petite vésicule transparente ; sa surface externe, libre de toute adhérence, est comme fongueuse et chagrinée dans toute son étendue ; son intérieur est rempli d'un liquide clair et séreux, et le duvet qui recouvre sa face externe, l'aspect poli de sa face interne, persistent pendant tout le temps de la gestation, quoique beaucoup d'auteurs aient avancé le contraire. Ces villosités, ces filamens du chorion, sont généralement regardés comme de nature vasculaire : mais 1° on les observe avant que les canaux sanguins du cordon soient reconnaissables ; 2° jusqu'à la sixième semaine, chaque flocon est au moins aussi volumineux qu'un des vaisseaux ombilicaux ; 3° ceux-ci n'étant qu'au nombre de trois, il est difficile qu'ils donnent naissance à ceux-là qui se trouvent au nombre de plusieurs centaines ; 4° ces villosités, toutes indépendantes les unes des autres, sont régulièrement éparses sur toute la périphérie de l'ovule, tandis que le cordon et le placenta n'ont de rapport qu'avec un point de cette vésicule ; 5° malgré les efforts de beaucoup d'anatomistes habiles, personne n'a réellement démontré que ces filamens fussent creux et vasculaires plutôt que solides et celluleux ; 6° enfin, examinés à la loupe, on voit qu'ils forment de simples spongioles aréolaires et non pas des conduits perméables. Toutes ces considérations doivent donc faire révoquer en doute leur nature vasculaire.

Jusqu'à trois, quatre ou cinq semaines de la grossesse, la surface interne du chorion est en contact avec une lamelle très-fine faisant partie d'un corps particulier appelé par M. Velpeau *corps réticulé.* De cette époque à six semaines ou deux mois, elle n'est plus séparée de l'amnios que par une substance vitriforme parfaitement transparente.

Quant à l'opinion soutenue encore aujourd'hui par quelques auteurs que le chorion se continue avec le derme cutané des parois abdominales du fœtus, elle ne paraît pas pouvoir être admise ;

mais quand on réfléchit que, dans le principe de la
gestation, il existe entre ces deux membranes un intervalle sensible, qu'au terme de la grossesse elles
sont encore très-distinctes l'une de l'autre, qu'alors
le chorion est plus mince que l'amnios, qu'enfin,
pendant tout le temps de la grossesse, celui-ci est
le siége d'une exhalation et d'une absorption habituelles, il est difficile d'admettre une identité de nature entre ces deux membranes. Le chorion, après
avoir enveloppé le cordon, se continue avec le
derme de l'organe cutané du fœtus; mais pour cela
on ne saurait admettre qu'il est de même nature
que lui sans reconnaître aussi que l'amnios, qui fait
suite à l'épiderme, partage l'organisation de ce dernier (1). Il serait moins facile de réaliser cette supposition que de faire entrevoir un certain rapport,
une sorte d'analogie de fonctions entre la triple
couche celluleuse, dermoïde et épidermoïde de l'enveloppe cutanée dans les phénomènes de la circulation pour la transpiration dans l'adulte, et les trois
membranes qui forment les enveloppes du fœtus, à
l'égard de la production des eaux de l'amnios.

car le chorion fait déjà partie de l'ovule au moment de la fécondation, au lieu que les parois abdominales ne se développent
qu'après le rachis; en outre, avant l'apparition de la peau, le
chorion offre déjà les mêmes caractères et la même forme qu'il
offrira plus tard : le chorion et la peau sont donc deux parties
indépendantes l'une de l'autre.   (*Note ajoutée.*)

Voyez la note précédente.

§ IV. De l'Amnios.

Nous avons déjà dit plus haut que, dans les premiers temps de la gestation, l'amnios forme une poche plus petite que le chorion. Des lames celluleuses très-délicates et un fluide qui n'a, en conséquence, aucune communication avec celui au milieu duquel nage le petit embryon, remplissent alors l'intervalle qui sépare ces deux membranes. C'est à Hunter qu'est due la remarque de cette disposition, qui n'existe plus vers le second ou le troisième mois (1). Alors l'amnios a la même étendue que le chorion, auquel il est uni sans doute par des vaisseaux exhalans et absorbans, mais en tous cas d'une manière très-lâche, et cela jusqu'à la fin de la gestation. En effet, à cette époque l'adhérence de ces deux membranes est si faible, qu'au moyen de la rupture qui s'est faite à toutes deux pour le passage de l'enfant à l'instant de l'accouchement, on pourrait les séparer complétement l'une de l'autre sans

---

(1) L'espace qui sépare le chorion de l'amnios, d'abord très-grand relativement à la cavité du chorion, beaucoup plus grand que le sac amniotique lui-même, pendant tout le cours du premier mois, diminue ensuite graduellement en proportion de l'agrandissement de l'amnios, de manière qu'à deux mois il égale à peu près celui qui existe entre cette dernière membrane et l'embryon ; enfin l'accroissement de l'amnios finit par le faire disparaître presque en totalité, et de telle sorte que, vers le quatrième ou le cinquième mois, il faut savoir qu'il existe pour le reconnaître. (Loco citato.) (Note ajoutée.)

les déchirer, seulement, il est vrai, jusqu'au cordon; car, comme nous le remarquions en parlant du chorion, elles sont plus étroitement unies sur ce faisceau vasculaire. La surface interne de l'amnios est lisse, polie et humide du fluide qui est habituellement en contact avec elle.

- Un peu plus épaisse que le chorion, la membrane amnios se rapproche beaucoup, par sa couleur blanche, sa demi-transparence, des membranes séreuses. L'exhalation et l'absorption dont elle est le siége ajoutent encore à l'idée d'une parfaite identité de structure avec ces membranes; une seule chose pourrait l'infirmer; c'est que l'amnios ne représente pas une poche complète sans ouverture, puisqu'il se termine à l'ombilic du fœtus; il est vrai que comme il est continu à l'épiderme, sa cavité ne communique point à l'extérieur (1).

§ V. Des Eaux de l'Amnios.

Ce liquide existe dès les premiers développemens de l'embryon. Sa quantité augmente bien jusqu'à la

---

(1) Pendant les quinze premiers jours de la gestation, l'amnios n'a de rapports immédiats qu'avec l'extrémité embryonnaire du cordon ombilical, sur lequel il se replie un peu plus tard pour lui former une gaîne et se mettre en contact avec la surface interne du chorion. Cette disposition se maintient, sauf quelques exceptions, jusqu'à ce que les parois abdominales soient complétement développées; jusque-là, il n'y a aucune continuité entre l'amnios et l'épiderme; mais ensuite cette continuité est difficile à contester. (*Loco citato.*) (*Note ajoutée.*)

fin de la grossesse, mais non pas en raison de l'accroissement du fœtus : quelque grande qu'elle soit à cette époque (et on sait qu'elle varie depuis une chopine ou un demi-setier seulement jusqu'à plusieurs pintes), elle est toujours moindre que dans les premiers temps de la gestation, proportionnément au volume du fœtus.

Tantôt assez limpides, tantôt blanchâtres et comme laiteuses, les eaux de l'amnios ont une odeur fade, une saveur légèrement salée : leur pesanteur est à celle de l'eau comme 1004 est à 1000. L'analyse chimique qui en a été faite dans ces derniers temps par MM. Vauquelin et Buniva, y a constaté la présence d'une matière albumineuse, de muriate de soude et d'une substance alkaline; on y soupçonne aussi la présence d'un acide, puisqu'elles rougissent la teinture de tournesol et donnent un précipité par la potasse caustique (1). Nous revien-

---

(1). L'eau de l'amnios, un peu plus consistante que l'eau pure, est claire comme de la sérosité simple, ou de couleur légèrement citrine ou verdâtre; dans certains cas, elle est âcre et astringente au point de rider la peau des doigts de l'accoucheur, quand il les tient au-delà de quelques secondes dans le vagin ou dans la matrice. Ordinairement transparente, elle est assez souvent lactescente, trouble, mêlée de flocons albumineux gris, jaunes ou noirâtres; mais ces flocons, ces matières filantes, cet aspect trouble sont dus, selon M. Velpeau, à des parcelles de méconium ou de l'enduit du fœtus, ou bien de la matière vitriforme et des vésicules qui existent primitivement entre les membranes. Selon cet anatomiste, l'eau de l'amnios n'est autre chose qu'une sérosité analogue à celle des plèvres, du péricarde, du péritoine, de l'arachnoïde, etc., et sa production ne suppose nullement

drons plus bas sur l'opinion des mêmes chimistes qui attribuent à la dégénérescence de l'albumine de cette liqueur la matière caséiforme qui enduit le corps du fœtus.

Il est bien prouvé maintenant que l'eau de l'amnios n'est pas le produit de la transpiration du fœtus, puisqu'elle préexiste à celui-ci, et que sa quantité est en rapport inverse avec son développement. Ce liquide est bien certainement fourni par la mère : on l'a vu de la couleur du safran chez une femme qui avait fait usage de cette substance pendant sa grossesse ; chez une autre, soumise à des frictions mercurielles, il avait la propriété de blanchir le cuivre. Séparé par voie d'exhalation, se renouvelle-t-il pendant tout le temps de la grossesse ? on serait assez porté à le croire, d'après le développement des vaisseaux absorbans de l'utérus. Je sais bien que quelques anatomistes ont inutilement tenté de poursuivre ces vaisseaux dans les membranes ; mais ce n'est point une raison pour décider qu'il n'y existent pas : comme aussi de ce que ce fluide existe en

---

l'existence de canaux particuliers. On ne peut admettre, ajoute-t-il, qu'elle prend sa source immédiate dans la matrice, puisqu'il n'existe aucune connexion vasculaire entre la matrice et les membranes, que le chorion est séparé de cet organe par une couche inorganique (la membrane caduque), et que, pendant le premier mois, la membrane amnios ne touche pas même la face interne du chorion. On ne peut pas davantage songer à la faire provenir du fœtus directement, si l'on fait attention que sa quantité proportionnelle est beaucoup trop grande dans les premiers temps de la grossesse. (*Note ajoutée.*)

assez grande quantité et sous forme liquide, tandis
que celui fourni par les membranes séreuses est toujours sous l'état de vapeur humide, il ne faut pas
en conclure qu'il est continuellement produit sans
rentrer dans les voies de la circulation, de même que
les hydropisies ont lieu quand les vaisseaux absorbans suspendent leur action; car nous voyons dans
l'économie plusieurs autres fluides, la graisse, la synovie, qui séjournent dans les parties où ils sont
déposés. Je crois donc que le liquide de l'amnios est
absorbé; et si sa quantité diminue proportionnément
au volume du fœtus à mesure que le terme de la
grossesse approche, c'est sans doute parce que son
exhalation est moindre, ou que son absorption devient de plus en plus active.

Dilater l'utérus plus uniformément que ne le feraient les parties inégales du corps du fœtus; empêcher que celui-ci, par ses mouvemens, ne heurte
trop violemment contre les parois de la matrice; assurer sous quelques rapports sa conservation en l'é-
loignant des corps extérieurs; favoriser son développement, en offrant moins de résistance que les
parois de l'utérus; enfin faciliter l'accouchement en
opérant la dilatation du col : tels sont les usages des
eaux de l'amnios considérées comme simple liquide.
Ces usages appartiennent à la classe de ceux que
plusieurs autres fluides de l'économie remplissent
en vertu de leurs seules qualités physiques, surtout
du degré de fluidité qui varie dans chacun suivant
la destination qu'il a en partage : ainsi la graisse,
fluide concret, détermine nos formes extérieures,
et favorise par sa souplesse les mouvemens de beau-

coup de parties qu'elle entoure. Là, c'est un fluide visqueux et filant qui enduit les surfaces articulaires; ailleurs, sur la surface interne des membranes séreuses, dont la plupart des organes sous-jacens exercent des mouvemens légers, ce n'est pas d'un véritable liquide, mais d'une simple vapeur humide, d'une sorte de rosée, que la nature s'est servie pour entretenir la contiguité et prévenir les adhérences des organes soit entre eux, soit avec les parois de la cavité qui les renferme. Nous voyons encore des humeurs entrer dans la structure de l'œil pour la réfraction de la lumière. Ces fluides divers ne peuvent être aussi différens dans leurs attributs extérieurs, sans l'être dans leur composition intime, ce que démontre l'analyse chimique; mais de tous la graisse est le seul auquel on puisse reconnaître une autre influence dans les phénomènes de l'organisation, influence qui, quoique ignorée dans son caractère, est assez justement présumée d'après la grande quantité de cette substance, et constatée par ses rapports avec les divers âges de la vie, et avec la constitution, par ses changemens de proportion dans les maladies, etc.

Il est encore à décider si les eaux de l'amnios, à l'occasion desquelles nous avons fait cette remarque sur une des principales destinations des fluides dans l'économie, ont quelques usages dépendans de leur nature et relatifs au fœtus. Ce n'est pas tout-à-fait ici le lieu d'entrer dans une discussion à ce sujet; nous verrons ailleurs ce qu'on doit penser d'une opinion très-long-temps défendue, beaucoup moins en faveur actuellement, d'après laquelle les eaux de l'amnios serviraient à la nutrition du fœtus, après avoir été absorbées par la peau, ou par suite de leur introduction directe dans les voies digestives.

§ VI. *De la Vésicule ombilicale et des Vaisseaux omphalo-mésentériques.*

On sait que, dans les fœtus des animaux vivipares, indépendamment des mêmes membranes que celles que nous avons reconnues et que nous venons de décrire dans l'œuf humain, il en existe une autre nommée *allantoïde*. Cette membrane forme une petite cavité distincte de celle de l'œuf et communiquant avec l'intérieur de la vessie par l'ouraque, qui, dans les animaux, est un véritable canal. Les anatomistes ont été long-temps partagés de sentiment sur l'existence de l'allantoïde dans l'espèce humaine. Plusieurs, en l'admettant, se sont peut-être moins fondés sur la rigoureuse observation que sur la présomption d'une parfaite conformité entre les membranes du fœtus humain et celles des fœtus quadrupèdes. Mais quelques-uns, dont les remarques furent d'abord taxées de méprises et n'ont été confirmées que dans ces derniers temps, ont vraiment observé une vésicule hydatiforme que les modernes appellent *vésicule ombilicale*; et qu'on peut regarder comme tenant lieu de l'allantoïde. Cependant si ces deux petites poches membraneuses peuvent être rapprochées sous quelques rapports, elles diffèrent beaucoup sous d'autres; en sorte qu'il est vrai de dire que l'allantoïde n'existe pas

dans l'espèce humaine telle.qu'elle est dans les ani-
maux(1).

---

(1) L'existence de l'allantoïde a été tantôt admise, tantôt rejetée par les auteurs, et ceux qui l'ont admise, en ont donné des
descriptions très-diverses, la plupart l'ayant confondue soit avec
la vésicule ombilicale, soit avec la pellicule inorganique qui tapisse l'intérieur de la membrane caduque, soit même avec le
chorion, Selon M. Velpeau, depuis la cinquième semaine de
la conception jusqu'à la fin de la grossesse, il existe entre le
chorion et l'amnios une couche transparente, incolore ou d'un
jaune légèrement verdâtre, lamellée à la manière du corps vitré,
diminuant d'épaisseur en raison du développement des autres
membranes, et renfermant entre ses mailles un fluide dont l'a-
bondance est au contraire en raison inverse des progrès de la
gestation. En s'amincissant, elle finit par ne plus former qu'une
couche homogène et pulpeuse, par se transformer en un simple
enduit gélatineux ou muqueux, qui disparaît lui-même en
totalité chez beaucoup de femmes avant l'époque de l'accouchement. Plusieurs de ses lamelles se confondent à la surface
externe de l'amnios, principalement aux environs de la racine
du cordon ombilical; la même chose arrive, mais plus rarement pour le chorion, ce qui explique comment la vésicule
ombilicale, observée après la sixième semaine de son développement, est très-souvent comme enchâssée dans les feuillets de l'amnios ou du chorion. Cette matière occupe la place du
corps réticulé, dont elle est sans doute une modification, et se
continue comme lui avec la substance gélatineuse du cordon.

C'est ce corps réticulé que M. Velpeau regarde comme l'analogue de l'allantoïde. A la vérité il n'est point parvenu à démontrer sa communication avec la vessie; mais cette communication
n'a pas été mieux démontrée dans plusieurs mammifères; et dans
tous les cas, soit qu'il communique par le moyen d'un canal avec
la vessie ou qu'il en soit indépendant, on ne peut guère établir de
rapprochement entre la substance qu'on y trouve et le liquide
urinaire. Les auteurs qui soutiennent que l'allantoïde est dés-

La vésicule ombilicale a d'abord été vue et décrite sous le nom d'*allantoïde* par Diemerbroeck, Albinus, Bohemer. Sa présence seulement dans les premiers mois de la grossesse, la rareté des circonstances favorables à l'examen du produit de la conception à l'époque où elle existe; sa destruction sans doute fréquente par les différens efforts qui accompagnent l'avortement, sont autant de raisons qui excusent l'état stationnaire de l'anatomie du fœtus sur ce point, jusqu'aux nouvelles descriptions qu'ont successivement données de cette vésicule Wrisberg, Hunter, Sœmmering, Sandifort, Blumenbach, et plus récemment encore M. Lobstein dans son *Essai sur la nutrition du fœtus.* Il n'est plus permis de douter maintenant qu'elle ne soit une

---

tinée à contenir l'urine du fœtus se sont principalement fondés sur sa communication avec la vessie, chez les brutes, sur la saveur salée du liquide qu'on y rencontre, et sur l'odeur urinaire de ce liquide. Mais l'odeur urinaire est un caractère trop fugace pour qu'on puisse y attacher grande importance; la saveur salée n'est point particulière à l'urine; l'eau de l'amnios a également une saveur salée, et peut, peut-être, la communiquer au liquide allantoïdien. Quel rapport d'ailleurs peut-il y avoir entre le fluide urinaire et la matière viscide, grasse, blanchâtre, que renferme l'allantoïde des bisulces? entre l'urine et la masse blanche, féculente, réticulaire, contenue dans l'allantoïde du poulet vers le dixième jour de l'incubation? Non, assurément, continue M. Velpeau; contenir de l'urine n'est pas le seul, n'est pas même le principal usage de l'allantoïde : ses fonctions, comme celles de la vésicule ombilicale, se rattachent sans doute à la nutrition des premiers temps du germe, et peut être sert-il au développement de quelque organe en particulier ou de quelque appareil spécial.   (*Note ajoutée.*)

partie essentielle et constante de l'organisation du
fœtus.

· La vésicule ombilicale a été trouvée au-dessous de
l'amnios, entre lui et le chorion, tantôt vers l'insertion du cordon au placenta, au-dessous de l'espèce d'entonnoir (*processus infundibuliformis*) que
forme la première des deux membranes en abandonnant le placenta pour se prolonger sur le cordon, tantôt à une distance plus ou moins grande
de l'insertion de ce dernier, toujours sur la surface
du placenta, au moins bien rarement au-delà de la
circonférence de ce corps. M. Lobstein présume que
dans les premiers temps de la gestation la vésicule
adhère à l'embryon même, puisqu'elle s'en éloigne
à mesure que le cordon ombilical se forme, pour se
trouver ensuite vers l'insertion de ce dernier au
placenta : il se fonde sur ce que dans un œuf expulsé
intact au cinquantième jour de la conception, il la
trouva fixée immédiatement à l'embryon. Mais je remarquerai que, sur un œuf avorté, de même âge que
celui de M. Lobstein, et même un peu plus jeune,
car il n'avait que six semaines, parmi ceux qu'on
voit dans les tables de Sœmmering, la vésicule était
éloignée du fœtus : on ne peut donc du rapport
qui s'est présenté à lui tirer une conséquence générale justement fondée. Cependant c'est sur la supposition que cette adhérence de la vésicule à l'embryon a constamment lieu que M. Lobstein établit
une opinion que voici. Après avoir combattu le sentiment des naturalistes sur la destination accordée
à l'allantoïde des animaux quadrupèdes d'être un
réservoir de l'urine après la vessie, il assimile la

vésicule ombilicale à l'allantoïde, et pense que, dans l'embryon humain extrêmement jeune, il y a communication de cette vésicule avec la vessie urinaire par l'ouraque, mais qu'à mesure que le cordon ombilical s'établit et s'allonge, la vésicule s'éloignant de l'abdomen et de l'embryon, la communication avec la vessie cesse par la destruction de l'ouraque; et dans la partie physiologique de son ouvrage il avance que le fluide contenu dans la vésicule peut fort bien être transmis dans la vessie par l'ouraque pour y être absorbé et servir aux premiers développemens de l'embryon, comme il présume que cela a également lieu dans les animaux pour celui de l'allantoïde. Ce serait sortir des bornes de notre sujet que de discuter cette opinion; je dirai seulement, pour ce qui nous concerne, que, quoique M. Lobstein ait signalé les différences qu'on ne peut s'empêcher de reconnaître entre l'allantoïde des animaux et la vésicule ombilicale du fœtus humain, il en est une dont il ne fait pas mention, et qui contredit son sentiment : c'est que, dans les animaux, l'allantoïde préexiste au fœtus, et que pendant un certain temps elle en surpasse de beaucoup les dimensions. La vésicule ombilicale, dans l'espèce humaine, n'a été au contraire observée qu'à une époque déjà un peu éloignée de la conception (1). Sœmmering ne l'indique pas dans deux œufs de trois ou quatre semaines; il cite même comme un cas assez remarquable qu'elle ait été vue sur un œuf au quarante-unième

_____

(1) Voyez la note de la page suivante.

jour de la conception, par un anatomiste allemand (Autenrieth).

Depuis l'instant où elle paraît, la vésicule ombilicale augmente de grosseur jusqu'à acquérir celle d'un gros pois; elle diminue ensuite pour disparaître complétement vers le milieu de la grossesse. Elle n'a pas été vue, en effet, au-delà du quatrième mois. Haller dit avoir disséqué huit femmes enceintes, et n'avoir trouvé sur aucune la vésicule décrite par Diemerbroeck, Albinus et Bohemer; en sorte qu'il est conduit à ne pas admettre l'allantoïde dans l'espèce humaine. Il est probable, quoiqu'il ne l'indique pas, que ces femmes étaient grosses au moins à mi-terme.

Tantôt sphérique, tantôt de forme ovalaire ou pyriforme, et toujours placée sous l'amnios, qu'elle soulève et à travers lequel elle proémine, cette vésicule a des parois minces, quelquefois transparentes, plus souvent opaques. Elle contient un liquide dont la nature est inconnue, qui seulement a été trouvé plus ou moins consistant et ayant pour l'ordinaire une couleur jaunâtre (1).

_____

(1) Nous devons encore à M. Velpeau, le meilleur guide que nous puissions suivre dans l'examen des annexes du fœtus, la description la plus exacte de la vésicule ombilicale et de l'allantoïde. Il résulte des recherches de cet anatomiste, que la vésicule ombilicale est distincte de l'allantoïde, et que les opinions émises par M. Lobstein, et par la plupart des auteurs qui ont décrit ces deux vésicules ou qui ont nié l'existence de l'une d'elles, ne peut plus être admises aujourd'hui. Selon M. Velpeau, la vésicule ombilicale est un petit sac pyriforme, arrondi ou sphéroïde, qui, vers le quinzième ou vingtième jour de la fécondation, offre le vo-

Vaisseaux omphalo-mésentériques. La vésicule ombilicale reçoit les vaisseaux qui dépendent du système vasculaire du fœtus : il y a une artère et

---

lume d'un pois ordinaire, c'est-à-dire deux à quatre lignes de diamètre. Il est probable qu'elle acquiert de plus grandes dimensions dans le courant de la troisième ou de la quatrième semaine, et qu'au delà de cette époque elle diminue. Quand elle est réduite au volume d'une graine de coriandre, ce qui arrive en général de la cinquième à la septième semaine, elle cesse ordinairement de diminuer ; alors elle s'aplatit et ne disparaît ensuite qu'insensiblement ; quelquefois on ne la trouve plus dès le troisième mois, tandis que d'autres fois on la rencontre encore au cinquième ou sixième mois.

Située entre le chorion et l'amnios, elle est, jusqu'à trente ou quarante jours, habituellement enveloppée dans le corps réticulé ou la couche vitriforme (voy. la note de la page 415) ; plus tard elle se colle ou s'applique ou à la surface externe de l'amnios, où à la surface interne du chorion ; et il semblerait alors que l'une ou l'autre de ces membranes la renferme entre ses feuillets.

Jusqu'à la fin du premier mois, le pédicule qui attache cette vésicule à l'embryon a de deux à six lignes de longueur, et souvent jusqu'à un quart de ligne d'épaisseur ; il présente, en se confondant avec la vésicule, une sorte d'épanouissement infundibuliforme ; il ne s'élargit ni ne se rétrécit sensiblement du côté de l'abdomen. Sa continuité avec le canal intestinal ne peut plus être révoquée en doute. Avant que les parois de l'abdomen soient complettement formées, il est comme divisé en deux portions par l'amnios, qu'il semble avoir traversé ou perforé : l'une de ces portions se trouve entre le rachis et le lieu qu'occupera par la suite l'ombilic ; l'autre reste à l'extérieur, entre l'amnios et la vésicule. Après le premier mois, ce canal s'allonge et devient de plus en plus fin ; sa portion ombilicale se perd dans le cordon, et cesse de pouvoir être suivie jusque dans le ventre ; sa longueur peut être d'un demi-pouce, d'un pouce et même d'un pouce et demi.

une veine. La première tire son origine de la mésentérique supérieure, et vient gagner l'ombilic en
passant entre les circonvolutions intestinales : sans

---

mais toutes les fois que la vésicule se trouve à une plus grande
distance du cordon, c'est que son pédicule s'est rompue par suite
des tractions que les membranes exercent naturellement sur
elle, quand ces diverses parties contractent de bonne heure des
adhérences un peu fortes les unes avec les autres.

Jusqu'à vingt ou trente jours, ce pédicule est creux, puisque
l'on peut, sans rien rompre, faire passer le liquide de la vésicule dans l'intestin. Un peu plus tôt ou un peu plus tard, mais
ordinairement dans la cinquième semaine, ce canal cesse d'être
perméable, et son occlusion s'opère de l'ombilic vers la vésicule
à mesure que le cordon se complète.

Les parois de la vésicule ombilicale, fortes et résistantes, sont
lisses et régulières quand elle est pleine ; dans le cas contraire,
elles se rident ou se plissent. Elles sont d'une couleur ordinairement jaunâtre et peu transparentes, ce qui dépend peut-être du
liquide qu'elles renferment. M. Velpeau n'a jamais pu y distinguer plusieurs membranes.

La continuité de la vésicule ombilicale avec le canal intestinal
ne peut plus être révoquée en doute. On a comparé avec raison
la matière qu'elle contient au jaune ou substance du vitellus des
oiseaux : elle est ordinairement d'un jaune pâle très-prononcé,
opaque par conséquent, de la consistance d'une émulsion un peu
épaisse. Quelquefois elle contient de petits grumeaux concrets,
semblables à du jaune d'œuf cuit et flottant au milieu d'un
fluide très-peu coloré. Elle paraît destinée à la nutrition des premiers linéamens du fœtus : elle fournit au développement de l'embryon jusqu'à ce que le cordon et les vaisseaux ombilicaux
soient formés, ou plutôt jusqu'à ce que l'ovule soit exactement
appliqué à la surface interne de la matrice ; alors de nombreux
matériaux passant de la mère à l'œuf, la vésicule ombilicale ne
tarde pas à devenir inutile. Il fallait, en effet, ajoute M. Velpeau, que, depuis le moment de la fécondation jusqu'au temps

doute que pendant ce dernier trajet cette artère emprunte une petite gaîne du péritoine, puisqu'elle est libre et ne tient à aucun repli, à moins qu'on ne suppose que le péritoine est percé pour lui donner passage à sa naissance du tronc mésentérique et à sa sortie par l'ombilic. Quoi qu'il en soit, après avoir traversé cette ouverture, elle s'unit bientôt aux vaisseaux principaux du cordon, dont elle parcourt toute l'étendue; parvenue au placenta, elle s'insinue entre le chorion et l'amnios pour se rendre à la vésicule ombilicale et se ramifier dans les parois de cette petite poche membraneuse.

La veine offre à peu de chose près la même disposition. Née de la vésicule par des radicules plus ou moins multipliées, elle accompagne l'artère, d'abord, entre les membranes du fœtus, puis dans toute la longueur du cordon. Jusque-là ces vaisseaux sont si étroitement unis l'un à l'autre, qu'ils ont été pris, pendant assez long-temps, pour un filament unique bifurqué à l'ombilic. Mais derrière l'ombi-

---

où l'ovule se trouve en contact immédiat avec l'utérus, le produit de la conception humaine, libre et indépendant de toutes les parties de la mère; comme l'œuf des oiseaux, trouvât comme lui en lui-même de quoi se suffire; qu'il renfermât une substance aux dépens de laquelle le développement de l'embryon pût s'effectuer. Seulement, chez l'un ce mode de nutrition n'est que temporaire; tandis que chez l'autre il persiste jusqu'à l'éclosion, différence qui tient à ce que, pour le premier, l'incubation se fait à l'intérieur d'un organe vivant, d'un organe qui peut fournir des substances alibiles à l'embryon qu'il renferme, au lieu que l'incubation du second s'opère tout-à-fait hors des organes de la mère. *(Note ajoutée.)*

lic, qu'elle traverse, la veine omphalo-mésentérique s'isole de l'artère, et séparée d'elle par quelques
circonvolutions de l'intestin grêle, va s'ouvrir dans
la mésentérique supérieure appartenant à la veine
porte.

C'est donc le fœtus qui fournit le sang destiné et
au développement de la vésicule ombilicale et sans
doute à la séparation du fluide qu'elle contient. Le
résidu est versé dans le système veineux abdominal.
Ne serait-il pas possible que la veine omphalo-mésentérique se chargeât de transmettre au fœtus une
partie de ce fluide? Cette conjecture ne me paraît
pas hors de toute vraisemblance. En effet, on convient que cette vésicule, qui existe constamment
dans les premiers mois de la grossesse, est sans
doute importante à la vie du fœtus. J'aimerais donc
mieux admettre la communication par la voie que je
viens d'indiquer, que celle présumée par l'ouraque,
dont nous avons parlé plus haut.

Quoi qu'il en soit des fonctions de la vésicule, sur
lesquelles nous ne devons pas nous arrêter, les vaisseaux omphalo-mésentériques n'ont pas toujours
été connus tels que nous venons d'en donner une
idée. Kerckringius, cité par Haller et Sœmmering,
avoit observé la veine dans l'abdomen seulement, et
la croyait une simple branche de l'ombilicale. Haller
lui-même a ensuite vu l'artère au milieu des circonvolutions intestinales; mais il la suppose se distribuer dans les parties voisines de l'ombilic, et ne
fait que présumer une de ses ramifications dans le
cordon, ramification dont il n'indique pas la destination, puisque, d'après ce qui a été dit plus haut,

il ne connaissait pas la vésicule ombilicale. Après lui, Wrisberg, la première fois qu'il vit cette dernière, suivit le trajet des vaisseaux omphalo-mésentériques, depuis elle jusqu'au milieu des circonvolutions intestinales, sous l'état d'un filament partagé en deux petites branches à l'ombilic, mais sans pouvoir ni connaître l'endroit où allaient aboutir ces dernières, ni s'assurer que le filament principal fût creux, vu leur extrême ténuité. Apparemment qu'il n'avait pas alors connaissance de l'indication que fait Haller, dans ses *Fasciculi anatomici* et dans sa Physiologie, de l'artère omphalo-mésentérique. Mais Wrisberg est parvenu depuis à injecter ces vaisseaux, déjà reconnus au milieu du cordon par Hunter. Parmi les anatomistes français, M. Chaussier est le premier qui ait porté une attention spéciale sur cet objet. Plusieurs fois il a injecté ces vaisseaux, savoir, l'artère par l'aorte, et la veine par la veine porte : il leur a conservé le nom qui leur avait été imprimé par Haller, et sous lequel nous les décrivons ici, nom qui ne leur convient cependant pas très-bien, à présent qu'on connaît leur entière distribution, puisqu'il n'exprime que leur disposition dans l'abdomen.

Du reste, les vaisseaux omphalo-mésentériques n'existent, ainsi que la vésicule ombilicale, que dans les premiers mois de la gestation : cependant ils peuvent subsister jusqu'à la naissance. Ce fut sur un enfant qui avait vécu trois semaines que Haller vit l'artère. Dernièrement M. Chaussier les a rencontrés sur un fœtus à terme : on a pu même les injecter, et le dessin qui en a été pris ensuite

se trouve dans les cabinets de l'École de médecine (1).

ARTICLE DEUXIÈME.

CONSIDÉRATIONS GÉNÉRALES SUR LE FOETUS.

Nous allons nous occuper, dans ces considérations sur le foetus, 1° des phénomènes observables
de son accroissement et du développement de ses
diverses parties; 2° de son attitude et de sa situation dans la matrice; 3° de son habitude exté-

---

(1) D'après les observations de M. Velpeau, les *vaisseaux
omphalo-mésentériques* se distribuent non-seulement dans l'é-
paisseur du canal vitello-intestinal, mais encore dans celle de la
vésicule elle-même. Selon cet auteur, ces vaisseaux, auxquels
il propose de donner le nom plus exact de *vaisseaux vitello-mé-
sentériques*, ou *vaisseaux vitellins*, ne viennent pas se rendre,
comme on l'a dit, dans le tronc de la veine et de l'artère mésaraïques supérieures, mais dans une des branches de second ou de
troisième ordre de ces gros canaux, particulièrement dans celles
qui vont se distribuer au coecum. Il les a souvent suivis de la
cavité abdominale à travers l'anneau de l'ombilic, jusqu'à un,
deux et même trois pouces dans le cordon, sur des produits de
six semaines, de deux ou de trois mois : à ces diverses époques,
ils finissent par disparaître et se perdre dans le tissu spongieux
avant d'arriver à la vésicule. Les ayant observés sur un ovule en
même temps que le pédicule de la vésicule, dont ils étaient parfaitement distincts, il les considère comme destinés à porter et
à reprendre dans les parois de la vésicule et de son conduit, les
matériaux qui servent à la nutrition et aux usages particuliers
de ce curieux appareil, et non pas à transporter dans la circulation générale la substance vitelline.   (*Note ajoutée.*)

rieure au terme ordinaire de la gestation ; 4° enfin, de ses fonctions ou de son mode particulier d'existence.

§ Ier. *Phénomènes observables du développement du Fœtus.*

L'accroissement du fœtus n'a pas lieu d'une manière uniforme. Très-rapide dans les premières semaines, il l'est moins pendant le second mois. Il prend une nouvelle activité pendant le troisième, pour se ralentir au commencement du quatrième. Vers le milieu de celui-ci il s'accélère de nouveau jusqu'au sixième mois, depuis lequel le fœtus acquiert lentement l'état sous lequel il se présente à la naissance. Cette lenteur dans l'accroissement est surtout remarquable pendant le dernier mois ; car il y a bien moins de différence entre un fœtus à terme et un de huit mois qu'entre deux à même différence d'âge dans le commencement ou vers le milieu de la gestation. L'accélération du développement du fœtus depuis le quatrième jusqu'au sixième mois a servi d'explication à un fait observé depuis long-temps : c'est que la femme est plus disposée pendant cette époque à l'avortement, qui survient même quelquefois spontanément. Sans doute que le changement plus remarquable alors du système vasculaire de la matrice a une grande influence sur ce phénomène ; mais je pense qu'il faut aussi y faire entrer pour quelque chose l'état du fœtus lui-même, qui, à peu près à cette époque, prend, ainsi que nous le dirons bientôt, une position fixé, et s'établit dans un contact permanent avec les parois de la matrice, tandis que jusqu'alors il flottait au milieu des eaux de l'amnios. Il est curieux de vérifier la remarque faite par Sœmmering et quelques autres anatomistes, savoir, que dans un certain nombre de fœtus avortés, il y en a plus du sexe féminin que du sexe masculin, et aussi, proportionnément, plus de difformes que de bien conformés.

Après quelques jours de la présence du germe dans l'utérus, le fœtus se montre sous l'état d'un petit corps gélatineux, dont toutes les parties paraissent homogènes et ont une demi-transparence qui diminue d'abord uniformément. Mais bientôt on découvre quelques points plus opaques : l'un d'eux répond au cœur, d'où partent des stries rougeâtres qui dessinent le trajet des principaux vaisseaux. En même temps plusieurs filamens détachés du milieu de ce petit corps le tiennent suspendu aux membranes de l'œuf. Vers la fin du premier mois, on peut aisément distinguer la tête, qui, aussi grosse que le reste du corps, se présente sous l'état d'une vésicule à parois très-minces. Pendant le second mois, les diverses parties de la face et les membres se développent. Les yeux sont indiqués par deux points noirs très-gros pour le volume de l'embryon, et que les paupières ne couvrent qu'après la dixième semaine environ. De simples ouvertures occupent en premier lieu la place des oreilles et du nez, et ce n'est non plus qu'à cette dernière époque qu'existent la conque et le nez lui même. Enfin la bouche, assez grande dès qu'elle com-

mence à paraître, est d'abord entr'ouverte; mais
bientôt les lèvres se développent et ne laissent plus
apercevoir par leur rapprochement qu'une fente ou
dépression transversale.

Les membres se montrent d'abord sous la forme
de tubercules arrondis ou de mamelons. L'apparition des supérieurs est plus précoce de quelques
jours. Il est même à remarquer que jusqu'à la fin
du troisième mois leur volume surpasse réellement
celui des inférieurs : ce n'est que dans le cinquième
que ceux-ci commencent à prédominer un peu.
Observons, en outre, à l'égard de ces derniers, que
jusqu'à ce qu'ils aient acquis une longueur un peu
considérable, ils sont dépassés par la tubérosité
coccygienne fort au-dessus du niveau de laquelle
ils commencent à pulluler. Au reste, les uns et les
autres croissent assez rapidement; et lorsque leur
développement permet de distinguer leurs parties
principales, on voit à l'extrémité de chacun de petites papilles correspondant aux doigts des pieds et
des mains.

Entre les membres inférieurs, peu de temps
après qu'ils ont commencé à paraître, s'élèvent les
parties génitales, dans l'un et l'autre sexe; et, comme
il a déjà été dit lors de leur exposition spéciale,
telle est dans les fœtus féminins la longueur du
clitoris, sur tout avant le terme de la gestation, qu'en
les regardant simplement de côté, on pourrait
errer sur le sexe auquel ils appartiennent.

Au troisième ou au quatrième mois, toutes les
parties extérieures du fœtus sont donc bien caractérisées : les formes en sont exactement déterminées.

Elles ne font plus dès-lors que se développer, en s'établissant toutefois dans de nouveaux rapports de proportion : ainsi la tête, tout en conservant une prédominance sensible sur les autres parties, comparée à ce qu'elle est dans l'homme adulte et de moyenne stature, devient moins grosse proportionnément, à mesure que le fœtus touche de plus près à l'instant de sa naissance : ainsi encore les membres inférieurs, vers le milieu de la gestation, commencent à surpasser les supérieurs en grosseur, etc., etc. A cette époque, le fœtus n'a que le tiers environ de la longueur qu'il présente à terme ; mais avant la fin du sixième mois il est déjà à la moitié. Nous verrons plus bas quel est l'état général de son habitude extérieure à la naissance.

§ II. *Forme et situation du Fœtus dans la matrice.*

Pendant les deux premiers mois, l'embryon a la forme d'un ver recourbé dont l'une des extrémités est plus grosse que l'autre; le mois suivant il s'allonge sans cesser de paraître roulé sur lui-même. Soutenu par le cordon ombilical, il nage au milieu des eaux de l'amnios. Quand les membres sont bien développés, les supérieurs sont rapprochés sur la poitrine, les inférieurs fléchis, de telle manière que les cuisses sont appliquées sur le ventre, et que les talons touchent aux fesses. La tête est également fléchie, et le menton touche à la poitrine. Le fœtus a ainsi la forme d'un corps ovoïde dont l'une des extrémités, plus grosse, est représentée par la tête : il conserve cette forme jusqu'à la fin de la gestation.

Avant le milieu de la grossesse, le fœtus, à cause de sa légèreté et d'ailleurs du peu de longueur du cordon ombilical, ne peut avoir une position déterminée dans l'utérus; mais à cette époque il s'applique sur les parois de cet organe : alors aussi, par les mouvemens qu'il exerce, les femmes sont instruites de son existence. S'il se meut auparavant, comme cela est assez probable, il le fait avec beaucoup moins d'énergie; il ne peut, en outre, heurter les parois de la matrice, puisqu'il est suspendu au milieu des eaux de l'amnios; c'est par cette double raison qu'en général ses mouvemens ne sont sensibles pour la femme que du quatrième au cinquième mois de la gestation.

On a cru pendant un temps que le fœtus, dès qu'il pouvait prendre une situation fixe dans la matrice, y était verticalement placé, la tête en haut et les fesses appuyées sur le col de cet organe, jusqu'aux approches de l'accouchement, et qu'alors par un mouvement de culbute, la tête venait reposer à l'entrée du bassin; mais il est bien reconnu maintenant que le fœtus n'a pas, durant une aussi longue période de la gestation, une attitude stable : il se meut assez librement au milieu des eaux de l'amnios, change plusieurs fois de position jusqu'à ce qu'étant parvenu à un certain développement, il en prenne une déterminée, tantôt horizontale, soit transversalement, soit d'avant en arrière, mais plus souvent oblique, de telle manière que la tête se présente à l'entrée du bassin et que les fesses répondent à l'une des parois de la matrice. On peut voir exposées, dans l'ouvrage de M. Baudelocque,

les raisons sur lesquelles les modernes se fondent
pour ne pas admettre le mouvement de culbute du
fœtus.

§ III. *État et habitude extérieure du Fœtus au*
terme ordinaire de la gestation.

Le fœtus à terme a de seize à vingt ou vingt-deux
pouces de longueur. Son poids varie davantage :
communément de sept à huit livres, il peut n'être
que de quatre ou cinq; mais on l'a vu s'élever jusqu'à douze et même quatorze livres. Les variations
qui peuvent s'offrir sous ce double rapport font
qu'il est impossible de décider, d'après sa pesanteur
et sa stature, si un fœtus est précisément à terme : on
juge plutôt de sa maturité par certains caractères
pris dans son habitude extérieure.

Si nous réunissons succinctement ce qui a été
dit en particulier sur chacune des parties de la char-
pente animale, nous concevrons l'idée suivante des
proportions des diverses parties du corps du fœtus
à la naissance. La tête, quoique proportionnément
moins volumineuse qu'à une époque plus rapprochée de la conception, prédomine encore beaucoup
cependant sur les autres parties du corps. Le col
est très-gros et court. La poitrine est très-développée en général, et surtout fort évasée vers sa base.
L'abdomen proémine beaucoup, autant à cause du
volume de la plupart des organes qu'il renferme
que par la petitesse du bassin, dont l'étendue transversale, par exemple, ne fait guère plus de la moitié de celle de la base de la poitrine, tandis que

dans l'adulte elle l'égale et l'excède même un peu
chez certains individus. Les membres inférieurs ne
sont pas sensiblement plus longs que les supérieurs;
ce qui est une marque certaine du développement
plus avancé de ceux-ci, puisque, au terme de l'accroissement de l'homme, il y a entre eux et les inférieurs une différence assez grande à l'avantage de
ces derniers.

On a bien souvent répété que, à part les caractères que fournissent les organes génitaux, jusqu'à
un certain âge les deux sexes ne diffèrent point évidemment l'un de l'autre, et que c'est moins dans
l'organisation physique que dans les penchans et le
caractère qu'il faut, pendant les premières années
de l'existence, rechercher les traits distinctifs de
l'homme et de la femme : on ajoute que leur conformité est encore plus grande dans le sein de la
mère. Mais les observations de quelques modernes
montrent que toutes ces idées ont été émises trop
légèrement; car il y a chez le fœtus même des différences assez sensibles entre les deux sexes. Sœmmering a obtenu de ses recherches à cet égard des
résultats très-importans, et dont voici les principaux. Dans les fœtus féminins, comparés à ceux de
l'autre sexe, la tête est plus petite et moins arrondie; la poitrine, un peu plus large près du sommet,
proémine moins en devant; elle a aussi moins de
hauteur, en sorte que sa circonférence inférieure
est un peu plus distante du bassin : ce qui fait paraître l'abdomen plus long et plus tuméfié, malgré
que ce dernier ait déjà plus de largeur. Les membres
supérieurs sont plus courts, les épaules un peu moins

élevées, les extrémités des doigts moins pointues.
Dans les membres inférieurs, la cuisse est plus conique; la saillie dés malléoles et du talon est moindre;
ainsi que l'excès de longueur du gros orteil sur les
autres.

L'aspect particulier de la surface du corps du
fœtus au terme de la gestation est déterminé par
l'état de l'organe cutané à cette époque. Sur plusieurs parties du tronc et des membres, mais surtout autour des articulations, il existe un grand
nombre de sillons d'autant plus profonds que le
fœtus a plus d'embonpoint, et qui tous dépendent
de l'état prolongé de flexion de ses diverses parties :
quelques-uns sont si fortement imprimés qu'ils ne
peuvent s'effacer complétement par aucune situation
de la partie, et subsistent même pendant quelques
mois après la naissance : tels sont ceux des aînes,
de la partie interne des cuisses.

A la naissance, le corps du fœtus a une couleur
bleuâtre, violette, par la nature du sang qui circule dans tout le système vasculaire. Cette lividité de toute l'habitude du fœtus et la rougeur qui
lui succède quand la respiration est établie font
assez connaître la délicatesse de l'organe cutané et le
grand nombre de vaisseaux capillaires qui s'y distribuent. La peau est aussi garnie d'un léger duvet;
remarquable principalement sur les membres, sur
le dos, et que pour l'ordinaire les enfans conservent
pendant les premières années de la vie.

Enfin, presque tout le corps du fœtus qui naît est
couvert d'un enduit blanchâtre et tenace. La substance qui forme cet enduit a l'apparence d'un savon

nouvellement préparé; et, d'après l'analyse qui en a été faite par MM. Vauquelin et Buniva, elle ne ressemble à aucune autre substance connue de l'économie animale. Ces chimistes la regardent comme le produit d'une dégénérescence particulière de l'albumine contenue dans les eaux de l'amnios, que ce liquide dépose, ainsi transformée, sur le corps du fœtus. Mais on peut élever des doutes bien fondés sur cette dernière assertion. En effet, et cette seule objection suffit, pourquoi, si les eaux de l'amnios sont la source de cet enduit, n'en trouve-t-on pas un semblable sur la surface interne des membres et sur le cordon? On doit plutôt penser que la substance dont nous parlons est le produit d'une action propre de la peau du fœtus, d'une sécrétion semblable à celle qu, après la naissance, se fait encore sur quelques parties du système cutané. En tous cas, elle ne commence à se former que vers le milieu de la grossesse et quelquefois même plus tard.

§ IV. *Des Fonctions ou du Mode d'existence du Fœtus.*

Nous ne pourrions entrer ici dans de longs détails sans perdre de vue le véritable objet de nos recherches: en effet, c'est dans la seule intention de disposer à son étude anatomique que nous sommes conduits à considérer le fœtus sous le rapport de ses fonctions et à parler du mode d'existence qui lui est propre. Bornons-nous, en conséquence, à quelques idées générales.

Toute la durée du séjour du fœtus dans la matrice

est employée à son accroissement. La formation
d'abord, puis le développement de ses diverses parties, sont l'unique but auquel se rapportent tous les
actes de son existence. Mais chacun des phénomènes
de la vie organique ne présente pas chez lui le même
caractère que la nutrition, qui jouit d'une activité
plus grande qu'à aucune autre époque de la vie.

La respiration et la digestion, qui, chez l'adulte,
ouvrent la série des phénomènes de cette vie, ne
s'exercent point dans le fœtus, pour qui l'air et les
substances dans lesquelles l'homme et les animaux
choisissent leurs alimens sont absolument étrangers.
Ces deux fonctions commencent l'une à l'instant de
la naissance, l'autre peu de temps après : leur entrée
en exercice, en outre du changement dans les phénomènes de la circulation, distingue l'enfant nouveau-né du fœtus encore contenu dans le sein de sa
mère ; sous le rapport des phénomènes de la vie organique ; ce qui a été surtout remarqué par M. Buis-
son, qui, dans sa *Division des phénomènes physiologiques chez l'homme*, a réuni cette observation à
plusieurs autres considérations, pour appuyer l'isolement de la respiration et de la digestion, comme
fonctions préparatrices, d'avec les autres actes de la
vie nutritive.

L'absence de la respiration dans le fœtus est une
chose sur laquelle se sont de tout temps accordés les
physiologistes ; mais il s'en faut qu'ils aient tous eu
le même sentiment à l'égard de la digestion, que
beaucoup ont cru s'exercer sur le liquide au milieu
duquel le fœtus existe ; et, quoique les argumens
présentés en faveur de l'introduction des eaux de

l'amnios dans les voies digestives pour servir à la
nutrition du fœtus puissent facilement être réduits
à leur juste valeur, quelques hommes admettent
encore qu'elle a lieu. Ils s'efforcent d'abord de prouver que la déglutition n'est pas impossible dans le
fœtus : cela est vrai ; mais montrer la possibilité d'un
phénomène n'est qu'un pas de fait vers la preuve de
son existence. La présence des eaux de l'amnios dans
les voies digestives n'a vraiment jamais été démontrée : cette observation tant citée de Heister, qui a
trouvé sur un veau cette liqueur gelée et se présentant, dans la bouche, l'œsophage et l'estomac, sous la
forme d'un morceau de glace, n'est rien moins que
concluante, puisque, ainsi que nous le dirons, ces
organes sont, dans le fœtus, remplis d'un fluide
comme mucilagineux, produit de la sécrétion muqueuse. On cite comme très-favorable à l'opinion
dont il s'agit des exemples de fœtus nés vivans avec
une rupture complète du cordon, dont les extrémités étaient cicatrisées ; mais ces faits paraissent,
aux yeux des hommes non prévenus, évidemment
controuvés. Disons, à ce sujet, que dans ce siècle
l'amour de la vérité a pris un tel ascendant sur l'esprit de ceux qui cultivent la science de l'organisation et concourent par leurs travaux à ses progrès,
qu'ils doutent de la réalité de quelques observations
rapportées par les hommes qui les ont précédés
dans la carrière, et trop merveilleuses pour ne pas
devoir être confirmées par de nouvelles avant qu'on
puisse en tirer quelques conséquences bien fondées.
La facilité avec laquelle le fœtus exerce le mouvement de succion et de déglutition dès l'instant de

sa naissance a fait penser qu'il devait s'y être habi-
tué dans le sein de sa mère ; mais ne respire-t-il
pas avec la même précison ? on ne peut cependant
pas dire qu'il ait commencé à le faire avant de voir
le jour. N'a-t-on pas plus lieu d'être étonné en
voyant les petits de quelques espèces d'oiseaux marcher avec vitesse aussitôt après être nés, s'élancer
sur les graines qui leur sont offertes, et choisir
même entre plusieurs celles affectées à leur organisation, et qui sont plus particulièrement la nourriture de leur espèce ? Ces mouvemens divers de
l'homme et des animaux à la naissance sont dirigés
par l'*instinct*, qu'on peut définir *penchant irréfléchi
a certains actes de la vie qui sont du domaine des
fonctions animales.*

Quoique l'opinion d'après laquelle les eaux de
l'amnios seraient introduites par l'absorption cutanée dans le même but que par les voies digestives,
c'est-à-dire, pour servir à la nutrition du fœtus, ait
compté moins de défenseurs, elle prête cependant
à beaucoup moins d'objections que la précédente,
et je l'admettrais plus volontiers si je pensais qu'il
fût nécessaire de reconnaître un moyen d'existence
du fœtus autre que le sang qui lui est transmis par
la circulation (1).

---

(1) Le produit de la conception humaine puise à différentes sources les matériaux de sa nutrition. L'œuf n'est d'abord qu'un végé-
tal qui s'imbibe des humidités ambiantes : le velouté de sa périphérie, véritable spongiole cellulaire, prend dans la trompe ou
la matrice, des principes nutritifs, pour entretenir le développement des vésicules embryonnaires ; après quoi l'embryon se

C'est donc par cette dernière fonction que le fœtus est lié à l'être aux dépens duquel il existe. Voie immédiate d'introduction des principes nécessaires à son accroissement, elle supplée, par la nature de ses phénomènes, à la respiration et à la digestion, dont le fœtus est privé, et qui après la naissance introduisent dans le sang des élémens nouveaux, de manière que ce fluide, source commune où tous les organes puisent les matériaux de leur nutrition, et quelques-uns de ceux nécessaires à la préparation de certains fluides, est sans cesse réparé et se maintient sans doute dans les mêmes proportions. Il y a aussi, par le moyen de la circulation, une communication établie du fœtus à la mère : c'est par elle qu'il se débarrasse du résidu de la nutrition; et même il est bien présumable que le sang des artères

---

nourrit à la manière du poulet encore renfermé dans sa coque, ou mieux à la manière de la plantule, qui ne se déroule d'abord qu'aux dépens des principes renfermés dans ses cotylédons. Il épuise peu à peu la matière vitelline contenue dans la vésicule ombilicale. La substance émulsive du corps réticulé ou de la poche allantoïdienne est aussi graduellement absorbée. A la fin du deuxième mois, les vaisseaux du cordon se forment, le placenta s'ébauche et suffit bientôt pour entretenir l'évolution du fœtus. Ce gâteau spongieux prend dans la matrice des élémens réparateurs, les travaille, en forme un fluide plus ou moins analogue au sang, et c'est ce fluide qu'absorbent les racines de la veine ombilicale. Le placenta puise dans l'utérus pour former les fluides du fœtus, comme le foie, le rein, le testicule, puisent dans leurs propres vaisseaux; de quoi former la bile, l'urine, le fluide spermatique, etc. (*Loco citato.*)

(*Note ajoutée.*)

ombilicales ne contient pas seulement les principes
non nutritifs de celui transmis par la mère ; mais
aussi les substances qui sont le produit de la décomposition des organes du fœtus. Remarquez, en effet,
que ces substances ne peuvent être éliminées par les
sécrétions et les autres émonctoires de l'économie,
qui ne sont point en activité ou au moins s'exercent faiblement. Le retour à la mère d'une certaine
quantité de sang, d'après le mode circulatoire établi
dans le fœtus, tient donc lieu chez lui des fonctions
qui dans l'adulte expulsent les substances hétérogènes. Observons aussi que l'instant de la naissance
est, pour quelques sécrétions et les exhalations extérieures, le signal d'une révolution aussi importante que pour la digestion. On ne peut cependant
pas admettre que le mouvement de décomposition
du corps soit devenu plus énergique en un temps
si court, et que la prédominance dans le sang d'une
grande quantité de principes hétérogènes, produit
de cette décomposition, soit ce qui décide l'activité
très-grande de ces fonctions peu de temps après la
naissance : il paraît beaucoup plus naturel de l'attribuer à ce que, par l'ordre nouveau qui s'établit dans
les phénomènes de la circulation à l'instant où le
fœtus est séparé de sa mère, il s'opère, du côté des
organes des sécrétions, une dérivation du sang qui
auparavant était reporté à la mère ; et une chose
qui me paraît bien digne de remarque, c'est que
précisément les grandes sécrétions, comme celles
de la bile, de l'urine, du fluide pancréatique, celle
encore qui s'opère sur la partie la plus étendue du
système muqueux déployée sur les voies digestives,

toutes ces grandes sécrétions, dis-je, se font dans l'abdomen, et que le sang qui en fournit les matériaux provient de la division du système vasculaire à laquelle appartiennent les artères chargées, pendant l'existence du foetus, d'exporter le résidu de la nutrition : ce qui me porte à penser que le lieu d'origine de ces artères n'était pas indifférent à la dérivation qui se fait, à la naissance, vers les principaux viscères abdominaux, du sang dont la transmission par elles tenait lieu jusqu'alors des fonctions de quelques-uns de ces viscères.

La substance qui, après la naissance, est le produit de la digestion doit passer par divers degrés d'animalisation, et subir, avant d'être employée à la composition des organes, une transformation particulière qui constitue l'*hématose*; elle n'est d'ailleurs introduite dans la circulation qu'à d'assez longs intervalles, puisque ce n'est qu'à certaines époques que l'homme et les animaux prennent de la nourriture. Le foetus, au contraire, reçoit de sa mère du sang en nature qui n'a besoin que d'une élaboration légère : ce fluide lui est en outre apporté continuellement. On a, ce me semble, peu fait attention jusqu'à présent à cette dernière circonstance de la vie du foetus, qui pourtant doit autant, et plus même peut-être que la première, influer sur l'activité très-grande de la nutrition, vers laquelle se trouvent dirigées d'ailleurs toutes les forces de la nature, puisque, après la circulation, qui joue le rôle le plus important dans l'existence du foetus, parmi les autres fonctions intérieures ou organiques, les unes sont dans une inactivité absolue, et les autres s'exercent avec une lenteur voisine de l'inactivité même.

Cependant, avant d'être versé dans les organes circulatoires proprement dits, le sang de la mère est soumis à l'influence de deux organes principaux, le placenta et le foie (1). Le premier, qui, sous la forme d'un corps spongieux appliqué à la surface interne de la matrice, résulte de l'immense assemblage des radicules de la veine ombilicale et des ramifications des artères correspondantes, paraît remplir un double usage. D'abord il est le moyen intermédiaire de communication de ces deux ordres de vaisseaux avec ceux de l'utérus : nous verrons ailleurs qu'il n'y a point entre eux, en effet, d'anastomose directe ; et que le sang des artères utérines est déposé dans le tissu spongieux du placenta avant de pénétrer dans les radicules de la veine ombilicale, comme aussi celui rapporté par les artères ombilicales, avant d'être absorbé par les veines de la matrice ; ce qu'il nous sera plus facile de développer lorsque nous aurons pris connaissance de la structure du placenta. Le second usage de ce corps a rapport au changement de nature du sang venant de la mère, lequel, peut-être par la stagnation qu'il éprouve, quelque courte qu'on la suppose, ou bien en vertu d'une influence propre du placenta lui-même, mais plus vraisemblablement par son mélange avec celui qui revient du fœtus, devient noir et passe tel dans la veine ombilicale. Ce changement de couleur du

---

(1) *Voyez* la note à l'article du *Placenta.*

sang artériel de la mère en traversant le placénta est sans doute le seul que ce corps imprime à ce fluide, qui, prenant l'apparence du sang veineux de l'adulte, n'en a pas, il faut croire, les qualités intimes, puisqu'il contient des principes destinés à la nutrition du fœtus.

La distribution dans le foie de la plus grande partie du sang que la veine ombilicale apporte du placenta a de tout temps fixé l'attention des anatomistes et des physiologistes, ét leur a fait regarder cet organe comme un des plus importans à la vie du fœtus, chez lequel il est d'ailleurs remarquable, en conséquence de cette distribution, par son volume considérable, et en outre par son développement très-précoce, au point même que, d'après là remarque faite par Haller sur des embryons, il est déjà assez gros, que les poumons, qui cependant sont formés d'assez bonne heure, se distinguent à peine. Ce célèbre physiologiste, croyant à l'anastomose directe des vaisseaux de la matrice avec ceux du placenta, voyait dans la distribution du sang de la veine ombilicale dans le foie, avant qu'il ne soit déposé dans les organes mêmes de la circulation, un moyen employé par la nature pour modérer l'impulsion de ce fluide. Mais cette unique influence du foie dans la circulation du fœtus est établie sur une idée fausse, puisqu'elle suppose que le sang qui arrive au fœtus est doué d'un mouvement rapide, tandis qu'il ne circule dans la veine ombilicale que par l'impulsion que lui communique le système capillaire du placenta, et conséquemment avec lenteur, comme dans le système veineux général. Puisque c'est du sang en nature qui est apporté au fœtus, on ne peut pas dire, avec certains physiologistes, que le foie soit chez lui l'organe de la *sanguification*; on doit seulement présumer que ce fluide y éprouve des changemens importans. Nous ignorons la nature de ces changemens ; mais il est difficile d'admettre qu'ils soient analogues à ceux que la respiration détermine quand elle est établie, et que le foie remplisse à peu près les mêmes fonctions dans le fœtus, à l'égard du sang, que les poumons après la naissance. En effet, le sang est noir dans tout le système vasculaire du fœtus ; en outre, la bile, que, dans cette action présumée du foie, on suppose être la voie de décharge de l'hydrogène et du carbone du sang, est séparée en trop petite quantité pendant toute la durée de l'existence du fœtus.

Dans l'adulte, c'est le système veineux supérieur qui, près du cœur, reçoit, outre le produit des absorptions, les substances nouvellement introduites dans l'économie pour servir à la nutrition : le sang, apporté par les deux veines caves, se mêle dans les cavités droites du cœur, pour être porté aux poumons et revenir aux cavités gauches; d'où, ayant alors des qualités nouvelles, il est transmis à toutes les parties par les divisions de l'aorte. Il n'en est pas ainsi chez le fœtus : 1° c'est dans le système veineux inférieur qu'est déposé le sang apporté par la veine ombilicale, après qu'une partie a été élaborée dans le foie, comme nous venons de le voir; 2° les deux colonnes de sang des deux veines caves ont un cours séparé. L'inférieure, contenant le sang de la mère mêlé à celui qui revient des membres et des viscères abdominaux, pénètre en totalité, ou seulement en grande partie, suivant l'âge du fœtus, dans les cavités gauches du cœur par une ouverture établie sur la cloison des oreillettes ; elle est ensuite transmise aux parties supérieures par les branches appelées collectivement *aorte ascendante*. La colonne supérieure, c'est-à-dire le sang de la veine cave supérieure, qui est le résidu du précédent, plus le produit des absorptions, circule dans le côté droit du cœur : une portion est portée aux poumons, d'où elle revient à l'oreillette gauche ; l'autre est versée dans l'aorte inférieure par un conduit de communication qui fait suite à l'artère pulmonaire, pour être en partie distribuée aux organes et aux membres abdominaux, et en partie rapportée au placenta par les artères ombilicales.

Nous venons de donner une idée du mode circulatoire propre au fœtus : voyons maintenant quel est chez lui l'état des autres actes de la vie organique.

Les sécrétions muqueuses sont en plus grande activité que les sécrétions particulières : ce sont elles qui fournissent, dans les voies digestives, la plus grande partie du méconium ; un mucus assez abondant remplit aussi les bronches. Parmi les sécrétions particulières, celle de l'urine est moins active que celle de la bile, mais plus que celle de la salive et des larmes.

La présence de la graisse dans le tissu cellulaire, l'humidité de la surface interne des membranes séreuses, synoviales, attestent que les exhalations intérieures ont lieu dans le fœtus. Sans doute que

l'absorption s'exerce pour le renouvellement de ces
fluides. L'exhalation cutanée a été admise par des
physiologistes qui l'ont même considérée comme la
source des eaux de l'amnios, ainsi qu'il a déjà été
dit à l'occasion de ce liquide. Mais il paraît qu'elle
ne se fait pas ; et peut-être que l'enduit caséiforme
qui recouvre le corps du fœtus, et dont nous avons
parlé, a pour usage de retenir le fluide de la transpiration en bouchant les pores de la peau jusqu'à
la naissance. Je n'attache pas à cette idée une importance plus grande quelle ne mérite, mais elle
me semble moins invraisemblable que la destination accordée à cet enduit de prévenir la macération de la peau du fœtus, puisqu'il n'existe pas dans
les premiers mois de la gestation, pendant lesquels
l'organe cutané, tendre et délicat, aurait plus besoin
d'être garanti du contact immédiat des eaux de
l'amnios : il ne commence à se former qu'à une époque où la peau, plus dense et mieux organisée,
pourrait davantage résister à l'action permanente
de ce liquide. En commençant ces considérations
abrégées sur le mode d'existence du fœtus, nous
avons déjà dit ce qu'il faut penser de l'absorption
cutanée comme voie présumée d'introduction des
principes nutritifs.

Le fœtus exerce quelques mouvemens dans le
sein de sa mère : c'est le seul acte de la vie animale
dont il jouisse ; tous les autres phénomènes de cette
vie sont nuls chez lui. Privés de leurs excitans naturels, les sens sont engourdis et ne lui transmettent aucune impression. Je n'ajouterai pas qu'ils n'at-
tendent pour agir que la présence de ces excitans;

il me e mble, en effet, qu'on a un peu exagéré la
révolution qui s'établit à la naissance dans les fonctions animales. Un enfant nouveau-né diffère peu
du fœtus sous ce rapport: ses sensations générales
sont seulement plus vives ; les mouvemens que dans
le sein de la mère il exerçait déjà sont un peu plus
énergiques, plus rapides; l'influence cérébrale s'é-
tend à quelques muscles qui étaient dans l'inaction,
aux muscles de la respiration, à ceux qui servent à la
succion, à la déglutition, à ceux du larynx : c'est l'action de ces derniers qui détermine les cris de l'enfant nouveau-né, que le fœtus, qui ne respire pas,
ne peut faire entendre. Ces mouvemens du larynx,
aussi irréguliers que les mouvemens extérieurs,
dépendent comme ceux-ci de l'excitation portée au
cerveau, qui réagit sans aucune détermination réfléchie. Voilà à quoi se réduisent les changemens qui
ont lieu, à la naissance, dans les actes de la vie animale. L'exercice des sens, qui précède celui des
opérations de l'intelligence, est encore suspendu
pour quelque temps.

Les mouvemens du fœtus sont reconnus pour
être sous l'influence cérébrale ; mais les physiologistes se demandent quelle est la cause qui excite le
cerveau à agir sur les muscles. Bichat, qui, dans
ses *Recherches physiologiques*, a traité assez au long
du caractère des fonctions animales dans le fœtus,
admet que ce dernier est privé de sensations générales ; il attribue ses mouvemens à l'excitation exer-
cée sympathiquement sur le cerveau par les organes
internes, dont quelques-uns sont en grande activité
de fonctions. Tout récemment, les auteurs d'un

écrit périodique anonyme, uniquement consacré à l'analyse des ouvrages de médecine, et rédigé d'ailleurs dans l'esprit d'une juste critique, ont combattu cette opinion de Bichat. J'avoue que je suis fort disposé aussi à croire que ce n'est pas sans que le cerveau ne soit affecté d'une manière quelconque, que le fœtus est plus ou moins balloté dans la matrice par les mouvemens de la femme, et qu'il heurte, au travers des parois de cet organe, contre les parties solides de l'abdomen.

Je viens d'admettre, avec tous les physiologistes, que les mouvemens du fœtus sont sous l'influence du cerveau excité soit sympathiquement par les organes intérieurs, soit par quelques sensations générales extérieures, qu'il paraît que le fœtus peut recevoir. Cependant je ne crois pas qu'ont ait encore la preuve certaine que l'intermède de cet organe soit absolument indispensable. En effet, a-t-on remarqué que les acéphales n'exécutent pas de mouvemens dans le sein de leur mère ? cependant ils existent; et nous savons qu'ils ne cessent de vivre qu'à l'instant de la naissance, lorsque la respiration, qui a besoin pour s'établir de l'influence cérébrale, ne pouvant entrer en activité, toutes les autres fonctions cessent bientôt. On peut faire la même question à l'égard de quelques hydrocéphales chez lesquels l'épanchement est assez considérable pour exiger qu'on les sacrifie pour délivrer la mère, et qui périraient sans doute en venant au monde, s'il était possible de leur faire voir le jour; car n'est-il pas bien présumable que chez eux le cerveau, fortement comprimé et souvent même détruit, est aussi incapable de recevoir l'impression des sensations légères et vagues auxquelles le fœtus peut être exposé, et d'y répondre, qu'il l'est à la naissance de mettre en jeu les mouvemens de la respiration ?

Quoique la vie animale, d'après ce qui vient d'être dit, soit presque nulle dans le fœtus et qu'elle n'entre en exercice qu'incomplétement à la naissance, la plupart des organes destinés à ses différens actes sont assez promptement développés. C'est même sur ces organes que porte en grande partie l'accroissement si rapide du fœtus : qu'est, en effet, à côté d'eux, l'ensemble des appareils dés fonctions organiques? Cependant, il faut en convenir, la disproportion est plus grande dans l'adulte que dans le fœtus, chez lequel la plupart de ces derniers ont un très-grand développement. Quelques parties surtout des appareils de la vie animale ont, au terme de la gestation, une grosseur considérable et une organisation presque aussi parfaite que chez l'adulte: tels sont les nerfs, l'œil, l'oreille. La tête est très-grosse à cause du volume du cerveau. Cet organe central des actes de la vie de relation est, comme on sait, plus développé chez l'homme que chez les animaux; et cette disposition, si on ne peut pas dire qu'elle soit la cause de l'éminence de ses facultés, au moins coïncide avec elle : eh bien, déjà nous trouvons les traces de cette prérogative sur l'homme encore contenu dans le sein de sa mère, long-temps avant qu'il ne signale sa supériorité sur les animaux par l'exercice de son intelligence. En effet, les fœtus d'animaux n'offrent pas la grosseur prodigieuse de la tête qui caractérise le fœtus humain. Les dimen-

sions du bassin de la femme sont accommodées à
cette conformation du fœtus ; non pas parfaitement
néanmoins ; ce qui fait que l'accouchement est chez
elle une fonction très-laborieuse. De là dérivent deux
circonstances d'organisation propres à l'espèce humaine, bien connues à la vérité, mais dont il ne me
semble pas qu'on ait encore donné la raison éloignée.
L'une est relative à l'utérus, dont les parois ont chez
la femme une épaisseur très-grande, et jouissent
d'une faculté contractile très-énergique, pour surmonter l'obstacle que le fœtus doit franchir avant
de voir le jour ; tandis que, chez toutes les femelles
d'animaux vivipares, elles sont très-minces et comme
membraneuses pendant la gestation même. La seconde est la structure de la tête du fœtus humain,
dont le crâne, par l'existence d'assez larges espaces
membraneux intermédiaires aux os, surtout des
fontanelles, dont on ne trouve que des traces légères
dans les fœtus d'animaux, offre une grande souplesse,
et est susceptible de changer de forme pour s'accom-
moder aux dimensions du bassin ; en sorte qu'avec
des efforts, un peu considérables il est vrai, l'accouchement s'opère, malgré la disproportion qui existe
pour l'ordinaire entre le volume de la tête du fœtus
et la capacité du bassin.

Si nous avions à comparer sous tous les rapports
le fœtus à l'adulte, son histoire anatomique devrait
d'abord comprendre l'état de chacun des divers
systèmes de l'organisation, et en second lieu celui
des divers appareils d'organes de la vie intérieure,
de la vie animale, et de ceux destinés aux fonctions reproductives. Mais le premier point de vue

de cette histoire du fœtus a été rempli par Bichat dans son *Anatomie générale* ; quant au second, d'après le plan tracé de l'*Anatomie descriptive*, il ne doit être ici question que des appareils d'organes dont l'état des fonctions distingue essentiellement le fœtus de l'enfant nouveau-né ; car sous le titre de développement, à la fin de la description de chacun des autres appareils, il a été parlé de leur disposition avant la naissance. Or, voici dans quel ordre je crois convenable de disposer ce dont il reste à traiter pour compléter l'anatomie du fœtus : je décrirai d'abord son appareil circulatoire ; j'exposerai ensuite l'état des poumons ; dans un troisième ordre de considérations, je placerai les changemens qui ont lieu dans ces deux appareils à la naissance ; l'indication de l'état des organes digestifs dans le fœtus suivra immédiatement ; et je terminerai par la description du thymus et des capsules surrénales.

ARTICLE TROISIÈME.

ÉTATS DES ORGANES CIRCULATOIRES DANS LE FOETUS.

Il pourrait paraître assez naturel de parler d'abord du placenta et des vaisseaux ombilicaux, qui, étant les moyens de communication du fœtus avec la matrice, cessent de lui appartenir à l'instant de sa naissance, et de faire ensuite l'exposé des organes intérieurs ; mais il me semble aussi avantageux, et d'ailleurs plus conforme aux idées qui nous ont dirigés jusqu'ici, de décrire les diverses parties de l'appareil circulatoire du fœtus dans l'ordre même

des phénomènes de la fonction, et de traiter successivement, 1° du placenta, 2° de la veine ombilicale,
3° de l'état du foie, 4° de l'état du cœur, 5° de l'aorte
et de l'artère pulmonaire, 6° enfin des artères ombilicales, et, à leur occasion, du cordon en général.
Au lieu de terminer cet article par des remarques
sur les phénomènes du cours du sang dans le fœtus,
dans lesquelles je ne pourrais que répéter, et même
en abrégé, ce qui se trouve présenté avec beaucoup
de développement dans l'*Anatomie générale*, j'insis-
terai davantage sur la description de quelques parties, sur celle du cœur particulièrement, en mon-
trant l'influence de leur manière d'être sur le trajet
particulier du sang dans les organes circulatoires
proprement dits du fœtus.

§ Iᵉʳ. *Du Placenta.* 1°. *Conformation.*

Au terme de la grossesse, le placenta se montre
sous l'état d'une masse spongieuse, de forme ronde
communément, ayant six à huit pouces de diamètre,
épaisse d'un bon pouce au centre, et assez mince vers
la circonférence, qui se confond avec la membrane
caduque. Mais il n'est pas tel depuis le commencement de la gestation ; en effet, jusque vers la fin du
premier mois, un amas de flocons, une sorte de
tomentum, intermédiaire au chorion et à la caduque, en tient lieu. Ces flocons sont un assemblage de
vaisseaux très-fins et très-multipliés qui ont leurs racines à la membrane caduque et leurs petits troncs
au chorion. Pendant le second mois, ils se rassemblent en approchant du lieu où l'œuf s'est fixé aux

parois de la matrice, de manière à ne bientôt plus
occuper que la moitié de la surface utérine du chorion. Déjà donc le placenta a une étendue plus limitée ; et, dans les mois qui suivent, il prend une
épaisseur de plus en plus considérable, tandis qu'il
diminue de largeur, au moins proportionnément à
l'étendue des membranes, jusqu'à ce que, dans un
fœtus à terme, il présente les dimensions indiquées
plus haut, à quelques légères variétés près (1).

La situation du placenta sur l'un des points de la
surface interne de la matrice, bien loin d'être constamment la même, varie singulièrement, puisque
le lieu d'adhérence primitive du germe vers lequel

---

(1) Les observations de M. Velpeau contredisent encore l'o-
pinion émise ici sur le développement du placenta. Selon cet
auteur, le placenta naît en quelque sorte avec l'arrivée de l'o-
vule dans la matrice, et non pas seulement le second mois de
la gestation. Après avoir glissé entre la surface interne de l'utérus, et la caduque, après s'être fixé sur l'organe qui doit le contenir jusqu'à l'accouchement, l'ovule se trouve nécessairement
en contact avec cet organe, par une de ses moitiés ; c'est là
que le placenta se développe, ce n'est que par là qu'il est possible au germe de puiser dans la matrice les principes de son
alimentation.

C'est également à tort, dit M. Velpeau, que l'on a prétendu
que l'étendue du placenta diminue successivement proportionnément à l'étendue des membranes : il s'accroît constamment dans les mêmes proportions que le point de la matrice avec
lequel il est immédiatement en contact ; de manière que sa largeur, lors de la parturition, dépend des dimensions de l'utérus, ou de celles du point de l'ovule laissé à découvert par la
caduque au commencement de la gestation. (*Traité élémentaire de l'Art des Accouchemens.*)   (*Note ajoutée.*)

se rassemblent les flocons qui sont les rudimens de
ce corps, n'est pas déterminé (1). Dans les grossesses
composées, il y a autant de placenta que de fœtus;

---

(1) Les auteurs ne s'accordent point encore sur la cause à
laquelle il faut attribuer ces variétés de l'insertion du placenta.
On a dit qu'il se fixait sur le point le plus vasculeux de l'utérus;
mais, comme l'objecte M. Velpeau, en accordant que l'ovule
soit d'abord entièrement caché dans le centre de la caduque,
qui peut apprendre aux villosités que la matrice est mieux disposée dans tel sens que dans tel autre à les recevoir? Et puisque
ces villosités recouvrent d'abord la vésicule en entier au lieu de
se développer sur un seul de ses points, pourquoi le placenta
n'occuperait-il pas d'une manière plus ou moins égale toute la
surface de l'œuf, au lieu de n'en recouvrir qu'un cinquième.

C'est avec moins de raison encore que Stein et Osiander ont
dit que l'insertion du placenta dépend de la pesanteur de l'ovule
fécondé, et par conséquent de l'attitude prise par la femme aussitôt après la fécondation. Car d'abord l'ovule ne descend pas
dans l'utérus aussitôt après la fécondation, et lorsqu'il y descend,
il trouve nécessairement la femme plus souvent debout que couchée; l'insertion du placenta sur le col, au lieu d'être rare, devrait donc être la plus commune de toutes.

M. Velpeau propose une explication beaucoup plus naturelle
de ce phénomène. « En entrant dans la matrice, l'ovule rencontre nécessairement l'ampoule anhiste (la caduque), et ne
peut aller plus loin sans la décoller; or, si l'adhérence de cette
ampoule est la même dans toute son étendue, la vésicule suit sa
direction primitive, et glisse le long du fond de la matrice qui, à
l'aide de la caduque, semble prolonger le canal d'une des trompes jusqu'à celle du côté opposé; ou bien elle s'arrête en sortant
du conduit séminal, et alors c'est à l'un des angles utérins que
se fixe le placenta. Si l'adhérence est plus forte en haut qu'en
bas, on conçoit que l'ovule puisse descendre plus ou moins près
du col; si c'est en avant, il se portera en arrière, et ainsi des autres
points. » (Loco citato). (Note ajoutée.)

mais ils sont pour l'ordinaire continus les uns aux autres (1).

Le placenta, considéré au terme de la gestation, présente deux faces, l'une interne tournée du côté du fœtus, l'autre externe appliquée aux parois de l'utérus. La première, appelée *fœtale*, est un peu concave; le cordon ombilical s'insère communément au centre; l'amnios et le chorion la recouvrent : celui-ci y est très-adhérent, non pas par continuité réelle avec le placenta, mais plutôt par son union avec le réseau que forment sur cette surface les ramifications des vaisseaux du cordon, et en outre par des filamens blanchâtres dont nous parlerons bientôt. La face *utérine* du placenta est creusée par des sillons plus ou moins profonds et très-irréguliers, qui divisent le parenchyme en plusieurs petits lobes dont le nombre et la disposition n'ont rien de constant (2). Ces lobes, auxquels on a donné le nom de

---

(1) Si deux ovules arrivent chacun par une trompe, ou s'ils se fixent à une certaine distance l'un de l'autre dans l'utérus, ils auront chacun un placenta, un chorion, un amnios et même quelquefois un épichorion distincts, jusqu'à une certaine époque de la grossesse. Si, au contraire, ils avaient contracté déjà quelque adhérence avant d'abandonner la trompe, ou s'ils restent très-rapprochés l'un de l'autre dans la matrice, il peut arriver qu'un seul feuillet de la caduque les recouvre, que leurs villosités et leur chorion se confondent de très-bonne heure : alors la cloison qui résulte de leur adossement peut se déchirer, et les deux fœtus peuvent se trouver, lors de leur naissance, renfermés dans une seule et même enveloppe, disposition dont on a quelques exemples, mais qui est néanmoins très-rare.

(2) La face utérine du délivre ou du placenta examiné après l'accouchement est en effet extrêmement inégale; on y remarque des

cotylédons, ne touchent pas immédiatement aux
parois de l'utérus : une couche membraneuse qui
est évidemment la continuation de la caduque, dont
elle ne diffère que par plus de ténuité, les recouvre (1), s'enfonce dans leurs intervalles, et passe en
même temps de l'un à l'autre ; en sorte que, sans
avoir ni la nature ni même les apparences extérieures de la pie-mère et de l'arachnoïde, qui sont
appliquées sur la surface du cerveau, elle présente
elle seule, sur les cotylédons du placenta, à peu près

lobes de volume varié, séparés par des rainures plus ou moins profondes. Mais lorsqu'on examine le placenta dans la matrice ou sur
l'œuf entier, on ne voit sur sa face utérine, ni rainures, ni orifices
de sinus : elle est poreuse et comme fongueuse, mais régulière; elle
présente à peine quelques légères saillies ; la membrane caduque
ne la recouvre point ; une simple pellicule la tapisse et en réunit
les diverses bosselures. Les auteurs qui ont cru voir sur cette face
des sinus, s'en sont vraisemblablement laissé imposer par des ouvertures et des espèces d'excavations accidentelles qu'on y rencontre assez souvent, mais qui tiennent à ce que la pellicule qui
la tapisse étant lacérée çà et là, il devient facile de pénétrer
dans les rainures placentaires comme dans autant de cavernes.
(1) Cette pellicule ou membranule qui revêt la face utérine du
placenta, considérée par Bichat et par beaucoup d'anatomistes comme une portion fort amincie de la membrane caduque,
n'existe guère avant la douzième semaine environ. Elle se manifeste lorsque les groupes tomenteux du chorion sont agglomérés
en entier, comme pour voiler leur sommet ; et bientôt on la voit
se continuer et se confondre avec le cercle de réunion du double
feuillet de la membrane anhiste (caduque).
Ce feuillet, qui ne renferme très-certainement pas de vaisseaux, se comporte sur le placenta comme l'arachnoïde sur le
cerveau : au niveau des saillies et des bosselures son adhérence
est intime, au lieu que vis-à-vis des anfractuosités interlobaires,

les dispositions réunies de ces deux membranes à
l'égard des circonvolutions et anfractuosités cérébrales, avec cette différence cependant que toujours
plusieurs scissures existent sans en être couvertes.
Cette membrane est donc le moyen d'union du placenta à l'utérus, en outre des vaisseaux dont nous
exposerons bientôt l'arrangement. Quelques anatomistes ont indiqué qu'elle n'existe pas dans le principe de la formation du placenta, et que, quoiqu'elle soit continue à la caduque à l'époque de
l'accouchement, elle ne se développe que dans les
derniers mois de la gestation. Cette idée est une
conséquence de la manière dont on envisage la caduque réfléchie ; puisque, comme nous l'avons dit
ailleurs, on suppose que la portion de la caduque
utérine qui recouvrait la matrice dans l'endroit que
le placenta doit occuper, lorsque les rudimens de
ce corps étaient encore épars, se réfléchit sur le
chorion quand ceux-ci se rassemblent. Mais rappe-
lons combien il est difficile de concevoir cette réflexion d'une partie de la caduque, et disons que
l'absence de cette membrane entre la surface utérine
du placenta et les parois de l'utérus pendant quel-

'on peut toujours l'isoler sous la forme d'une lamelle fine et
transparente ; à l'instar de l'arachnoïde encore, il reste à la surface et ne pénètre point en général dans le parenchyme. Sa nature est semblable à celle des pellicules qui enveloppent, immédiatement après leur formation, presque toutes les concrétions
fibrineuses : ce n'est point un tissu ; mis dans l'eau, il se dissout
au bout de quelques jours avec la même facilité que toutes les
autres concrétions membraniformes. (*Loco citato.*)

(*Note ajoutée.*)

ques mois du milieu de la grossesse, est encore à
vérifier par des observations ultérieures.

2°. *Disposition intérieure et organisation du Placenta.*

Quand on divise le placenta, on aperçoit que les
lobes de la surface utérine, simplement contigus ou
unis lâchement par les prolongemens de la membrane dont nous venons de parler, paraissent bientôt confondus : cependant ils ne le sont pas réellement. Il résulte d'expériences faites par Wrisberg
que l'injection des vaisseaux de l'un d'eux ne pénètre
que lui, et ne passe pas dans les cotylédons voisins.
En conséquence, le placenta, dans l'espèce humaine,
s'éloigne moins qu'il ne le semblerait d'abord de la
disposition naturelle aux animaux, chez lesquels
cette masse spongieuse est remplacée par des cotylédons isolés.

La substance du placenta, qui est assez pesant
en comparaison de sa masse, offre un tissu mollasse,
spongieux et facile à déchirer. Elle a constamment
une couleur rouge foncée, assez ressemblante à
celle des muscles dans les sujets vigoureux, et qui
paraît, jusqu'à un certain point, indépendante du
sang dont sont encore remplies après l'accouchement les innombrables ramifications des vaisseaux
qui entrent dans la structure du placenta, puisqu'elle persiste après qu'on l'a exprimé autant que
possible. Le sang qui s'écoule quand on comprime
ainsi la substance du placenta est très-fluide : on
trouve, au contraire, coagulé celui qui est épanché

dans les interstices lobulaires de la surface utérine ; ceci tient à ce que, dans la plupart des placenta que nous pouvons soumettre à l'inspection, les artères ombilicales cessant de donner du sang avant les artères de l'utérus, à cause de l'expulsion du fœtus qui a précédé d'assez long-temps celle du placenta lui-même, celui versé par les dernières doit se coaguler avec facilité.

Des vaisseaux sanguins et un tissu cellulaire très-fin destiné à en unir les ramifications sont les seuls élémens connus de l'organisation du placenta. En effet, les vaisseaux lymphatiques qu'un anatomiste allemand, Schreger, y a admis récemment, et dont il suppose que les troncs, faisant partie du cordon ombilical, transmettent au fœtus des fluides blancs déposés par les vaisseaux de la matrice dans le placenta, ne sont rien moins que démontrés (1). Leur admission purement gratuite fait cependant la base d'un système d'après lequel cet anatomiste, qui ne veut pas reconnaître la faculté absorbante des radicules de la veine ombilicale, pense que le fœtus né

---

(1) Tout récemment le docteur Lauth a cherché à démontrer que des filamens lymphatiques particuliers et très-nombreux vont du placenta à la matrice ; mais les petits fils blanchâtres qu'on voit en séparant avec précaution l'œuf de l'utérus ne sont assurément pas des vaisseaux lymphatiques : de pareils filets se remarquent également lorsqu'on sépare la caduque des surfaces qu'elle tapisse, l'amnios du chorion, etc. ; les uns et les autres ne sont que de simples tractus gélatineux ou muqueux ; ce ne sont ni des vaisseaux, ni des nerfs, ni même des filamens vasculaires. (*Loco citato*).   (*Note ajoutée.*)

reçoit immédiatement de sa mère que des sucs blancs, et que ces fluides mêlés au sang de la sous-clavière, où ils sont transmis par le canal thoracique, subissent, en traversant le côté droit du cœur et l'aorte inférieure, une élaboration convenable, une véritable hématose, et reviennent par les artères ombilicales au placenta, d'où ils sont déposés par voie d'anastomose dans la veine ombilicale, pour être alors, sous forme de sang, reportés au fœtus, et y circuler comme celui qu'on reconnaît venir immédiatement de la mère.

En outre des vaisseaux sanguins sur l'arrangement desquels nous allons revenir, et qui la composent essentiellement, la substance du placenta est traversée par des filamens blanchâtres très-résistáns qui adhèrent à la surface du chorion. Ces filamens, d'autant plus nombreux qu'on les examine sur un placenta plus près du terme de la grossesse, sont, à n'en pas douter, des vaisseaux oblitérés : M. Lobstein est parvenu à en injecter quelques-uns ; d'ailleurs on les voit très-distinctement se continuer sous le chorion avec les branches des vaisseaux ombilicaux, et surtout avec les veines, à ce qu'il m'a semblé. Puis donc que ce sont d'anciennes divisions vasculaires, il n'est pas étonnant qu'ils se ramifient dans le parenchyme du placenta, où leur blancheur et leur densité les distinguent aisément des vaisseaux eux-mêmes (1).

---

(1) Les cordonnets, les filamens solides et blancs qu'on trouve dans le placenta, même après l'accouchement, et qui le fixent sur le chorion, ne sont pas des vaisseaux oblitérés, comme l'af-

Les artères et la veine ombilicales, après avoir
formé le cordon, se partagent sur la surface fœtale
du placenta en plusieurs branches, qui, légèrement
flexueuses, marchent en rayonnant, sous le chorion, auquel elles sont très-adhérentes. Les branches de la veine, plus nombreuses que celles de
chaque artère isolément, sont à peu près égales à
celles réunies des deux artères; en sorte que, dès
cette première division des vaisseaux ombilicaux,
il n'y a plus qu'une artère pour une veine; rapport
qui paraît exister jusque dans leurs ramifications
capillaires. Les branches de chaque ordre s'anastomosent entre elles sur la surface du placenta; elles
fournissent quelques rameaux très-fins à la partie
voisine des membranes. Enfin leurs divisions principales pénètrent la substance de ce corps et s'y
ramifient : on les y voit accompagnées par une
gaîne commune à une artère et à une veine blanchâtre, continue au chorion, mais d'apparence celluleuse; cette gaîne se résout en un tissu d'une
délicatesse extrême, unissant les plus petites ramifications de ces vaisseaux, qui se séparent et deviennent libres et flottantes au milieu d'un liquide dans
lequel on a fait macérer un placenta (1).

firment beaucoup d'auteurs; ils n'ont jamais été creux; ils sont
restés ce qu'ils étaient dans le principe: semblables à ceux qui
unissent le feuillet réfléchi de la membrane caduque à la tunique
villeuse; ils appartiennent à quelques branches primitives du
chevelu de l'ovule dans lesquelles les vaisseaux ne se sont pas
développés. (*Loco citato.*) (*Note ajoutée.*)

(1) Cette gaîne est composée de lamelles qui paraissent être le

Des injections fines, poussées avec ménagement par l'un des deux ordres de vaisseaux du placenta, reviennent en partie dans l'autre, ce qui prouve qu'il y a entre eux une communication très-facile. La même expérience pourrait faire croire que les dernières extrémités de ces vaisseaux ne sont pas ouvertes dans les interstices lobulaires, à cause que la matière s'y épanche difficilement et par une sorte de rupture ; mais cette observation ne doit faire présumer rien autre chose que l'extrême ténuité des radicules de la veine ombilicale et des divisions capillaires des artères.

Les vaisseaux du placenta sont susceptibles d'une dilatation accidentelle qui donne naissance à des vésicules hydatiformes. Le changement d'une partie ou de la presque totalité de cet organe en un amas de ces vésicules avait déjà été indiqué par Albinus et par Haller : on en trouve un cas avec le dessin qui y a rapport, dans les *Observationes anatomico-pathologicæ* de Sandifort.

Les anatomistes se sont épuisés en longues discussions pour déterminer le mode d'adhérence du placenta à l'utérus et de communication avec les vaisseaux de cet organe. On avait d'abord admis une anastomose immédiate des artères de l'utérus

---

produit concrète d'une exsudation particulière de la matrice, du chorion et de ses faisceaux tomenteux. Ces lamelles ont ainsi quelque analogie avec la membrane caduque ; mais elles en diffèrent en ce qu'elles ne sont évidentes que long-temps après la descente de l'œuf dans l'utérus, et en ce qu'elles sont sèches et fragiles. (*Loco citato*). (*Note ajoutée*.)

avec les radicules de la veine ombilicale, et réciproquement des ramifications des artères ombilicales du fœtus avec les veines utérines; mais ç'a toujours été sans succès qu'un très-grand nombre de fois on a tenté, sur des cadavres de femmes enceintes, de faire parvenir dans la veine ombilicale des injections poussées dans les artères de la matrice : le fluide s'épanche à la surface utérine du placenta, dans les interstices lobulaires. Depuis qu'on a été contraint de rejeter cette anastomose directe des vaisseaux du placenta avec ceux de la matrice, chacun, pour ainsi dire, a conçu à sa manière le mode de communication qui existe entre eux : voici quel il nous paraît être, d'après l'état précédemment indiqué du système vasculaire de l'utérus, et les notions que nous venons d'acquérir sur l'organisation du placenta lui-même. Les artères et les veines utérines, plus ou moins dilatées, traversent la membrane caduque, et ont leurs orifices béans dans les interstices lobulaires de la surface correspondante du placenta. Les premières y déposent le sang de la mère, qu'absorbent les radicules multipliées de la veine ombilicale. Les veines utérines puisent dans les mêmes interstices lobulaires le sang qui, après avoir circulé dans le fœtus, est ramené par les artères ombilicales (1). Il

_____

(1) La supposition du mélange du sang venant de la mère avec le sang du fœtus, d'une double exhalation et d'une double absorption de la part des vaisseaux de l'utérus et de ceux du placenta, ne peut soutenir un examen sérieux. En admettant que le sang des artères ombilicales est versé dans les sinus placentaires

y a donc, si l'on peut s'exprimer ainsi, une double
exhalation sanguine et une absorption double de la
part des vaisseaux de l'utérus et de ceux du placenta.
On peut toutefois remarquer que l'absorption et
l'exhalation du placenta sont opérées par des ramifications vasculaires infiniment déliées, tandis que
les veines et les artères utérines exercent les mêmes
actions par des orifices béans. Malgré que ce que
nous venons de dire semble supposer le contraire,

---

et s'y mêle avec celui des artères utérines, on est obligé de supposer que les bouches absorbantes de la veine ombilicale ont la
faculté de choisir dans ce mélange le sang artériel; tandis que
les veines utérines ne prendraient que le sang veineux : une pa-
reille assertion ne saurait être appuyée de raisonnemens sérieux.
En outre les matières d'injections les plus grossières passent
très-facilement des artères dans les veines du placenta, sans
s'épancher à la surface utérine de ce corps, d'où l'on peut conclure
que le sang du fœtus n'est pas repris par la matrice.

Le sang des artères ne rentre pas cependant dans la veine ombilicale sans subir de changemens : mais ces changemens, entièrement moléculaires, s'opèrent dans le placenta lui-même; et
il n'est pas nécessaire, pour les expliquer, de supposer avec
quelques auteurs que le sang rapporté par les artères ombilicales est repris par les veines utérines, et va se revivifier dans
les poumons du fœtus avant de revenir à l'œuf. L'élaboration
du sang dans le placenta peut être comparée à celle que le système capillaire général opère après la naissance, à ce qui a lieu
dans les organes sécrétoires, et dans le poumon lui-même : les
fluides de l'œuf sont remis en contact médiat avec ceux de la
mère, et, dans ce moment insaisissable, un échange de principes s'effectue entre eux, comme dans les bronches entre l'air
atmosphérique et le sang veineux du poumon. (*Loco citato.*).

(*Note ajoutée.*).

cependant il est très-présumable que le sang de la mère se mêle à celui qui revient du fœtus; et, quant au résultat de ce mélange, je conçois qu'en vertu d'une sensibilité propre et par une sorte de faculté élective, les radicules de la veine ombilicale puisent, avec le sang fourni par la mère, les principes nutritifs qui pouvaient encore être contenus dans celui rapporté par les artères ombilicales. Soit, au reste, par l'addition d'une partie de ce dernier; soit en vertu d'une élaboration spéciale dans les vaisseaux capillaires du placenta, le sang qui est porté au fœtus est noir, comme il a déjà été dit, sans qu'on puisse douter cependant qu'il n'ait des qualités nutritives éminentes.

§ II. *De la Veine ombilicale.*

Nous savons déjà que les racines ainsi que les branches de la réunion desquelles résulte la veine ombilicale se comportent de la même manière que les divisions des artères dans le parénchyme et à la surface du placenta. La veine elle-même parcourt toute l'étendue du cordon, parvient à l'ombilic du fœtus, et traverse l'ouverture que présentent là les parois de l'abdomen. Elle se dirige ensuite en haut et à gauche, et gagne la scissure de la face inférieure du foie, qui lui est destinée, placée dans la duplicature du ligament suspenseur. Ce second trajet de la veine ombilicale est assez court, à cause du volume du foie, dont la circonférence est peu éloignée de l'ombilic. En parcourant d'avant en arrière le sillon horizontal, elle se dilate sensiblement, et pourtant elle fournit, jusqu'à la rencontre du sillon transversal, quinze ou vingt branches remarquables : quelques-unes se jettent dans la partie voisine du lobe droit, en pénétrant l'éminence porte antérieure : les autres, plus nombreuses, se distribuent au lobe gauche, qui, d'après cela, reçoit une assez grande partie du sang transmis de la mère au fœtus.

Dans le milieu du sillon horizontal, la veine ombilicale paraît se diviser en deux branches. L'une d'elles, qui est la plus considérable, appartient moins à la veine ombilicale qu'à la veine porte, ou plutôt cette branche qui occupe le sillon transversal doit être considérée comme un canal de communication établi chez le fœtus entre la veine ombilicale et la veine porte, sans appartenir plus spécialement à l'une qu'à l'autre, mais qui, après la naissance, fait essentiellement partie de la dernière ; elle en forme alors la branche gauche, dont plusieurs des divisions que nous avons dit plus haut être fournies par la veine ombilicale sont les ramifications, et distribuent à une partie du foie du sang veineux abdominal, tandis que chez le fœtus elles distribuent du sang venant de la mère. Il est si vrai que la branche que nous décrivons maintenant comme une des deux de la bifurcation de la veine ombilicale n'appartient pas plus à cette veine qu'à la veine porte, qu'elle est aussi grosse que le tronc de la première à son abord au foie, et plus considérable que celui de la veine porte.

L'autre branche, dont la direction peut faire croire qu'elle est la continuation du tronc, se porte, sous le nom de *canal veineux*, dans la fin du sillon.

horizontal, et vient s'ouvrir dans la veine cave, en formant avec elle un angle aigu supérieurement. On l'a vu s'unir à une des veines hépatiques.

On voit, d'après ce qui vient d'être dit, que la veine ombilicale ne fait réellement les fonctions de veine que jusqu'au foie : arrivée à cet organe, elle se divise à la manière des artères, et s'y termine en partie par un second système capillaire. Sous ce rapport, la veine ombilicale présente la même disposition que la veine porte, et il n'y a entre elles d'autre différence que la longueur inégale des troncs intermédiaires aux deux ordres de branches de chacune : tandis, en effet, que le tronc de la veine ombilicale parcourt toute l'étendue du cordon, celui de la veine porte n'a, comme nous savons, que quatre à cinq pouces d'étendue.

La veine ombilicale ne présente, dans toute son étendue, que deux valvules, l'une à l'angle de sa bifurcation au foie, l'autre à l'embouchure du canal veineux dans la veine cave. Son organisation, du reste, paraît la même que celle des veines en général ; ses parois, très-minces, jouissent d'une grande extensibilité. Aussi, les injections sont-elles un moyen très-infidèle de juger du diamètre de cette veine, que Haller estime être à la naissance un peu plus considérable que celui des deux artères ombilicales réunies. Il établit entre ces deux ordres de vaisseaux le rapport de 9 à 8, admettant, d'après d'autres anatomistes, que le diamètre de la veine est de $\frac{14}{100}$ de pouce, et celui de chaque artère de $\frac{14}{100}$.

§ III. *État du Foie dans le Fœtus.*

Nous avons déjà indiqué le développement très-précoce du foie dans le fœtus. Il paraît, d'après les remarques de plusieurs anatomistes, que c'est surtout jusqu'au quatrième ou cinquième mois que l'accroissement de cet organe se fait avec rapidité : après ce terme il se rallentit, de manière qu'à la naissance le foie est moins volumineux, en comparaison de la grosseur du fœtus, qu'il ne l'était à une époque moins avancée. Au reste, on a moins lieu d'être étonné de la promptitude de son développement et de sa prédominance sur la plupart des autres organes du fœtus, puisque ces deux dispositions se trouvent dans les autres parties de l'appareil circulatoire, auquel il est essentiellement lié, que du but même auquel elles se rapportent.

Distinguons bien, toutefois, le foie d'avec son appareil extérieur : ce dernier est peu développé; c'est le foie lui-même qui est très-considérable ; ses deux lobes principaux ont une grosseur presque uniforme, d'où l'on voit que le gauche est proportionnément plus volumineux que le droit. En conséquence, très-étendu transversalement, le foie du fœtus n'occupe pas seulement l'hypochondre droit et l'épigastre, il se prolonge jusque dans l'hypochondre gauche : en outre, au lieu d'être, comme chez l'adulte, couvert par les fausses côtes, il correspond aux parois molles de l'abdomen, tellement que sa circonférence avoisine l'ombilic, état qui coïncide avec la forme peu voûtée du diaphragme.

Le foie a, dans le fœtus, une couleur rouge très-foncée. Si ce n'est aux approches du terme de la gestation, où il prend un peu plus de fermeté, son tissu est mou, sans consistance ; on le réduit facilement en pulpe par une pression légère ; et cet état, dû à la grande quantité de sang qui le pénètre, permet à peine d'y suivre les premières divisions des vaisseaux. A plus forte raison ne peut-on pas découvrir en quoi la distribution de la veine ombilicale modifie l'organisation intime de ce tissu, organisation qui nous est d'ailleurs inconnue dans l'adulte même, chez lequel le volume plus grand de l'organe, sa densité, le nombre moins considérable des vaisseaux, sont autant de circonstances qui sembleraient devoir rendre les recherches à cet égard moins infructueuses.

Nous rappelions à l'instant que les voies d'excrétion de la bile étaient peu développées, au moins en comparaison du foie lui-même. Cette différence, remarquable surtout à l'égard de la vésicule, tient à ce que la bile n'est séparée qu'en petite quantité pendant toute la durée de l'existence du fœtus. Il paraît d'ailleurs que l'excrétion même de ce fluide n'est pas soumise aux mêmes phénomènes que dans l'adulte. En effet, jusqu'à une époque voisine de la naissance, la vésicule ne contient qu'un liquide d'apparence muqueuse : alors seulement on trouve dans ce réservoir un peu de bile verdâtre. Il est donc assez présumable que toute celle que sépare le foie avant les derniers temps de la gestation est versée dans le duodénum sans avoir été portée dans la vésicule. Et en effet, la transformation que la bile y

subit dans l'adulte est inutile au fœtus, chez lequel
la digestion n'a pas lieu. On ne voit pas d'ailleurs, si
elle y refluait en partie, quelle circonstance en dé-
terminerait l'évacuation, puisqu'il n'y a rien chez lui
de semblable à l'excitation produite après la naissance
sur l'embouchure du cholédoque par les alimens déjà
soumis aux forces digestives de l'estomac (1).

§ IV. *État du Cœur dans le Fœtus.*

Le cœur est l'agent principal d'une fonction qui
entre la première en grande activité dans le fœtus.
S'il est vrai qu'il se meut de très-bonne heure, ce
qui l'a fait appeler le *punctum saliens*, il peut être
inexact de penser qu'il soit le *primium vivens*. En
effet, est-ce parce qu'il s'agite au milieu de parties
immobiles qu'on le qualifierait ainsi ? Mais lorsque
ses mouvemens commencent, presque tous les or-

---

(1) On a long-temps pensé, et quelques auteurs persistent à
croire que, chez le fœtus, le sang reçoit dans le foie quelque
modification, et Fourcroy suppposait qu'il devait y perdre une
partie de son carbone et de son hydrogène. M. Geffroy Saint-
Hilaire présume que, si le foie est si volumineux, c'est
pour sécréter une grande quantité de bile qui, versée dans
l'intestin grêle, y détermine la formation d'une grande quantité
de mucus, qu'il digère et dont il se nourrit. Plus récemment, il
paraît résulter d'expériences faites par le docteur Lée, de Lon-
dres, que le foie sécrète abondamment une matière albumineuse
et nutritive qui remplit les canaux hdpatiques, le duodénum et l'intestin grêle, tandis qu'on ne trouve dans l'estomac qu'un fluide
acide, et du méconium que dans le gros intestin. (*Loco citato.*).

(*Note ajoutée.*)

ganes sont ébauchés, et en conséquence doués d'un mode quelconque d'existence. D'ailleurs, si l'on remonte au moment de la conception, sans prétendre saisir ce passage de l'homme du néant à l'existence, on peut présumer que le principe de vie anime au même instant tous les rudimens de l'organisation.

Disons d'abord un mot de la cavité qui renferme le cœur. Le *péricarde* a une capacité proportionnée au développement de cet organe. Recouverte en devant par le thymus, qui cependant correspond davantage à l'origine des gros vaisseaux et à la partie inférieure du col, cette poche membraneuse a des parois demi-transparentes, très-minces, dans lesquelles il est possible néanmoins, sur les fœtus même les plus jeunes qu'on peut soumettre à l'examen anatomique, de reconnaître les traces de l'organisation qu'elles présentent dans l'adulte, c'est-à-dire, l'existence de deux feuillets membraneux. Il est vrai que l'extérieur n'offre point encore les caractères des organes fibreux; mais cet état d'imperfection, il le partage avec tout le système dont il fait partie.

Le cœur lui-même est aussi précoce dans sa conformation physique que dans son organisation. Telle est, à ce dernier égard, la rapidité de son développement, que, dans un fœtus de quelques mois seulement, son tissu charnu est déjà très-dense, consistant, beaucoup plus même proportionnément que dans l'adulte. N'est-il pas aussi bien digne de remarque que, de tous les organes qui jouissent de l'irritabilité, le cœur soit le seul dans lequel cette propriété s'exerce? On ne peut pas dire cependant qu'il soit le seul excité, puisqu'on voit l'estomac, les diverses parties du conduit intestinal, la vessie, soumis au contact de divers fluides. La membrane séreuse qui l'enveloppe immédiatement est si mince, qu'on voit au travers jusqu'aux moindres vaisseaux qui se ramifient à sa surface : en outre on ne trouve jamais de graisse au-dessous d'elle. La membrane interne est aussi très-fine, surtout dans les ventricules, où d'ailleurs chez l'adulte, comme on sait, elle se distingue à peine du tissu sous-jacent : les valvules tricuspides et mitrales qui en dépendent sont même, dans le fœtus, peu apparentes en comparaison des autres objets de la structure du cœur.

Il y a à cet âge une disproportion manifeste entre la capacité des cavités droites et des cavités gauches de cet organe. La différence, beaucoup plus sensible que dans l'adulte, est à l'avantage des premières : ce n'est pas une des moindres raisons qui portent à penser que tout le sang de la veine cave inférieure ne passe pas dans l'oreillette gauche par le trou de Botal, mais qu'une partie est mêlée dans l'oreillette droite et circule ensuite avec celui de la veine cave supérieure; car remarquons que, si les cavités droites n'étaient traversées que par ce dernier seulement, elles devraient évidemment avoir moins de capacité que celles du côté gauche, qui recevraient tout celui de la veine cave inférieure, et de plus celui apporté par les veines pulmonaires. La disproportion que nous disons exister entre les deux ordres de cavités du cœur dans le fœtus est réelle; il n'en est point ici comme dans l'adulte, chez lequel celle qu'on croit exister est souvent l'effet du genre ce mort auquel l'individu a succombé.

Les oreillettes sont l'une et l'autre remarquables par le développement de leurs sinus ou appendices; ce qui contribue beaucoup à les faire paraître à l'extérieur plus grandes qu'elles ne le sont réellement.

On trouve déjà dans le cœur du fœtus l'inégalité d'épaisseur des parois des deux ventricules. Les faisceaux de la surface interne de ces cavités, qui, ainsi qu'on sait, appartiennent au tissu charnu, sont fort gros, tandis que, comme nous le disions, les valvules triglochines et mitrales, dont les filamens ou cordages s'implantent à quelques-unes de ces colonnes charnues, sont très-minces.

Ce que nous venons de dire sur le cœur du fœtus n'a rapport qu'à des différences générales de conformation et de structure d'avec celui de l'adulte; mais ce qui le distingue spécialement, c'est l'existence du *trou ovale* ou de *Botal*, ouverture qui établit une communication entre les deux oreillettes, ou, pour parler plus exactement, entre la veine cave inférieure et l'oreillette gauche. Deux replis membraneux, l'un correspondant dans l'oreillette droite, à l'embouchure de la veine cave, appelé *valvule d'Eustache*, l'autre au trou de Botal lui-même, sont associés aux fonctions de cette ouverture.

De trou de Botal se voit à la partie interne de l'orifice de la veine cave, au bas de la cloison des deux oreillettes. Dans les premiers temps de la gestation, lorsque la valvule destinée à intercepter par la suite la communication qu'il établit n'est point encore formée, il représente une ouverture exactement circonscrite, de deux à trois lignes de diamètre, et dont le rebord circulaire a une épaisseur égale dans tous ses points; mais à mesure que le fœtus s'éloigne du moment de sa formation, la valvule dont nous parlions à l'instant, venant à se développer, le cercle saillant s'efface inférieurement et se transforme en une sorte d'arcade parabolique ou demi-ovalaire, dont les deux piliers ou branches se perdent sur la paroi postérieure de la veine cave : on peut alors regarder cette arcade comme ayant sa courbure en haut et un peu en avant, et ses deux piliers, l'un en devant, l'autre en arrière.

La valvule du trou ovale n'existe donc pas d'abord : cette remarque est de Håller. Elle se développe en même temps que l'ouverture change de forme, et se montre sous l'état d'un repli assez mince, demi-transparent, formé aux dépens de la membrane des deux oreillettes. Continue à la paroi interne de la veine cave, elle adhère aux deux piliers de l'arcade du côté de l'oreillette gauche, et n'a qu'un bord libre qui, tourné en haut et un peu en avant, se rapproche insensiblement de la concavité de cette arcade; l'espace qui l'en sépare diminue à mesure que le fœtus approche du terme de son développement. A la naissance, cette valvule a donc toute l'étendue du trou ovale, qu'elle bouche entièrement en adhérant à la plus grande partie de sa circonférence du côté de l'oreillette gauche.

Ce qu'on nomme *valvule d'Eustache*, en ajoutant quelquefois l'épithète de *grande* par opposition à une autre beaucoup moins étendue placée à l'em-

bouchure du tronc des veines coronaires dans l'o-
reillette droite, est un repli falciforme qui garnit
la partie antérieure de l'orifice de la veine cave inférieure : il a la forme d'un croissant, ou plutôt
d'une petite faux, dont le bord convexe est tourné
en bas et continu aux parois de l'oreillette, le bord
concave libre et dirigé en haut. L'extrémité la plus
large de ce repli est adhérente au pilier antérieur
du trou de Botal, et la plus mince se perd en pointe
sur la paroi externe de l'oreillette. La valvule d'Eustache est d'autant plus grande que le fœtus est plus
éloigné du moment de sa naissance ; à mesure qu'il
en approche, elle devient plus petite, proportionnément à la capacité de l'oreillette et au diamètre
de l'embouchure de la veine cave. Il y a donc un
rapport inverse dans le développement de cette
valvule et celui de la valvule du trou ovale ; puisque nous avons vu que cette dernière, qui existe à
peine dans les premiers mois de l'existence du
fœtus, acquiert, vers la fin de la gestation, assez
d'étendue pour couvrir entièrement l'ouverture à
laquelle elle appartient. Remarquez aussi que ces
deux valvules se succèdent dans leurs fonctions ;
mais, pour bien saisir cette idée, indiquons d'abord
les usages de celle que nous venons de décrire.
Flottante dans la cavité de l'oreillette, la valvule
d'Eustache est susceptible de s'abaisser sur l'embouchure de la veine cave, et de former ainsi une véritable cloison entre cette veine et l'intérieur de l'o-
reillette : peut-être même, et la chose est très-probable, cette valvule affecte-t-elle d'une manière
permanente cette disposition, lorsque la circulation

a lieu pendant la vie du fœtus. D'après ce qui a été
dit plus haut, on voit bien que la cloison qu'elle représente est d'autant plus étendue, ou, si l'on aime
mieux, que la valvule abaissée couvre l'embouchure de la veine cave d'autant plus exactement, que
le fœtus est plus jeune. Disposée de la sorte, cette
valvule, d'une part s'oppose à l'entrée dans l'oreillette droite du sang de la veine cave inférieure,
qu'elle force à passer au travers du trou de Botal en
totalité ou en partie suivant l'époque de la gestation : d'une autre part, elle supporte la colonne du
sang de la veine cave supérieure, qui, sans se mêler
à ce dernier, passe dans le ventricule droit, vers
l'orifice duquel il est d'ailleurs naturellement dirigé
par l'obliquité sensible en bas et en avant du tronc
qui le dépose dans l'oreillette. Dans les premiers
mois de l'existence du fœtus, la valvule d'Eustache
étant plus grande et le trou de Botal complètement
libre, tout le sang de la veine cave inférieure pénètre dans l'oreillette gauche par cette ouverture;
tandis qu'à mesure que le fœtus s'éloigne du moment de la conception, ce sang se partage entre les
deux oreillettes, surtout aux approches de la naissance; ce qui est déterminé par l'occlusion graduée
du trou de Botal et la diminution d'étendue de la
valvule d'Eustache. C'est ainsi qu'il faut entendre ce
que nous disions plus haut, que cette valvule et
celle du trou ovale se succèdent pour ainsi dire
dans leurs fonctions. Mais peut-être qu'à aucune
époque de la vie du fœtus il n'y a un isolement
parfait du sang des deux veines caves, comme nous
venons au contraire de supposer que cela a lieu,

d'après presque tous les anatomistes. Au reste, les fonctions combinées du trou ovale et de la valvule d'Eustache, qui furent le sujet d'assez vives contestations, n'avaient été que vaguement indiquées avant l'intéressant mémoire de M. Sabatier sur les organes de la circulation du fœtus (1).

---

(1) Cette question du mélange du sang des deux veines caves n'est point encore résolue. M. Richerand admet, avec Haller, Sabatier, Portal, que tout le sang de la veine cave inférieure se porte dans l'oreillette gauche, et celui de la veine cave supérieure totalement à drsite. M. Magendie, comme Bichat, a peine à comprendre que deux colonnes de liquide puissent passer dans la même cavité sans se mêler, surtout si l'on considère que les deux oreillettes se contractent simultanément, et non pas l'une après l'autre. Mais (ainsi que le fait observer M. Velpeau) en remarquant que la veine cave inférieure surmontée de la valvule d'Eustache, semble plutôt se continuer avec le trou de Botal que s'ouvrir simplement dans l'oreillette droite, que la veine cave supérieure s'ouvre vis-à-vis de l'orifice du ventricule droit et sur un plan un peu antérieur à la veine cave inférieure, on conçoit que le sang de ces deux vaisseaux puissent, à la rigueur, passer directement, et sans se mêler, l'un dans l'oreillette gauche, et l'autre dans le ventricule droit. La contraction simultanée des oreillettes ne semble pas à M. Velpeau s'opposer à ce passage : car, dit-il, ce n'est pas pendant le resserrement de ces cavités que le sang y arrive ; et si elles sont remplies de leurs fluides respectifs au moment de la systole, rien n'empêche qu'elles les fassent passer sans mélange dans le ventricule correspondant. M. Velpeau conclut donc que la théorie de Sabatier est la mieux fondée, et qu'il ne se mêle dans l'oreillette droite qu'une très-petite quantité du sang qu'y versent les veines caves. (*Note ajoutée.*)

§ V. *De l'Aorte et de l'Artère pulmonaire.*

C'est surtout l'artère pulmonaire qui diffère beaucoup dans le fœtus de ce qu'elle est dans l'adulte.
Cependant, à cause de la communication qui existe
entre ces deux artères par ce qu'on nomme le *canal
artériel*, l'aorte, plus petite à sa naissance et dans
sa courbure que le tronc de l'artère pulmonaire,
éprouve, vers l'embouchure de ce canal, une augmentation sensible de diamètre. On peut présumer,
d'après cela, que dans le fœtus, même éloigné du
moment de sa naissance, une partie du sang qui
vient du ventricule gauche se mêle à celui versé par
le canal artériel, et est porté avec lui dans l'aorte
descendante. Déjà nous venons de soupçonner une
semblable communication du sang des deux veines
caves dans l'oreillette droite malgré la valvule d'Eustache ; et en général il me semble qu'on a admis
d'une manière trop exacte, trop rigoureuse, l'isolement des deux colonnes de sang qui circulent
dans le fœtus. Je crois très-fort, non pas à leur
simple contact dans l'oreillette droite et au-dessous
de la courbure de l'aorte, mais à un mélange im-
parfait. Du reste, l'aorte n'offre dans son mode
d'origine, son trajet et ses nombreuses distributions, aucune particularité digne de remarque, ou
au moins dont ce soit ici le lieu de faire mention.

Le canal artériel établit donc, dans le fœtus, une
communication entre l'artère pulmonaire et l'aorte :
ou plutôt il est lui-même, à cet âge, la continuation
du tronc de la première ; et la double branche qui,

après la naissance, porte aux poumons la totalité du sang transmis pas le ventricule droit, ne forme alors que deux rameaux d'autant plus petits que le fœtus est moins éloigné du moment de la conception : car, disposée de la sorte et par l'absence de la respiration et par le mode de circulation établi chez le fœtus, l'artère pulmonaire prend insensiblement les dispositions convenables à la révolution qui s'opère, à la naissance, dans ces deux fonctions. Si j'en juge même d'après quelques observations qui peut-être ne sont pas assez nombreuses et mériteraient d'être vérifiées, il me semble qu'à une époque encore assez éloignée du terme de la grossesse, la disproportion entre les branches qui se rendent aux poumons et le canal artériel n'est pas aussi grande qu'on l'indique ordinairement ; sur plusieurs fœtus à mi-terme environ, j'ai vu que l'artère pulmonaire se divisait en trois branches d'un diamètre égal.

L'artère pulmonaire est dans le fœtus un peu plus grosse que l'aorte. Après un certain trajet, dans lequel elle se distingue encore de ce qu'elle est dans l'adulte par une direction un peu plus oblique, elle donne d'abord à droite la branche destinée au poumon correspondant, puis à gauche, et un peu au-delà, celle qui appartient au poumon opposé : quelquefois cependant ces deux artères naissent du même point. Le tronc continue son trajet dans sa première direction, et vient se joindre à l'aorte au-dessous de la courbure qu'elle décrit et du côté de sa concavité, en formant avec cette artère un angle aigu en haut et obtus inférieurement. Cette direction du canal artériel, c'est-à-dire de la fin de l'artère pulmonaire par rapport au tronc de l'aorte, suffirait seule pour faire rejeter l'idée de Fallope, qui croyait que ce canal transmettait une partie du sang de l'aorte dans les poumons, si les anatomistes n'avaient déjà renoncé depuis long-temps à cette opinion, d'après d'autres considérations plus décisives encore.

§ VI. Des Artères ombilicales, et du Cordon en général.

1°. Des Artères ombilicales.

D'après l'idée que nous avons donnée de l'appareil circulatoire dans le fœtus, un double tronc artériel transmet au placenta le résidu du sang apporté au fœtus par la veine ombilicale : ce sont les artères ombilicales, qui ordinairement restent isolées dans toute l'étendue du cordon : il n'est cependant pas sans exemple qu'elles se soient réunies en une seule à l'ombilic. L'existence de deux artères pour une veine dans le système vasculaire qui établit la communication entre la mère et le fœtus contraste avec le rapport des autres parties du système veineux et artériel, puisqu'il y a presque toujours plusieurs veines pour une artère, non-seulement dans l'appareil de la grande circulation, mais encore dans celui de la circulation pulmonaire. Observons que l'appareil des vaisseaux ombilicaux diffère moins de ce dernier sous le rapport des fonctions départies aux artères et à la veine dont il résulte, comparées aux fonctions de chacun des deux ordres de vaisseaux pulmonaires, après la naissance au moins : en effet, les artères ombilicales portent au placenta du sang chargé de principes hétérogènes, comme l'artère pulmonaire porte aux poumons un sang qui doit recevoir l'influence de la respiration avant d'être employé à d'autres fonctions de l'économie; celui-ci, élaboré, circule dans les veines pulmonaires, qui le portent au cœur, ainsi que la veine ombilicale est, pour le fœtus, la voie de transmission d'un sang contenant des principes nouveaux.

Les artères ombilicales, dans le fœtus, sont la continuation des iliaques primitives. Chacune de ces dernières, qui résultent, comme on sait, de la bifurcation de l'aorte, côtoie d'abord le psoas, et fournit bientôt en dehors une branche assez petite pour le membre inférieur; elle décrit ensuite une courbure dont la convexité, tournée en bas, donne naissance à plusieurs petites artères qui se plongent dans le bassin : alors commence l'artère ombilicale, qui traverse horizontalement la région latérale correspondante de la vessie, et qui, parvenue derrière la paroi antérieure de l'abdomen au-dessus du pubis, se porte obliquement en haut et en dedans pour gagner l'ombilic en s'approchant de celle du côté opposé.

Les artères ombilicales franchissent l'anneau et se joignent à la veine pour concourir à former le cordon, dont elles parcourent toute l'étendue, accolées l'une à l'autre, mais plus souvent séparées par un petit intervalle. Arrivées à la surface du placenta, assez ordinairement elles s'anastomosent entre elles, et quelquefois elles communiquent avec la veine ombilicale; puis elles se divisent chacune en un certain nombre de branches dont nous avons étudié l'arrangement en parlant de l'organisation du placenta.

Ces artères semblent avoir des parois plus épaisses en raison de leur diamètre, que celles des autres parties du système artériel. Nous verrons plus bas quelle transformation elles éprouvent après la naissance.

2°. Du Cordon en général. Disposition.

Le cordon ombilical flotte pour l'ordinaire librement au milieu des eaux de l'amnios ; mais il n'est pas rare qu'il entoure une et plusieurs fois même quelque partie du corps du fœtus, comme le cou ou un membre. Fixé d'une part à l'ombilic du fœtus, il s'insère d'une autre à la surface correspondante du placenta, quelquefois au centre même de cette surface, mais plus souvent sur une partie inégalement distante de la circonférence, enfin, dans certains cas, à l'un des points mêmes de celle-ci. Sa longueur, proportionnément plus grande chez l'homme que dans les animaux, et toujours d'autant moindre que le fœtus est moins éloigné du moment de la conception, est communément de seize à vingt-deux ou vingt-quatre pouces à la naissance ; mais on a vu des cordons qui avaient à cette époque plusieurs pieds, et d'autres quelques pouces seulement. La grosseur de ce faisceau vasculaire, qui n'excède guère celle du petit doigt, est bien rarement uniforme : en effet, sur le plus grand nombre des fœtus, le cordon présente, dans différens points de sa longueur, des nodosités qui, formées, les unes par des flexuosités de la veine ombilicale, les autres par de petites collections du fluide dont est pénétrée, comme nous le dirons plus bas, la substance qui unit les vaisseaux, diffèrent totalement des nœuds véritables qu'il peut offrir. Ceux-ci, infiniment rares, sont de deux sortes ; ou simples, c'est le cas le plus ordinaire, ou doubles, comme on en voit un exemple dans l'ouvrage de M. Baudelocque. On n'a jamais trouvé sur un même cordon qu'un seul de ces nœuds, qui probablement se forment lorsque le fœtus, commençant à se mouvoir dans l'utérus, peut passer dans une anse du cordon. La longueur de celui-ci explique pourquoi ils ne sont jamais assez serrés pour interrompre le cours du sang dans les vaisseaux ombilicaux ; en sorte, que leur présence ne porte aucune atteinte à la vie du fœtus.

Organisation.

Aux artères et à la veine ombilicales, qui, à toutes les époques de la gestation, forment la partie essentielle du cordon, se trouve joints, dans les premiers mois, les vaisseaux omphalo-mésentériques, dont les débris existent sans doute jusqu'à l'instant le plus rapproché de la naissance, et paraissent même avoir été pris alors pour ceux de l'ouraque. Unis par un tissu comme spongieux et de nature particulière, tous ces vaisseaux sont contenus dans une gaîne commune fournie par les membranes.

Vaisseaux. Voici la disposition des artères et de la veine ombilicales pendant leur trajet commun. La veine occupe ordinairement le centre du cordon, et les artères serpentent autour d'elle en décrivant des spirales très-obliques : quelquefois le contraire a lieu ; souvent aussi ces deux ordres de vaisseaux participent au tortillement du cordon. En tous cas ils ont l'un et l'autre, dans leur trajet depuis l'ombilic jusqu'au placenta, une longueur plus considérable que celle du cordon lui-même : car, que la veine soit au milieu, elle est toujours flexueuse, et forme même des espèces d'anses entre les spirales des artères ; ou bien que celles-ci parcourent un trajet direct, comme cela arrive quelquefois, constamment alors, suivant la remarque de Haller, chacune offre, de distance en distance, des flexuosités en forme d'anneaux. On s'accorde à dire que les vaisseaux ombilicaux ne donnent aucune ramification dans leur trajet le long du cordon. Cependant d'où le tissu qui les environne tirerait-il sa nourriture ? Il faut croire que celles qu'il reçoit sont très-ténues.

Tissu particulier. La substance qui unit les vaisseaux du cordon n'a point l'aspect du tissu cellulaire, au moins de celui qui est généralement répandu dans l'économie : elle est grisâtre, assez dense et en proportion variable. De cette dernière circonstance résultent en partie les variétés de grosseur du cordon : je dis en partie, car ces variétés auxquelles l'arrangement des vaisseaux a aussi quelque part, dépendent surtout de la quantité du fluide dont est pénétrée la substance dont nous parlons. Ce fluide, quelquefois très-limpide et presque aqueux, en apparence au moins, n'a, le plus

souvent, qu'une demi-transparence, et paraît visqueux, filant presque comme la synovie. En outre
qu'il pénètre, gonfle et ramollit le tissu spongieux,
il forme très-souvent de petites collections, qui
soulèvent l'enveloppe membraneuse et constituent quelques-unes des nodosités que nous avons
dit se présenter sur le cordon.

— *Gaîne membraneuse.* Enveloppé vers l'ombilic
et dans l'étendue d'un ou de deux travers de doigt
par un prolongement de la peau du fœtus, le cordon l'est dans le reste de sa longueur par le chorion et l'amnios. Ces deux membranes, dans la
gaîne qu'elles lui forment, sont remarquables par
l'adhérence assez intime qui s'établit entre elles à
quelque distance du placenta : le chorion semble,
en outre, se confondre avec le tissu spongieux
sous-jacent.

ARTICLE QUATRIÈME.

ÉTAT DES POUMONS DANS LE FOETUS.

Le fœtus, avons-nous dit, est complètement
privé de la respiration : c'est même la seule des fonctions intérieures qu'on puisse dire être chez lui
dans une nullité absolue; car si la digestion ne
s'exerce pas non plus dans le sens que nous attachons à cette fonction, il n'est cependant pas impossible que les organes digestifs agissent sur les
fluides qui y sont contenus; et ce qui semble démontrer qu'il en est ainsi, c'est la conversion
qu'éprouvent ces fluides aux diverses époques de

l'existence du fœtus, pour s'offrir sous l'état de la substance dont est remplie une partie des voies intestinales à la naissance.

Mais la respiration s'établit à l'instant où le fœtus voit le jour; c'est pour cela que, formés presque en même temps que le principal organe de la circulation, les poumons ont déjà, à une époque encore peu éloignée de la conception, des formes bien caractérisées et un développement remarquable. Leur organisation ne reste sans doute même pas longtemps imparfaite : on peut au moins le présumer, d'après quelques exemples de fœtus qui, nés longtemps avant terme, comme à six ou sept mois, ont pu, à force de soins, être conservés à la vie.

Rougeâtres dans les premiers temps de l'existence du fœtus, les poumons prennent assez promptemémt une couleur fauve qu'ils conservent jusqu'à la naissance, et qui même ne change pas lorsque la respiration s'établit, quoique l'entrée de l'air dans ces organes y décide le passage d'une plus grande quantité de sang. Cette couleur paraît donc attachée à leur structure et indépendante du fluide qui les pénètre.

Sur un fœtus à terme, mort sans avoir respiré, les poumons, proportionnément moins gros que sur un fœtus à mi-terme, sont aussi assez peu volumineux, si on les compare à ce qu'ils paroissent chez celui qui a respiré : mais on ne peut vraiment pas dire qu'ils soient très-petits et confinés dans la partie la plus profonde de la poitrine, comme l'indiquent tous les anatomistes. Privés complètement d'air, ils ont alors une densité qui, les rend susceptibles de se précipiter au fond de l'eau quand on les plonge dans ce liquide entiers ou divisés par tranches. Pénétrés en outre de beaucoup moins de sang que sur un fœtus qui a respiré, et réduits presque à leur partie solide et organisée, ils ne font guère que la soixante-dixième partie du poids total du corps, comme l'ont fait connaître des expériences sur lesquelles nous allons bientôt revenir d'une manière plus détaillée.

Comme la respiration, qui s'établit dès l'instant même de la naissance, s'exerce ensuite sans interruption, et que les phénomènes en sont aussi exacts, réguliers et parfaits qu'à un âge plus avancé, il n'est pas à présumer que la structure intime des poumons, c'est-à-dire l'arrangement des divers tissus qui composent ces organes, soit différente dans le fœtus de ce que nous la soupçonnons dans l'adulte. Mais avant d'en pénétrer la substance, les divers troncs vasculaires offrent quelques dispositions particulières dont voici les plus importantes. Nous connaissons déjà la conformation de l'artère pulmonaire. Les veines pulmonaires, d'abord très-petites, se dilatent à mesure que le fœtus approche de l'instant de la naissance, et se disposent à livrer passage à une plus grande quantité de sang, dès que la respiration est établie. Selon la remarque de M. Portal, la branche gauche, qui, ainsi que dans l'adulte, est plus longue et un peu moins grosse que la droite, est dirigée beaucoup plus obliquement dans le fœtus avant la naissance.

ARTICLE CINQUIÈME.

DES CHANGEMENS QUI ONT LIEU, A LA NAISSANCE, DANS LES POUMONS ET LES ORGANES CIRCULATOIRES.

Pour présenter avec ordre les faits importans à l'exposition desquels cet article est consacré, je vais parler d'abord des changemens que l'entrée de l'air détermine dans l'appareil de la respiration; j'indiquerai ensuite la manière dont s'établissent les phénomènes nouveaux du cours du sang : nous terminerons par l'exposé des dispositions nouvelles que contractent les organes mêmes de la circulation.

§ I.er Changemens dans les Poumons.

La dilatation de la poitrine précède l'entrée de l'air dans les poumons; et comme, dès que la respiration est établie, ces organes ont un volume plus considérable que celui que nous leur avons reconu avant la naissance, la poitrine conserve l'augmentation de capacité que lui a fait éprouver la première inspiration. On connaît déjà, par ce qui a été dit ailleurs, l'état dans lequel se trouvent ses parois : eh bien, elles ne concourent pas toutes également à son ampliation. Comprimé par le volume des viscères abdominaux, surtout de ceux qui lui sont immédiatement appliqués, le diaphragme ne prend presque aucune part à cette ampliation, qui est principalement opérée par les parois latérales. Chez les fœtus morts après avoir respiré, ce mus-

cle n'est pas sensiblement moins voûté, et on a lieu
d'être surpris que les auteurs de médecine légale
indiquent son aplanissement et le changement
de rapport des viscères abdominaux parmi les
signes, équivoques à la vérité, qu'un fœtus a respiré. On trouve, au contraire, les espaces intercostaux agrandis par l'écartement des côtes, jusqu'a-
lors très-rapprochées et même en contact par leurs
bords voisins; et certainement si quelque changement dans les parois pectorales pouvoit faire soupçonner que la respiration a eu lieu, ce serait avec
plus de raison ce dernier. Mais, de quelque manière
qu'elle s'opère, la dilatation de la poitrine n'est pas
le phénomène le plus important à observer ici.

L'air s'introduit dans les poumons et les dilate :
au même instant, tout le sang du ventricule droit
du cœur y est apporté par l'artère pulmonaire, qui,
jusqu'à la naissance, en versait une partie dans
l'aorte par le canal artériel. Ainsi distendus par l'air,
les poumons augmentent de volume; ils deviennent
en outre spécifiquement plus légers : mais, pénétrés
d'une plus grande quantité de sang, ils acquièrent
une pesanteur absolue plus considérable. Examinons chacun de ces trois états.

1°. L'augmentation de volume des poumons chez
un fœtus qui a respiré est réelle, mais non pas
aussi considérable d'abord qu'on pourrait se l'ima-
giner. En effet, elle ne peut être que relative à la
dilatation de la cavité qui renferme ces organes : or,
cette dilatation est assez bornée dans les premiers
instans de la vie, puisqu'elle n'a lieu que par l'a-
grandissement des parois latérales. On conçoit, au

contraire, que quelques jours après la naissance, le jeu du diaphragme étant plus facile et par la diminution de volume de quelques viscères abdominaux et par l'extension à laquelle les parois abdominales n'avaient peut-être pu se livrer d'abord, la poitrine devient plus grande et les poumons se développent davantage. Il est si vrai que ces organes ne sont pas beaucoup plus gros sur un fœtus qui a respiré que sur un mort-né, que de tout temps on a regardé leur augmentation de volume comme une preuve très-infidèle que la respiration a eu lieu.

2°. Il est généralement connu que les poumons, sur un fœtus qui a respiré, ont une pesanteur spécifique moindre que celle de l'eau, et que, plongés entiers ou par portions dans ce liquide, ils surnagent, tandis qu'ils s'y précipitent quand ils n'ont pas encore été pénétrés par l'air : c'est un phénomène qui a été étudié dans tous ses détails par les auteurs de médecine légale, et auquel il serait inutile de donner de grands développemens. Nous observerons cependant ici avec eux que diverses circonstances autres que la respiration peuvent mettre les poumons en état de surnager, quoique cette dernière n'ait pas commencé, comme aussi la précipitation de ces organes dans l'eau n'est pas un indice assuré qu'un enfant n'a pas vécu.

A l'égard de la première méprise, l'introduction artificielle de l'air dans les poumons d'un enfant mort-né peut leur communiquer la même légèreté spécifique. La putréfaction, en produisant le dégagement de différens gaz qui infiltrent le tissu de ces organes, les fait également surnager. Mais il faut observer qu'on ne pourrait être induit en erreur dans ce dernier cas que si on faisait l'expérience long-temps après la mort : en effet, des observations réitérées ont appris que de tous les organes mous, les poumons sont ceux qui résistent le plus à la décomposition spontanée ; ce n'est guère qu'après plusieurs jours, dans les saisons même chaudes, qu'ils paraissent sensiblement altérés.

En second lieu, quoiqu'un fœtus ait vécu et respiré, les poumons peuvent ne pas surnager, et cela parce que l'air ne les a pénétrés qu'en partie, leur dilatation complète ayant été empêchée par des tubercules, des engorgemens particuliers. Il est même reconnu que des enfans ont pu vivre quelque temps malgré cette imperfection dans les phénomènes de la respiration. Sans recourir à des exemples consignés dans des ouvrages anciens ou peu répandus, nous pouvons en citer deux rapportés dans la Physiologie de M. Richerand, l'un observé par l'auteur lui-même, et l'autre par M. Boyer; mais je remarquerai que, dans le rapport de ces deux faits, on regarde comme cause du non-établissement parfait de la respiration ce qui paraît au contraire en avoir été l'effet, savoir, l'ouverture du trou de Botal dans l'un et l'autre enfans.

3°. Nous avons dit, enfin, que les poumons acquièrent, par la respiration, une pesanteur absolue plus grande, et voici comment : l'air, en y entrant, ne borne pas ses effets à en distendre le parenchyme, en développant les replis des vaisseaux pulmonaires; il donne lieu à une dérivation du sang : celui qui jusqu'alors était détourné du côté de l'aorte par le canal artériel est transmis aux poumons, et comme quand la mort survient les vaisseaux pulmonaires en sont remplis, les poumons sont plus lourds que lorsqu'avant la naissance ils sont réduits à leur seule portion solide. Ainsi donc l'air dilate ces organes, et les rend plus légers qu'une quantité d'eau égale au volume qu'il leur communique ; le sang y pénètre et augmente par son séjour leur poids réel. Or, des expériences assez multipliées ont appris que le poids des poumons d'un fœtus qui a respiré est à peu près double de celui des poumons d'un fœtus mort-né. De premières recherches sur ce sujet, dues à Plouc-quet, professeur de Tubinge, et consignées dans un ouvrage de médecine légale peu connu, à cause du grand nombre d'écrits sur le même sujet donnés par les médecins allemands, avaient échappé aux phy-siologistes jusque dans ces derniers temps. M. Chaus-sier a été le premier, chez nous au moins, frappé de leur importance, et a cherché à en vérifier les résultats. Ceux de quelques expériences faites d'après les siennes, sous les yeux de M. Leclerc, se trouvent indiqués dans un des actes publics soutenus à l'École de Médecine (*Dissertation médico-légale sur l'In-fanticide*, par Olivaud). Ce que nous avons dit plus haut du poids des poumons au terme de la gestation avant la naissance, est une première donnée fournie par les expériences dont il s'agit maintenant. Ces organes, sur un fœtus qui n'a pas respiré, font donc la soixante-dixième partie du poids total du corps, moyen terme toutefois pris dans les variétés très légères qui ont été observées. Par les changemen[t] que décide la respiration, ils acquièrent une pesan[teur]

teur à peu près double, c'est-à-dire qu'ils font la trentième ou trente-cinquième partie du poids du corps. Les différences qui peuvent se présenter ne sont pas toujours limitées entre ces deux termes : mais en général elles s'en éloignent peu ; et dans les expériences dont nous analysons les principaux résultats, on n'a jamais observé sur un fœtus ayant respiré que les poumons eussent une pesanteur assez peu considérable pour se rapprocher de celle moindre que ces organes peuvent offrir quand la respiration n'a point eu lieu ; fait très-important à connaître, et dont il est facile d'entrevoir l'application dans les questions de médecine légale relatives à l'infanticide. Nous ne devons pas passer ici sous silence que, dans les épreuves de la nature de celles dont nous venons de parler, et qui auraient pour but de déterminer si un fœtus a respiré ou non ; aucune circonstance, dans cette dernière supposition, ne peut donner aux poumons un surcroît de pesanteur assez considérable pour faire croire que la respiration a eu lieu ; et les résultats qu'elles fournissent dissipent l'erreur dans laquelle on pourrait être conduit, dans certains cas, par ceux obtenus de la docimasie pulmonaire hydrostatique : en effet, que de l'air, par exemple, ait été soufflé dans les poumons sur un fœtus mort, ces organes pourront bien surnager dans l'eau ; mais ils n'auront pas augmenté de pesanteur, puisque le sang ne les aura pas pénétrés (1).

---

(1) M. le docteur Briand a traité ces diverses questions de la manière la plus complète et la plus judicieuse, dans son *Manuel de Médecine légale*, 1 vol. in-8°, seconde édition. Paris, 1828.

§ II. *Changemens dans les phénomènes du cours du sang.*

J'ai parlé de la respiration à l'instant de la naissance avant d'exposer l'ordre nouveau qui s'établit dans le cours du sang, parce que, bien que ces deux révolutions aient lieu simultanément, celle-ci cependant est subordonnée à la première. Sans la respiration, en effet, nul changement dans les phénomènes circulatoires : qu'après avoir eu lieu, elle cesse momentanément, ces derniers passent à leur premier état. Aussitôt que l'enfant respire, 1° le sang apporté par la veine cave inférieure, lequel n'est plus alors que celui qui revient des parties inférieures, et de l'abdomen, cesse de traverser le trou de Botal, et se mêle dans l'oreillette droite avec celui de la veine cave supérieure; 2° le canal artériel ne livre plus passage au sang de l'artère pulmonaire; 3° les artères ombilicales n'admettent plus celui de l'aorte. Développons chacun de ces trois phénomènes.

1°. L'occlusion parfaite du trou de Botal et la cessation subite du passage du sang par son ouverture se conçoivent très-facilement et s'expliquent par l'abord du sang des poumons dans l'oreillette gauche et l'effort exercé par lui sur la valvule. Cette interruption du passage du sang par le trou de Botal doit absolument avoir lieu à la naissance: sans cela du sang noir passant dans les cavités gauches serait porté au cerveau, et y produirait sans doute des effets funestes. Observez, en effet, que la respiration, une fois établie, devient indispensable ; les organes ne peuvent plus recevoir impunément le contact du sang noir. Au contraire, la vie peut être soutenue pendant plusieurs heures sans la respiration si cette fonction n'a pas commencé, parce qu'alors le mode circulatoire ne change pas : ainsi on a vu des fœtus ne donner des signes de vie qu'assez long-temps après leur sortie du sein de leur mère. C'est de la même manière qu'il faut rendre raison de cette expérience si souvent citée de Buffon, qui entretint dans du lait tiède, pendant plusieurs heures, de petits chiens que la mère avait mis bas dans l'eau chaude. On conçoit comment la non-oblitération du trou de Botal serait une cause certaine de mort pour l'enfant (1).

2°. Est-il bien vrai que, dès que l'enfant respire, le canal artériel ne porte plus de sang à l'aorte? C'est le sentiment général ; cependant si le sang n'y passe plus immédiatement après la naissance, pourquoi ce canal ne s'oblitère-t-il pas dans les premiers temps de la vie? J'ai à dessein disséqué plusieurs enfans de quelques mois, et je l'ai trouvé dans la plupart très-rétréci, à la vérité, mais libre et n'étant rempli par aucun caillot: c'est une chose bien facile à vérifier. Je ne suis donc pas éloigné de penser qu'une petite partie du sang de l'artère pulmonaire est encore transmise dans l'aorte pendant quelque

___

(1) L'occlusion plus ou moins complète du trou de Botal et du canal artériel devant être prise en considération dans divers cas de médecine légale, *voyez* à ce sujet l'ouvrage de M. le professeur Orfila, et le *Manuel* de M. Briand.

temps après la naissance. Au reste, en admettant
que les choses se passent ainsi, on prévoit bien qu'il
ne peut en résulter d'effets funestes, puisque cette
petite quantité, mêlée à une plus grande proportion
de sang rouge, est portée à des organes sur lesquels
son impression ne peut déterminer aucune influence
destructive de la vie. Il se pourrait que ce phénomène eût quelque part à la lenteur de l'accroissement des parties inférieures dans les premiers temps
de l'existence ; ainsi qu'on admet que, dans le fœtus,
le développement tardif des mêmes parties peut dépendre de ce qu'elles reçoivent du sang qui a déjà
servi à la nutrition des supérieures.

3°. L'interruption du passage du sang par les artères ombilicales aussitôt que la respiration est bien
établie, est très-difficile à expliquer. Il est vrai
qu'elle n'a pas toujours lieu, puisqu'on a vu des
enfans périr d'hémorrhagie par l'omission de la ligature du cordon : malgré cela, elle est si bien la circonstance la plus ordinaire, que quelques physiologistes ont émis l'idée qu'on pourrait se dispenser
de faire la ligature, s'étayant en outre sur l'exemple
des animaux. Il faut remarquer que ce dernier rapprochement n'est pas exact ; car, chez les animaux,
la mère mâche, déchire le cordon ombilical, et le
froissement des vaisseaux suffit déjà seul à la suspension du cours du sang, ainsi qu'on voit souvent,
dans les plaies par arrachement, la déchirure de
gros vaisseaux ne pas être accompagnée d'hémorrhagie. Mais, dans l'espèce humaine, quand, après
que la respiration est établie, les artères ombilicales
cessent de donner du sang, la ligature du cordon

n'ayant pas été faite, comment donc se fait l'interruption du passage de ce fluide de l'aorte dans ces
artères? Bichat l'explique en admettant que leur
sensibilité n'est en rapport qu'avec le sang noir.
Cette supposition, il faut en convenir, est peu d'accord avec l'obscurité connue des propriétés vitales
dans les artères autres que celles qui forment le
système capillaire. Bichat lui-même, après avoir
paru y attacher quelque importance, convient qu'elle
ne rend pas complétement raison du phénomène
dont il s'agit. Je pense que, pour l'expliquer, on n'a
pas eu assez égard à la considération suivante, savoir, qu'aussitôt que la respiration est établie, il
circule une moindre quantité de sang dans l'aorte
descendante, puisque celui qu'y versait le canal
artériel est détourné en totalité, ou au moins en
grande partie du côté des poumons; à quoi on pourrait ajouter que peut-être les viscères abdominaux
attirent à eux une quantité plus considérable de
celui dirigé vers les parties inférieures. Au reste,
lorsque la respiration ne commence pas à l'instant
de la naissance, et que la vie se maintient cependant, le sang continue de couler par les artères
ombilicales, et il y a hémorrhagie plus ou moins
dangereuse du cordon si on n'a le soin d'en faire la
ligature. Cette circonstance, qui constitue l'asphyxie
des enfans nouveau-nés, dépend quelquefois de
l'excessive faiblesse générale du fœtus, mais plus
souvent de l'état du cerveau : elle consiste essentiellement en ce que les puissances respiratrices ne
peuvent se mettre en jeu, et diffère beaucoup en
conséquence de l'asphyxie à laquelle l'homme est

exposé à toute autre époque de son existence. En effet, celle-ci, que des causes très-multipliées peuvent produire, porte sur l'interruption des phénomènes chimiques de la respiration ; et on sait que, le cœur ne cessant pas d'agir aussitôt que l'asphyxie commence, le sang continue de traverser les vaisseaux pulmonaires jusqu'à ce que les mouvemens de cet organe s'interrompent, si la suspension des phénomènes chimiques se prolonge. Nous disons que l'asphyxie des nouveau-nés tient le plus ordinairement à l'état du cerveau (1), aussi l'observe-t-on presque toujours après des accouchemens laborieux, lorsque l'enfant a beaucoup souffert au passage, que le cerveau a été long-temps et fortement comprimé : l'extraction du fœtus par le forceps, dont l'application se fait constamment sur la tête, expose au même accident. L'affection du cerveau, dans ces diverses circonstances, peut même être portée au point que l'enfant périsse sans donner à sa naissance aucun signe de vie, de même que ceux qui viennent au monde sans cerveau. Il faut cependant remarquer, à l'égard de ces derniers, qu'il en est chez lesquels il existe une portion assez considérable de cet organe pour que la vie soit encore entretenue quelque temps après qu'ils ont vu le jour. J'ai observé dernièrement un enfant nouveau-né qui présentait cette conformation : il jeta trois ou quatre cris très-faibles

---

(1) L'état de mort apparente dans lequel se trouvent quelquefois les nouveau-nés, particulièrement après un accouchement laborieux, est un véritable état apoplectique, tout différent de l'asphyxie. (*Note ajoutée.*)

dans l'espace de quinze ou vingt heures qu'il vécut ;
il n'exécutait aucun mouvement et respirait à peine :
aussi la peau conservait-elle la lividité qu'elle a dans
le fœtus. On me l'avait présenté peu de temps après
sa naissance, et il m'avait été facile d'en présager la
mort très-prochaine.

Avant de terminer ces remarques sur la révolution qu'éprouve le cours du sang à la naissance, je
ferai observer que, chez le fœtus encore contenu
dans le sein de sa mère, le mode circulatoire peut
changer accidentellement : c'est l'effet qui résulte
de la compression du cordon dans certains accouchemens où la tête reste quelque temps engagée au
détroit supérieur. Il est douteux que cette compression puisse être aussi funeste à l'enfant que l'ont
pensé et que le pensent encore la plupart des accoucheurs, qui la mettent au rang des causes qui
nécessitent la délivrance par les moyens de l'art pour
sauver les jours de l'enfant : car, que peut-il en résulter ? le fœtus ne reçoit plus de sang, les artères
ombilicales n'en reportent plus au placenta, la circulation ne se fait dès lors que dans les organes
circulatoires intérieurs, et sans doute de la même
manière qu'avant que la compression du cordon
n'eût lieu : le fœtus se trouve, en conséquence, dans
le cas de quelques enfans nouveau-nés, chez lesquels la vie se soutient quoique la respiration ne
soit pas établie ; et on peut justement penser qu'il
faudrait que sa communication avec le placenta fût
interrompue pendant plusieurs heures pour qu'il
pérît des suites de la compression du cordon. Je
renvoie, pour de plus grands développemens à cette

idée ; à un mémoire très-judicieux de M. Thouret,
consigné parmi ceux de la Société de médecine.

§ III. *Changemens subséquens dans les Organes de la circulation.*

L'ordre nouveau établi à la naissance dans les
phénomènes du cours du sang détermine, dans les
parties de l'appareil circulatoire qui sont propres
au fœtus ; des changemens sur lesquels il convient
que nous jetions un coup d'œil rapide.

Le tronc de la veine ombilicale se transforme en
un cordon ligamenteux toujours très-mince à cause
du peu d'épaisseur de ses parois. On a cependant vu
ce changement ne point avoir lieu, et cette veine
être remplie, chez l'adulte, par du sang venant sans
doute de la veine porte : c'est même sur la possibilité
d'une semblable disposition, qui pourtant est très-
rare, qu'est établi le précepte de débrider préféra-
blement en haut et à gauche, dans l'opération de la
hernie ombilicale. Le canal veineux se convertit
aussi en un ligament ; mais la branche correspondant au sillon transversal, ainsi que les ramifications
que nous avons indiquées comme fournies au foie
par la veine ombilicale, ne s'oblitèrent pas, et font
dès l'instant de la naissance partie de l'arbre artériel de la veine porte.

Nous avons parlé, à l'article du développement
de l'appareil biliaire, de la révolution qui s'opère
dans le foie à la naissance : il est inutile de revenir
ici sur ce qui a été dit à cette occasion.

Dès que le sang de la veine cave inférieure ne

traverse plus le trou de Botal, l'espèce d'hiatus qui
jusqu'alors lui livrait passage cesse d'exister, par
l'adhérence que contracte le bord libre de la valvule
avec le côté gauche de la partie supérieure du trou
sur lequel elle est maintenue appliquée par le sang
de l'oreillette gauche. Cependant il se peut que
cette adhérence, qui met un temps plus ou moins
long à s'opérer, et qu'on trouve plus ou moins forte
dans l'adulte, ne s'établisse pas, et que pendant
toute la vie il y ait simplement contiguité des surfaces. Cette circonstance, comme l'a déjà remarqué
Bichat dans l'Anatomie générale, ne change rien
au mode circulatoire, la valvule restant immobile
entre les deux colonnes de sang des oreillettes, qui
se dilatent et se contractent simultanément. Il est
ridicule de penser que, par suite de cette conformation, le trou de Botal puisse, dans quelques circonstances, livrer momentanément passage au sang
chez l'adulte, comme il le faisait dans le fœtus; et
que ce soit à cela qu'il faille attribuer la disposition
de certains individus à rester quelque temps sous
l'eau sans respirer. Après l'oblitération du trou de
Botal, on voit toujours dans le lieu de cette ouverture, à la paroi interne de l'oreillette droite, un enfoncement superficiel qui n'est que la surface de la
valvule, circonscrite par le rebord de l'ouverture.
La *fosse ovale* (c'est le nom sous lequel on désigne
cette dépression) a été décrite ailleurs : je dirai seulement ici que, par le développement général du
cœur dans les premières années de la vie, elle semble
se rapprocher du milieu de la cloison des oreillettes;
constamment, dans l'adulte, elle se trouve un peu

éloignée de l'embouchure de la veine cave inférieure.

La valvule d'Eustache s'efface quelquefois presque entièrement, en sorte que, dans certains sujets,
on a peine à en trouver des vestiges. Pour l'ordinaire
elle se rétrécit seulement; souvent enfin, au lieu
de diminuer, elle participe à l'accroissement du
cœur et présente chez l'adulte une largeur remarquable; mais, dans cette circonstance même, on ne
peut, comme il a déjà été dit ailleurs, lui accorder
aucune influence sur les phénomènes de la circulation de l'adulte.

Le canal artériel, soit aussitôt après la naissance,
soit après avoir encore livré passage au sang pendant quelque temps, se resserre et se convertit en
un faisceau fibreux très-résistant. Ce faisceau, d'a-
bord grêle et un peu long, devient chez l'adulte
très-court, mais plus épais, et rapproche les artères
aorte et pulmonaire, dont il assure les rapports et
auxquelles il sert de moyen d'union pendant toute
la vie.

Enfin voici ce que deviennent les artères ombilicales. Soit qu'on ait fait la ligature du cordon, ou
qu'elle n'ait pas été pratiquée, ces artères sont
bientôt remplies, le long de la paroi abdominale
seulement, jusqu'à l'ombilic, par un caillot qui les
fait paraître un peu dilatées et gonflées; mais elles
s'oblitèrent ensuite dans cette partie et prennent
l'aspect ligamenteux. Dans leur portion correspondante au bassin, elles se resserrent simplement et
conservent une petite cavité qui continue de transmettre du sang à quelques branches vésicales :

après quelques années de l'existence, et surtout dans l'adulte, chaque artère ombilicale n'est plus qu'une branche assez petite du tronc auquel elle faisait suite dans le fœtus.

Quelques jours après la naissance, la portion du cordon laissée à l'ombilic se sépare à l'endroit où l'épiderme se continuait avec les membranes; en même temps l'ouverture de la ligne blanche, jusqu'alors dilatée pour le passage des vaisseaux ombilicaux et le libre cours du sang, s'oblitère, à moins qu'une portion d'intestin ne s'y engage, ce qui constitue une hernie un peu différente de l'ombilicale des adultes, dont la guérison parfaite est toujours facile à obtenir par la réduction des parties déplacées et en prévenant par des moyens méthodiques leur issue nouvelle jusqu'à ce que l'oblitération de l'ombilic soit opérée. Quand rien donc, après la naissance, ne s'oppose à cette oblitération, elle se fait en peu de jours; après quoi le lieu même de l'ouverture résiste beaucoup plus que les parties circonvoisines, qui sont susceptibles de se rompre pour laisser échapper quelques-uns des viscères abdominaux, tandis que l'ombilic, une fois oblitéré, ne s'entr'ouvre jamais de nouveau. Après ces changemens survenus à l'ouverture même des parois abdominales, la peau qui couvrait la partie voisine du cordon se fronce, s'unit fortement à la ligne blanche par les restes des vaisseaux, et forme un tubercule plus ou moins gros, qui existe toute la vie, mais qui, dans certains sujets, proémine véritablement, tandis que sur d'autres il se voit au milieu d'une dépression plus ou moins profonde.

ARTICLE SIXIÈME.

ÉTAT DES ORGANES DIGESTIFS DANS LE FŒTUS.

Comme la fonction à laquelle ils sont destinés entre en grande activité presque immédiatement après la naissance, ces organes sont remarquables par leur existence très-précoce et par leur développement très-avancé au terme de la gestation. Nous allons considérer d'abord ce qui, dans leur conformation et leur organisation, les distingue de ceux de l'adulte; nous ferons ensuite quelques, remarques sur la matière dont ils sont remplis.

§ Ier. *État anatomique de l'Estomac et des Intestins.*

L'état de la bouche dans le fœtus a déjà été exposé dans la description générale de cette cavité, à l'article du développement. On a aussi indiqué les différences légères que présentent le pharynx et l'œsophage : il faut nous borner, en conséquence, à l'examen de l'estomac et des intestins.

Le premier, développé en raison de l'âge du fœtus, occupe plutôt l'hypochondre gauche et la région ombilicale que l'épigastre, situation déterminée par le volume du foie, qui influe aussi sur la direction de cet organe : alors, en effet, l'extrémité pylorique est dirigée sensiblement du côté du bassin, et la grande courbure tournée à gauche. Toutefois, ce dernier caractère de conformation, d'autant plus remarquable que le fœtus est plus jeune, m'a toujours semblé moins prononcé, en général, que ne l'indiquent les anatomistes. On peut ajouter que l'estomac du fœtus est très-peu recourbé sur lui-même, et que son extrémité splénique est proportionnément moins grosse que dans l'adulte.

Le conduit intestinal est très-long. Abstraction faite de leur dilatation différente suivant le lieu qu'occupe le méconium, et sur laquelle nous allons revenir, ses différentes parties offrent, à bien peu de chose près, les mêmes dispositions depuis l'époque à laquelle elles sont bien formées jusqu'à la naissance. Le duodénum est placé et dirigé comme dans l'adulte. L'intestin grêle décrit également ses circonvolutions. L'appendice cœcale est très-développée, en comparaison même des autres parties du conduit intestinal, surtout du cœcum lui-même; elle est, en outre, moins flexueuse que chez l'adulte, et se trouve sur la même ligne verticale que le colon. Ce dernier n'offre aucune apparence des bosselures déterminées, dans un âge plus avancé, par la réunion, encore non existante chez le fœtus, des fibres longitudinales de la tunique charnue en trois faisceaux. Nous avons déjà dit, en parlant du péritoine, que les appendices graisseuses ou épiploïques ne se voient pas dans le fœtus. Le rectum n'a rien de particulier dans sa conformation.

L'organisation de l'estomac et de chaque partie du canal intestinal s'éloigne moins encore que leur conformation de ce qu'elle sera après la naissance. Formées des mêmes tuniques membraneuses, les parois de ces organes ont, dans les fœtus même encore éloignés du terme de leur existence, une épaisseur plus grande qu'on ne se l'imaginerait, mais qui n'est pas la même, comme on le pense bien, aux différentes époques de la vie du fœtus. Malgré cela, ces parois ont une demi-transparence qui permet de voir au travers la couleur du méconium.

§ II. Du Fluide contenu dans l'estomac et les intestins du fœtus.

Un fluide plus ou moins consistant remplit l'estomac et les intestins du fœtus. A chaque époque de la vie de celui-ci, ce fluide est sous deux états : une partie est remarquable par sa couleur plus ou moins foncée; l'autre a un aspect glaireux, et ressemble à une dissolution de gélatine, ou mieux encore à une forte décoction de quelque plante ou graine mucilagineuse. On a donné à la première le nom de *méconium*, par rapport à sa ressemblance avec le suc exprimé du pavot, quoiqu'elle ne présente pas, à toutes les époques de l'existence du fœtus, la couleur noirâtre et la consistance visqueuse qui le lui ont mérité, et que d'ailleurs elle ne soit pas toujours dans les gros intestins, comme cela a lieu vers la fin de la gestation.

A tout âge du fœtus, on trouve dans l'estomac une certaine quantité du fluide glaireux, mais beaucoup moins, proportionnément, à la naissance qu'aux époques plus voisines de la conception. Jusqu'au cinquième mois environ, le méconium ou

la substance colorée remplit tout l'intestin grêle, qui
est alors fort dilaté, tandis que les gros intestins sont
petits, resserrés, et n'offrent dans leur intérieur
qu'un mucus peu abondant, mais de même nature
que celui de l'estomac. Après l'époque dont nous venons de parler, le méconium passe insensiblement
de l'intestin grêle dans les gros : ceux-ci se dilatent
à mesure, et prennent bientôt, toutefois dans des
proportions déterminées par le développement des
organes digestifs, la prédominance qu'ils conservent
pendant toute la vie sur l'intestin grêle, qui n'est
plus rempli, à la naissance, que par un fluide muqueux semblable à celui de l'estomac. Ce partage
de la vie du fœtus en deux époques, par rapport à
la dilatation successive de chacune des deux grandes
divisions du conduit intestinal, de manière que
dans les derniers mois seulement le méconium dilate les gros intestins, qui auparavant étaient très-
petits et presque vides, a déjà été mentionné par
Wrisberg, Blumenbach et d'autres anatomistes. On
dirait donc que, jusqu'à un certain âge du fœtus, les
intestins grêles ne sont point encore animés de l'irritabilité, ou qu'ils en jouissent à un trop faible degré pour se débarrasser du méconium : ils ne le
peuvent que par les progrès de leur organisation ;
comme aussi les gros intestins ne l'expulsent qu'à
la naissance, avant laquelle leur faculté irritable est
insuffisante pour surmonter la résistance du sphincter de l'anus. Il paraît, en effet, que ce muscle,
malgré l'inaction de presque tous ceux qui sont
sous l'empire du cerveau, s'oppose à la sortie du
méconium ; cela est si vrai, que l'évacuation de

cette substance par les efforts de l'accouchement, avant que l'enfant n'ait vu le jour, est toujours l'indice ou de sa mort même ou au moins de son extrême faiblesse.

Le méconium encore contenu dans l'intestin grêle a une couleur verdâtre et une consistance glaireuse; mais, rendu dans les gros intestins, il contracte, par le séjour qu'il y fait, une couleur d'abord brune, puis presque noire; sa consistance augmente beaucoup. Ce changement d'état ne peut être expliqué que par l'absorption de sa partie la plus ténue.

Cette substance est formée du mucus intestinal, auquel se trouvent ajoutés la bile et le fluide pancréatique. On ne peut, à la vérité, qu'y soupçonner la présence de ce dernier fluide; mais que la bile séparée par le foie lui donne les qualités qui la différencient du fluide simplement muqueux que contiennent l'estomac et les gros intestins dans les premiers mois de l'existence du fœtus, le premier de ces organes et l'intestin grêle au terme de la gestation, c'est ce dont il est impossible de douter : 1° la couleur seule de cette substance l'indique déjà suffisamment; 2° nous savons que de la bile se trouve dans la vésicule, ce qui dénote incontestablement qu'il y en a une certaine quantité séparée par le foie; 3° enfin, les chimistes ont trouvé dans le méconium les élémens de ce fluide, comme on peut le voir dans le grand ouvrage de Fourcroy.

La présence d'une certaine quantité de fluide muqueux dans les gros intestins avant qu'ils ne soient occupés par le méconium, fluide qui ne peut être fourni que par la membrane intérieure, indique assez que celui dont est rempli l'estomac a la même source, c'est-à-dire qu'il est le produit de la sécrétion opérée par la muqueuse de cet organe. Déjà nous avons vu qu'on ne pouvait point admettre qu'il fût dû aux eaux de l'amnios introduites par la déglutition.

Il paraît que toute la bile séparée par le foie quelque temps avant la naissance reflue dans la vésicule, tandis qu'auparavant elle était déposée dans le duodénum : c'est à cause de cela que le fluide contenu dans l'intestin grêle quand le méconium est dans les gros, n'a pas la couleur qui le distinguait dans les premiers mois de l'existence du fœtus. Il est aussi moins abondant en comparaison du développement des organes digestifs, parce que la membrane qui le sépare n'est plus excitée par le contact de la bile.

ARTICLE SEPTIÈME.

DU THYMUS ET DES CAPSULES SURRÉNALES.

LE thymus et les capsules surrénales sont formés de très-bonne heure dans le fœtus ; ils ont chez lui une grosseur assez considérable : sous ce double rapport, ces organes ne diffèrent pas essentiellement de beaucoup d'autres. Mais la durée de leur existence est presque bornée à la sienne ; car ils disparaissent pour l'ordinaire après la naissance ; et quand on les rencontre encore dans l'adulte, ils sont toujours flétris et ont perdu les traits apparens de leur organisation première. Ces dernières circonstances font

entrevoir que le thymus et les capsules surrénales
ont une liaison très-prochaine avec les fonctions du
fœtus; et, sans rien présumer touchant l'influence
que ces organes peuvent avoir sur celles-ci, nous
pensons être suffisamment autorisés à en rapporter
la description à l'histoire du fœtus.

§ Ier. *Du Thymus.*

Le thymus existe chez le fœtus du plus grand
nombre des quadrupèdes : c'est lui que, dans le veau,
l'agneau et autres animaux, on nomme le *ris*. Placé
en grande partie dans la poitrine, immédiatement
derrière le sternum, il occupe le haut du médiastin
antérieur, et en même temps la partie inférieure du
cou. A une époque un peu rapprochée de la conception, son volume égale presque celui d'un des
poumons du fœtus; mais dans la suite, chacun de
ces organes est plus gros que le thymus, qui ne
cesse pourtant pas de croître.

Le thymus est partagé en deux lobes principaux,
allongés, plus minces en haut qu'en bas, unis dans
leurs deux tiers inférieurs à peu près par du tissu
cellulaire facile à détruire, mais dont les extrémités
supérieures sont écartées et embrassent la trachée-
artère. Appliqué sur le péricarde et sur l'origine des
gros vaisseaux, particulièrement sur la veine sous-
clavière gauche, dont il croise la direction, il
s'étend quelquefois inférieurement jusqu'au diaphragme. Toujours ses extrémités supérieures sur-
montent le sternum et touchent à la glande thyroïde,
qui d'ailleurs, comme il a été dit autre part, est

proportionnément plus grosse dans le fœtus que dans l'adulte : quelquefois l'une d'elles seulement s'en rapproche, et c'est le plus souvent la gauche; il n'est pas rare, en conséquence, que le lobe correspondant soit un peu plus long que celui du côté opposé.

Le thymus a d'abord la teinte fauve des poumons; mais à mesure que le terme de la grossesse approche, il prend une couleur plus foncée que celle de ces organes, dont, au reste, il est loin de partager l'organisation à quelque époque que ce soit de la vie du fœtus. En effet, pénétré d'un assez grand nombre de vaisseaux, cet organe résulte d'un amas de petites vésicules à parois très-minces, et dont l'agglomération a lieu par un tissu cellulaire assez peu dense pour qu'on puisse en isoler quelques-unes et voir qu'elles n'ont pas toutes la même grosseur. Un liquide, le plus ordinairement blanchâtre et comme laiteux, remplit ces vésicules, et donne au thymus une mollesse remarquable (1).

---

(1) Ce liquide ne peut être mieux comparé, dit M. Meckel, qu'à celui qui se rencontre, chez les ruminans, entre la portion du placenta qui appartient à la mère et celle qui appartient au fœtus. Selon quelques anatomistes, il est contenu dans le tissu même de l'organe; tandis que, selon le plus grand nombre, il est renfermé dans l'intérieur de cavités creusées au centre de chaque lobule. Plusieurs anatomistes, et M. Meckel lui-même, admettent en outre une grande cavité dans chacun des lobes du thymus, cavité qu'ils supposent tapissée par une membrane mince et communiquant avec celles qui existent dans chaque lobule. Quoi qu'il en soit, cette structure est loin d'être con-

On a parlé de conduits excréteurs tirant leur origine de cet organe et allant s'ouvrir dans le péricarde selon quelques-uns, dans l'œsophage selon

---

stante ; et, dans certains cas, il n'y a pas d'autre cavité que
celles des lobules.

Le thymus commence à paraître au troisième mois de la vie
intra-utérine, et son volume augmente progressivement jusqu'à
la naissance. Au neuvième mois, son poids le plus ordinaire est
d'une demi-once. Suivant M. Meckel, cet organe se développe
de haut en bas et s'accroît de bas en haut : il continue d'augmenter dans la même proportion que chez le fœtus à terme jusqu'à la fin de la première année après la naissance, et même
quelquefois pendant la seconde ; à dater de cette époque, son
accroissement cesse, il s'atrophie, le calibre de ses vaisseaux se
rétrécit, le liquide qu'il contient diminue de quantité, l'organe
tout entier s'efface insensiblement de bas en haut, c'est-à-dire
dans le sens opposé à celui dans lequel il s'est formé ; et vers la
douzième année, on ne trouve plus à la place qu'il occupait
qu'un tissu adipeux plus ou moins abondant. Tout porte donc à
penser que ses usages sont relatifs à la vie fœtale et aux premières époques de la vie *extra-utérine*. L'opinion la plus probable parmi celles qu'on a émises au sujet de ses fonctions, c'est
que cet organe temporaire joue dans le système sanguin un rôle
analogue à celui des ganglions lymphatiques dans le leur, c'est
qu'il contribue au perfectionnement de l'hématose : et en effet,
le sang qui a traversé son tissu, et le liquide qu'il renferme, sont
immédiatement versés dans le torrent du sang veineux, et à peu
de distance de l'arrivée de ce dernier dans le poumon. Quelques
auteurs pensent que cet organe a des connexions très-intimes
avec la respiration, qu'il l'a suppléée en partie. Meckel cherche à
concilier cette conjecture avec la précédente, en disant que le
thymus peut avoir pour usage de préparer le sang à recevoir
l'élaboration parfaite qui doit lui être imprimée par la respiration. M. Broussais considère le thymus comme un organe dévia-
teur du sang qui doit, dans la suite, donner plus d'activité au

d'autres : mais depuis que le goût de la sévère observation a pris la place de l'esprit d'hypothèses, c'est en vain qu'on a cherché à confirmer l'existence de ces conduits admis par des hommes prévenus de quelques idées particulières sur la destination du thymus.

Plus réservés dans leurs conjectures, quelques anatomistes ont pensé que cet organe, qui occupe une place assez étendue, permet par l'affaissement dont sa mollesse le rend susceptible, le développement des poumons avant la naissance, et surtout leur augmentation de volume quand la respiration s'établit, sans que la cavité de la poitrine éprouve une dilatation proportionnée.

§ II. *Des Capsules surrénales.*

On les nomme encore *capsules atrabilaires, reins succenturiaux.* Ce sont deux petits corps situés dans l'abdomen, hors du péritoine, au-dessus des reins, dont ils embrassent l'extrémité supérieure en

---

larynx, à la trachée-artère, aux bronches, au diaphragme et aux muscles intercostaux. Enfin on lui attribue aussi, comme le dit ici le savant continuateur de l'ouvrage de Bichat, une fonction toute mécanique : on suppose que cet organe est destiné à occuper chez le fœtus la place que doivent remplir plus tard les poumons, lorsqu'ils auront été dilatés par la respiration : mais on ne peut admettre cette hypothèse, quand on réfléchit que le thymus croît encore après que la respiration est bien établie et que les poumons ont acquis leur entier développement par rapport à la cavité qui les renferme.   (*Note ajoutée.*)

manière de casque. Doubles quelquefois d'un côté ou même des deux, ils existent constamment. La grosseur de chacun égale au moins, si elle ne surpasse pas, celle du rein dans les premiers mois de l'existence du fœtus; elle diminue ensuite, toutefois en comparaison du volume de cet organe : car les capsules surrénales se développent de plus en plus jusqu'au terme de l'accroissement du fœtus; et même, un peu différentes en cela du thymus, qui n'est jamais plus gros qu'à l'instant de la naissance, elles croissent encore dans les premières années de la vie : mais enfin leur développement s'arrête, et tantôt elles disparaissent insensiblement, tantôt elles conservent dans l'adulte le volume qu'elles avaient acquis.

Ces organes partagent la situation un peu différente des deux reins. Leur forme est celle d'un cône aplati dont le sommet arrondi touche à gauche au diaphragme, à droite au foie, et est un peu incliné en dedans. La base présente une dépression ou cavité oblongue transversalement, qui reçoit l'extrémité supérieure du rein. Des deux faces de chacun, la postérieure est appliquée sur le diaphragme, l'antérieure, que recouvre le péritoine, tantôt immédiatement, tantôt par l'intermède d'une couche de tissu cellulaire, a en outre quelques rapports, du côté gauche, avec le pancréas.

Chaque capsule surrénale n'est vraiment qu'une petite poche à parois parenchymateuses, dont la cavité, assez petite à cause de l'épaisseur de celles-ci, est présumée sans issue, et contient cependant un fluide particulier. Le tissu qui forme ces parois

est dépourvu d'enveloppe extérieure, et paraît seulement un peu plus dense à la superficie que dans le reste de leur épaisseur ; sa couleur est grisâtre malgré le grand nombre de vaisseaux qui le pénètrent : du reste il ne ressemble à aucun de ceux connus de l'économie (1).

Le fluide n'est toujours qu'en très-petite proportion. Il est pour l'ordinaire jaunâtre et filant ; mais on peut le trouver assez liquide, et de couleur brune ou simplement rougeâtre, variétés qui se présentent indifféremment aux diverses époques de la vie du fœtus auxquelles on peut examiner les.

---

(1) Ce tissu paraît composé de deux substances, l'une extérieure, jaunâtre, plus consistante, l'autre, interne, molle et d'un rouge brun. La couche externe, entremêlée diversement avec l'interne, donne à la surface de chaque capsule l'aspect maculé propre à ces organes. L'interne a des connexions immédiates avec les veines, car l'injection des liquides pénètre facilement dans son épaisseur. Les anatomistes s'accordent assez généralement à regarder les capsules générales comme deux cavités à parois contiguës ; mais suivant Meckel, il n'existe rien de semblable dans l'état normal, et cette apparence de cavités résulte soit de la décomposition spontanée de la couche interne dont nous venons de parler, soit de la destruction de cette même couche, par la dissection ; et quoique dépourvues de conduits excréteurs, les capsules surrénales sont peut-être des glandes imparfaites qui ont des usages analogues à ceux des reins. Il y a du moins analogie entre ces organes, chez les divers animaux ; peut-être aussi sont-ils destinés, ainsi que nous l'avons dit pour le thymus, à perfectionner l'hématose, opinion que rendent encore plus vraisemblable, comme le fait remarquer Meckel, leur libre communication avec le système veineux et leur voisinage de la veine cave inférieure. (*Note ajoutée.*)

capsules surrénales. Sa coagulation facile par l'alcool indique que l'albumine prédomine dans sa composition.

On peut reprocher à quelques anatomistes du siècle dernier de s'être montrés impatiens du doute qui règne sur les fonctions des capsules surrénales, au point d'avoir imaginé des faits pour appuyer leurs opinions hypothétiques à cet égard. On ne connaît, en effet, aucune voie destinée à transmettre à quelqu'autre organe le fluide de ces capsules, dont les prétendus conduits excréteurs ont échappé aux recherches de beaucoup d'hommes exempts de prévention. Au reste, si l'on veut reconnaître que ce fluide joue un rôle important dans l'économie du fœtus, rien n'empêche d'admettre qu'il est porté dans le système circulatoire par les vaisseaux absorbans.

FIN.

TABLE

DES MATIÈRES

CONTENUES

DANS CE VOLUME.

DES VOIES SALIVAIRES.

Page.

DES VOIES BILIAIRES ET PANCRÉATIQUES.

ARTICLE TROISIÈME.

ARTICLE QUATRIÈME.

ARTICLE CINQUIÈME.

DES VOIES URINAIRES.

ARTICLE SIXIÈME.

Développement des Organes génitaux de l'homme. 248

DES ORGANES GÉNITAUX DE LA FEMME.

Considérations générales. 264

CHAPITRE PREMIER.

Des Mamelles. 266

FIN DE LA TABLE DU CINQUIÈME ET DERNIER VOLUME.

www.ingramcontent.com/pod-product-compliance
Lightning Source LLC
Chambersburg PA
CBHW060911220326
41599CB00020B/2923